何桂英中医妇科学术经验集

主编 何桂英

海峡出版发行集团　福建科学技术出版社

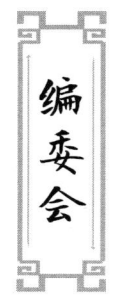

主　编

何桂英

编　委

许金榜　李　健　周丽春　何　琦

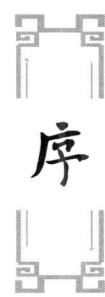

序

壬寅孟秋，何桂英主任医师新著力作《何桂英中医妇科学术经验集》行将镌梓，请余为序。余有幸先睹为快，是书内容博瞻，分医、案上下两篇。医论远绍岐黄、傅青主等女科要旨，近寓闽派名家特色，凸现何君五十余年临证心悟，宏括经、带、胎、产治疗之枕中秘术，审究详明，推导备细，立方切证，用药通神，文风朴实，行文严谨，议论明晰，鞭辟入里。医案有常见病与疑难病治验，收罗宏博，评释精确，贯阴阳于一理，合脉色于万全，济人于颠危，回天于倾复。夏应堂先生云："案者，治病之实录，临证之南针也。"又云："案则事实具在，难于假借，读书不如读案，古人已有言之者。"医案是何氏学术最得力之处，是书询可补前贤之未备，为后学之指南者矣。何君之卓识，来自读书与临证。

何桂英主任医师乃福建省名中医，何桂英名医传承工作室指导老师。20世纪60年代毕业于福建中医学院医疗系，从医已经五十余年矣，医德双馨，建树甚丰。余与何君交道已逾四秋，谊在同院，谂在同党（同为中国农工民主党党员），学有切磋，何君学识令余惊诧赞叹，佩服无地。一者，是她淡泊名利，不趋热络，为人诚挚豪爽，有丈夫之慨，乐于助人。二者，锐于治学，博览群书，烂熟经典，研深覃精，得其邃奥。何君勤读，备尝艰辛，既要内操井臼，哺养抚育一双儿女，又要外应繁忙之门诊夜班，经寒暑、历岁月，废寝食、辍交游，力学数十年，勤劬如荼苦。堪以告慰的是儿女事业辉煌，何君学殖也在点滴涓细之间形成浩浩荡荡之势，临证挥毫，如瓶泄水，一寸积累、一声回响。三者，虚怀求教。何君初出茅庐任职于福州市第三医院中医科，恰逢八闽妇科泰斗孙浩铭先生莅临教学，福州孙氏专业妇科享盛名二百余年，孙先生乃第五代传人，何久仰孙先生大名，恭谨向前辈执经问难，求教女科要旨，蒙先生指点分明，诚后学之良诠。四者，医中师范。上世纪七十年代，余有幸与何君同任教于福州中山业余学校、福州台江教育局主办的中医班，她认真备课，教案书写一丝不苟，讲解调理清晰，生动活泼，最受学生欢迎，谆谆课徒，冀群伦之化育，孜孜解惑，期后学之发祥，而今学生聚会尚可诵何老师之名句也。五者，"送子观音"洵非虚语，福州市中医院儿科与妇科诊室比邻，余之诊室与何君仅一墙之隔，可谓"芳邻"。其诊室人气最旺，患者不仅来自福州各地，浙赣沪京者亦多慕名而来。何君擅治疑难杂症，得心应手，人称"何仙姑"。尤其值得称道的是，对不孕症诊治最有心得，为千家延续香火，为百姓家庭送来温馨，厥功甚伟，众庶皆赞其仁心仁术，誉其"送子观音"。六者，2003年福建科学技术出版社邀请我院撰写《百病中医简易疗法》一书，余与何君等联袂编著，编者诸君在拟定体制后分章执笔，何君所撰妇科部分，时甫匝月，何即交来手稿，内容分概述、单方验方、饮食疗法、中成药、外敷法、预防调护、自治参考等，字迹端庄遒劲，全体同仁无不刮目相看，或云何主任三句话离不开本行，写书也倚重"满月"。揆其所因，何君数十年泛览沉酣，深造自得，久之胸有成竹、俯仰古今、直道心源、挥笔恣肆、如有泉涌矣。是书于2009年荣获中华中医药学会评定的"新中国成立60周年全国中医药科普图书著作奖三等奖"，何君功不可掩矣。

何桂英先生数十年躬耕于中医妇科临床教学和科研工作，成就斐然，其仁心仁德载于口碑，济人济世出自指端。现将其宝贵经验，撷其众要，厘为一册，此乃探幽发微、推陈出新之著作，将为中医妇科事业增光溢彩，为发扬闽派中医作出贡献。余自忖学殖荒落，岂足彰君之美，然交道之切，岂可以愚钝辞，乃不揣谫陋，乐缀数言，而为之执言。

肖诏玮　拜序
壬寅上秋乞巧日
于芝山听雨斋

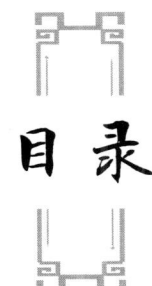

目 录

医论篇

第一章 月经病治验 2

第一节 月经不调 4
月经先期治验 12
月经后期治验 14
月经先后无定期治验 15
月经过少治验 16
月经过多治验 17

第二节 崩漏治验 19
第三节 闭经治验 23
第四节 痛经治验 26
第五节 温经汤治疗痛经的临床体会 30
第六节 经行头痛的临证治验 31
第七节 经行吐衄治验 34
第八节 经间期出血治验 34
第九节 绝经前后诸证治验 36

附一：归肾丸加减治疗绝经综合征体会 40
附二：围绝经期保健 43

第二章 带下病治验 45

复方炉甘石外用散治疗慢性宫颈炎60例 49

第三章 妊娠病治验 52

第一节 胎漏、胎动不安、滑胎治验 52
第二节 妊期咳嗽治验 55
第三节 妊娠恶阻治验 58
第四节 子肿治验 60
第五节 "暗产"的中西医防治初探 62
第六节 脾肾双补治疗先兆流产 66

第四章 产后病治验 68

产后自汗、盗汗治验 68

第五章 妇科杂病治验 70

第一节 不孕症的临证心得 70
第二节 输卵管阻塞性不孕症治验 74
第三节 中医辅治体外受精-胚胎移植的临床经验 76
中药保留灌肠治疗盆腔包块100例 78
消癥丸合中药保留灌肠治疗卵巢囊肿90例临床观察 ... 80
女性面部痤疮治验 83

第六章　遣方用药琐谈 85

第一节　痛经的遣方用药 85

第二节　浅谈福州时方治疗绝经前后诸症经验
............91

第三节　孙浩铭产后用药经验4则 93

第四节　浅谈《傅青主女科》的遣方用药 95

第五节　药膳在妇产科中的应用体会 102

第六节　配伍拾趣 113

第七节　常用时方经验方拾掇 118

第七章　读书心得 124

第一节　读《傅青主女科》体会 124

第二节　《素问》读书笔记一则 129

病例篇

第一章　月经病 132

第一节　月经先期 132

第二节　月经后期 136

第三节　经期延长 176

第四节　月经过少 183

第五节　月经过多 199

第六节　崩　漏 202

第七节　闭经 208
第八节　痛经 210
第九节　经行头痛 224
第十节　经行感冒 230
第十一节　经行发热 231
第十二节　经间期出血 236
第十三节　绝经前后诸症 239
第十四节　经行口糜 243

第二章　带下病 245

第三章　妊娠病 258

第一节　妊娠恶阻 258
第二节　妊娠腹痛 263
第三节　妊娠感冒 267
第四节　妊娠静脉曲张 271
第五节　妊娠疟疾 272
第六节　子烦 273
第七节　妊娠身痒 274
第八节　妊娠头痛 274
第九节　子淋 275
第十节　子痫 276
第十一节　子肿 277
第十二节　胎漏、胎动不安 279
第十三节　滑胎 295
第十四节　异位妊娠 319

第十五节　子嗽 325

第四章　产后病 327

第一节　产后发热 327
第二节　产后恶露不止 328

第五章　不孕症 334

第一节　原发性不孕症 334
第二节　继发性不孕症 380

第六章　癥瘕积聚 403

第七章　妇科杂病 420

第一节　月经后期及面部痤疮伴经行头痛 ... 420
第二节　阴疮 425

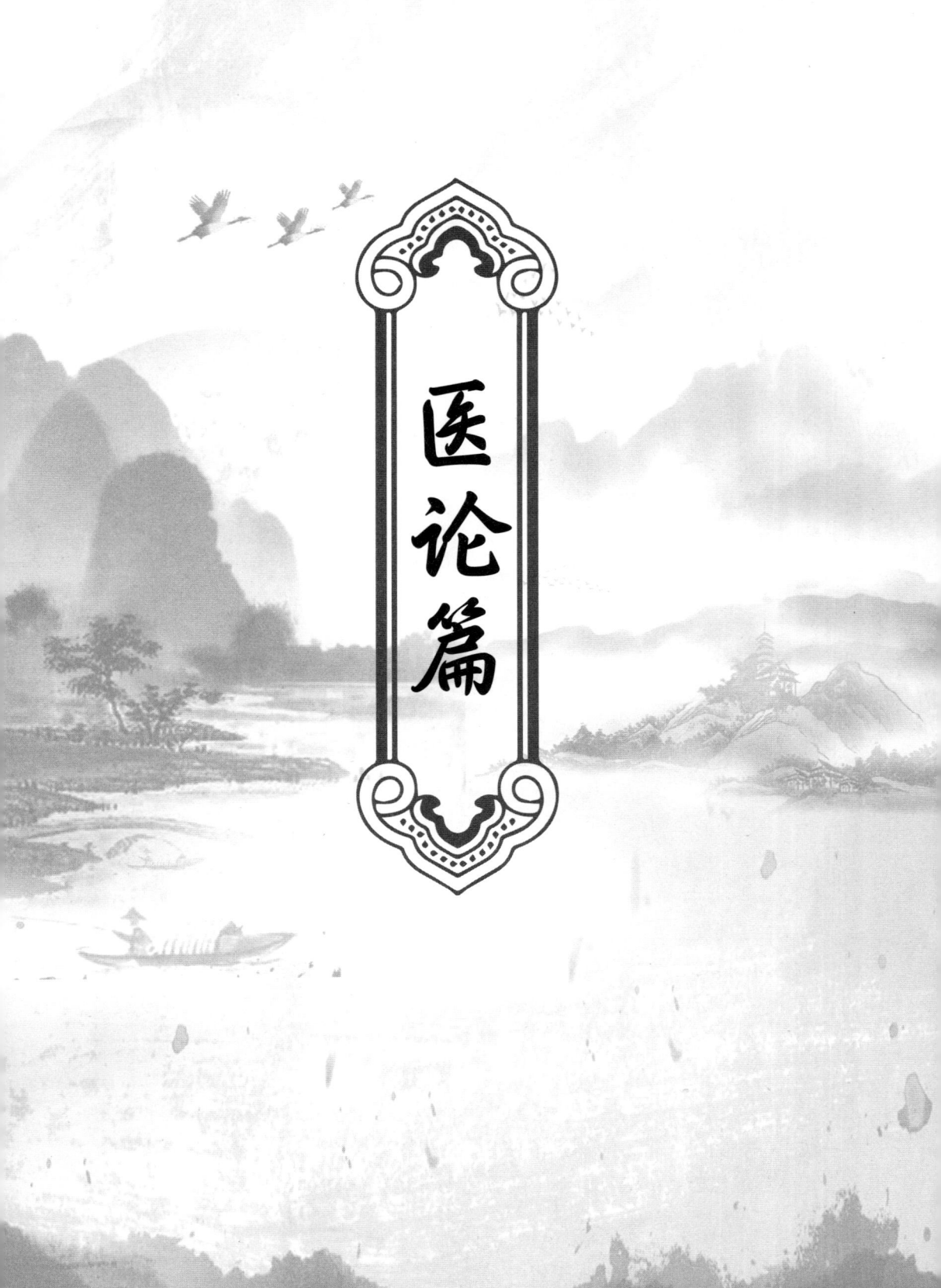

第一章 月经病治验

月经病是指伴随月经来潮而出现病理症状的疾病。产生月经病的原因很多，归纳起来，不外三种：内因、外因和不内外因。内因就是七情内伤。《女科撮要》云："故心脾平和，则经候如常。苟或七情，内伤六淫，外侵饮食失节，起居失宜，脾胃虚损，则月经不调矣。"说明情志因素可导致月经失调。脾统血，肝藏血，忿怒伤肝，忧思伤脾，七情刺激，肝脾损伤，则月经失常。外因是指六淫侵袭。陈自明《校注妇人良方》云："妇人月水不调，乃风邪乘虚客于胞中，而伤冲任之脉。"《女科经纶》引王子亨曰："若寒温乖适，经脉则虚，如有风冷，虚则乘之，邪搏于血，或寒或温，寒则血结，温则血消，故月水乍多乍少，为不调也。"可见起居不慎、寒温失宜，亦可导致月经病的发生。不内外因是指饮食不节、劳倦过度，以及房劳所伤等。沈金鳌《妇科玉尺》云："亦有因饮食停滞，致伤脾胃者。"《妇人规》云："又或为欲不慎，强弱相凌，以致冲任不守者，亦复不少。"这些因素亦能导致月经病。

月经病的诊断仍不外乎运用四诊八纲的辨证方法，除了根据月经的期、量、色、质等特点外，还必须参合全身症状，辨别寒热虚实。月经病的治疗，重在调经。萧慎斋云："妇人有先因病而后经不调，当先治病，病去则经自调。若因经不调而后生病，当先调经，经调病自除。"此乃治疗月经病的调经原则。在调经中，应辨证求因、审因论治，即所谓"治病求本"。此外，还需灵活掌握"急则治标，缓则治本"的原则。具体治法上，重在固肾、扶脾与理气，理气意在通调气血，固肾、扶脾旨在补益先后天，三法并重，达到冲任通盛、经候如期的目的。治疗月经病时，应注意以下几个要点。

1. 经期前后用药的一般原则　经前宜疏气，使气机无阻，为血行开道，所谓调经必先理气。经期宜活血，用药宜偏温，活血意在因势利导，使经血畅行，不致瘀滞为患。宜用温药，意在血得温则行，遇寒则凝。经后宜补虚，因经后气血耗损，故应补益气血，以充其源。如误用攻法，则易犯"虚虚"之戒。以上系一般原则，不可偏执，临证时仍需审视具体病情，当补则补，当攻则攻。

2. 调经要着　脾肾功能失调与月经病关系密切。肾与脾为先后天之本、生化之源、冲任之根，因此注重脾肾为调经之要着。正如《景岳全书》所指出的"阳邪之至，害必归阴（脾为阴中之至阴）；五脏之伤，穷必及肾。此源流之必然，即治疗之要着"。因此在治疗中，对实证需用攻伐者，务必避免损伤脾肾；虚证需要调补者，务必滋其化源。扶脾之法，重在健脾升阳，药宜甘温和缓，不可过于辛热或滋腻，以免损伤脾阴胃阳。补肾在于滋水之源，以填精补髓为主，同时兼用益火之品，使水火既济、阴阳平衡、精血自生。

3. 注重柔肝 妇女以血为本，肝藏血，主疏泄，有储存血液、调节血量的作用，故有"女子以肝为先天"之说。肝血充盈、肝气条达、经脉畅通，则经候正常。若肝血不足，则肝气独亢、诸恙丛生。用养血柔肝以调经，柔肝法尤适用于肝血不足、肝郁不疏的月经病患者。

4. 随机论治 经期前后与平时的用药原则不尽相同，因此在月经周期的不同时段须采用不同的治疗措施，即根据病情的具体情况采取相应的治疗方法，才能收到满意的疗效。如治疗血热证月经量多，非经期用凉血清热法，临近经期就不可过用大苦、大寒、滋腻、黏滞的药，如黄连、苦参、栀子、龟甲胶、元参等，一般不宜用大剂量或多味联用，可适当用些制约经血药和理气药，如墨旱莲、茜草根、藕节、台乌药等。这样既可预防月经过多，又能顺应月经的生理状况。比如牡丹皮、赤芍等，既能凉血治本，又有轻微调畅血行作用的药物，尤其适宜以往经量并非特多者。又如血虚型月经后期，非经期着重在补血益气，至经前（以正常月经周期天数计）酌宜补中加通（即加通调气血药），以促使月经如期来潮。

5. 临经用药 凡经水适来之际，用药亦须谨慎，一般以平和为原则，不宜过寒过热，大辛大散。古人认为经期用药当"用热远寒，禁用辛散"。如薛立斋云："经行之际，禁用苦寒辛散之药。"赵文弼云："经水之行，常当用热而不用寒，寒则必留其血，使浊秽不尽，带、淋、瘕满所由作矣。"倘若病情需要，仍须根据实际情况，灵活而正确地用药，才能达到治病目的。

6. 调经与治病兼顾 萧慎斋所云调经似欠全面。临床上调经与治病并行的情况亦不少见。如血虚闭经（血虚乃病因属本，闭经为症状属标）用归脾汤（《济生方》：党参、黄芪、当归、白术、茯苓、龙眼肉、远志、枣仁、木香、甘草），治本固然适宜，若用八珍汤（《证治准绳》：川芎、当归、白芍、熟地黄、党参、白术、茯苓、甘草）加香附、茺蔚子（即俗称妇科八珍）标本同治，经病同医，其疗效更好。又如妇人患迁延性肝炎，致月经失调，表现为肝气郁滞出现月经后期、经量少、经色暗、潮而不畅及经前乳胀、腹痛、胁痛等症状。此时用四逆散（《伤寒论》：柴胡、白芍、枳壳、甘草）、金铃子散（《太平圣惠方》：川楝子、延胡索）治疗，可谓中肯；用柴胡疏肝散（《景岳全书》：柴胡、白芍、枳壳、香附、川芎、陈皮、甘草）经病同医，疗效更臻完善。再如痛经迁延日久，随之出现胸胁胀痛，喜太息，食量差，心烦口苦，精神抑郁，舌质红、苔薄，脉弦数等症，此乃痛经久而致郁，郁久化火所致，若用宣郁通经汤（《傅青主女科》：当归、白芍、牡丹皮、栀子、白芥子、柴胡、香附、郁金、黄芩、甘草）治疗，则痛经、肝经郁火胁痛二症均可兼顾。足见调经与治病可并行不悖。

7. 经带同病治疗的从舍 经带同病临证经常可见，一般以经前、经期舍带治经，非经期与带下症状明显时舍经治带为原则，但也有经带同治的情况。

第一节 月经不调

所谓月经不调，就是指月经周期、经量、经色、经质等任何一方面发生变化，而且出现症状的病症。常见的有月经先期、月经后期、月经先后无定期，以及月经过多、月经过少等症。

月经不调虽然出现各种不同的症状，但概括起来不外两个方面。

1. 周期改变 月经期超前7天以上，甚至1个月2次，称为月经先期。月经期退后7天以上，或退后30天，或1～2个月一至，称为月经后期。月经来潮超前或退后没有一定的期间，前后差错在7天以上，称为月经先后无定期，或称经期紊乱、经水妄行。这种周期的差异，必须连续出现2次以上，倘如偶尔出现一次，则不可作为病症对待。

2. 月经血量、颜色、性质的改变 月经周期正常，经量超过平时，经行时间太长，称为经期延长及月经过多；如果经量较平时减少，或者流出经血时间缩短，称为月经过少。当然，尚有经血颜色的紫、黑、红、淡，经血质地的浓、稠、稀、薄等常伴症状。

一、辨因

以上是月经不调的两种现象，二者病因大多相同，可以合并来讲。

发生月经不调的原因，不外七情内伤、六淫外侵、饮食失节、起居不时、脾胃虚损、心火妄动等。至于发病机理，月经先期多属热（血热、实热、虚热），但是也有因气虚引起的；月经后期则以虚、寒为主，但也有血瘀、痰阻的不同；月经先后无定期，则以肝郁、肝肾亏虚为多，脾虚亦属常见；至于月经过多，多属气虚与血热；月经过少，属于血虚与血瘀。以上仅就其大概病机而言，现分述如下。

（一）寒

1. 外寒 寒冷内侵，阻遏经脉，月经期退后，经量过少。

2. 虚寒 素体阳气不足，或寒邪久留，阳气受伤，气血衰少，功能不振，运行无力，经血不能定期来潮，常见月经过期、月经过少。

（二）热

1. 血热 嗜食辛辣、吸烟、酗酒，或气候过热，感受热邪，热气壅于血分，迫血妄行。常见月经超前而至，月经量多。

2. 虚热 由于平素阴虚、思虑太过、性欲不节、内火旺盛，或七情内伤、五脏情志不达，郁而化火，使阴血不足、火热太旺，月经先期而至，经量不多。

（三）虚

1. 气虚 疲劳过度，饥饱失时，正气虚衰，冲任不固，不能固摄与制约经血，月经先期而来，月经量多。

2. 血虚 因患出血性疾病及慢性病，或生育过多，纵欲伤阴，血海空虚，不能按时满溢，月经后期而至，月经量少。

3. 脾虚 脾胃虚弱，纳运水谷不多，所以气血生化之来源衰少，血液不足，月经后期而至，或经血量少。

4. 肝肾亏损 由于性欲不节，损伤冲任，影响肝肾，肝虚则藏血亏少，肾虚则失于摄纳，藏血亏少则经水后期来潮且血量少，摄纳无权则经水先期来潮且血量多。

（四）实

1. 血瘀 产后瘀血壅滞经脉，经血不畅，不能如期而至，可见月经后期、月经过少。

2. 气郁 忧思急忿怒，情志不畅，或气逆血滞而致月经失调，可见月经先后无定期、月经过少、月经后期。

3. 痰湿 由于痰湿停聚，身体肥胖，脂肪壅盛，阻碍冲任，经脉不利，经血不畅，甚至闭经。可有脾气虚弱不能统摄血液，或血热内盛，迫血妄溢，可能经期超前、经血量多。

二、辨证

1. 月经先期 量多、色紫、质浓者属于血热；量少、色红者属于虚热；量多、色淡、质薄者属于气虚。

2. 月经后期 量少、色淡、质稀者属于气血两虚；量少，色黑、质浓凝块者属于气滞或血瘀；量少、色紫黯、质薄者属于虚寒；量多、色淡、质黏者属于气虚痰阻。

3. 月经先后无定期 量或多或少、色淡、质稀薄者属于脾虚；量少、色紫红、凝块者属于气郁；量多少不一、色淡紫不一、质稀薄，伴颧赤、腰酸者属肝肾亏损。

4. 辨经血量之多少 经来量多，或如崩中，色紫红、质浓厚凝块者属于血热；经血量多，色淡、质稀无凝块，伴有精神倦怠、形寒肢冷者属于虚寒；经血甚少，点滴而下，色淡、质稀，或淡如黄水，多属血虚；量少，色紫黑，质浓厚，夹有血块，行而不畅者，多属血瘀。

以上所述仅为一般辨证，临床还要结合伴随的症状进行分析。

三、分型论治

现把月经不调的症脉因治、理法方药，分型叙述于下，以供参考。

（一）月经先期

血热型

1）阳盛内热型

症状：经期超前，血量多，色深红或紫红、质浓稠黏，伴有血块，气味臭秽，面色红赤，口唇色红、干燥，心烦性躁，喜冷怕热，大便干燥，小便短赤。舌质红，苔黄。

脉象：洪大或弦滑。

病因：实热内扰冲任，经血先期。

治法：清热凉血，固冲调经。

方药：芩连四物汤、清经散（《傅青主女科》）、先期汤、四生饮、清热固经汤（《简明中医妇科学》）。

（1）芩连四物汤：黄芩、黄连、川芎、当归、白芍、生地黄。

功效：清热泻火，凉血调经。

方中黄芩、黄连苦寒泻热，生地黄凉血清热，配合白芍、川芎、当归又能和血。

（2）清经散（《傅青主女科》）：牡丹皮、地骨皮、白芍、熟地黄、青蒿、黄柏、茯苓。

功效：清热凉血调经。

方中牡丹皮、青蒿、黄柏清热泻火凉血；地骨皮、熟地黄清血热而滋肾水；白芍养血敛阴；茯苓行水泄热。全方清热泻火，凉血养阴，使热去而阴不伤，血安则经自调。

（3）先期汤：即芩连四物汤加知母、黄柏、阿胶、艾叶、香附、甘草，适合血热过甚、血量过多。此方清热凉血较重于前方，且有胶艾可治大量出血。

（4）四生饮：侧柏叶、艾叶、荷叶、生地黄，功能清热凉血调经。

（5）清热固经汤（《简明中医妇科学》）：黄芩、栀子、生地黄、地骨皮、地榆、藕节、阿胶、棕榈炭、龟甲、牡蛎、甘草。

功效：清热凉血，固冲止血。

方中黄芩、栀子清热泻火；生地黄、地榆、藕节清热凉血、固冲止血；地骨皮、龟甲、牡蛎育阴潜阳，龟甲又能补任脉之虚，化瘀生新；阿胶补血止血；棕榈炭收敛止血，生甘草调和诸药。诸药各司其职，集清热、泻火、凉血、育阴、祛瘀、胶固、固涩、镇潜、补任、固冲多种止血法于一方之中，有清热凉血，固冲止血之功。

2）虚热型

症状：经期超前，经血量少或量多，色红而清、无块（如夹杂脾肾虚弱则可能经血量多）、面色无华，时有颧赤、心悸、头晕目眩、手足心灼热、口干、心烦、夜寐不安、身体衰弱、精神倦怠，或腰腿酸楚。舌质淡红，少苔或干燥，或口舌糜烂。

脉象：细数。

治法：滋阴清热，凉血调经。

方药：地骨皮汤、两地汤（《傅青主女科》）。

（1）地骨皮汤：地骨皮、牡丹皮、川芎、当归、生地黄、白芍。

方中地骨皮、牡丹皮清火泻热、清中带润，不如前方黄芩、黄连、栀子苦寒清中化燥，黄芩、黄连苦寒，苦能化燥；本方川芎、当归、白芍补血和血。若阴虚较甚、经血过多，则宜滋养阴液以制火，方取两地汤。

（2）两地汤（《傅青主女科》）：生地黄、地骨皮、玄参、麦冬、阿胶、白芍。

功能：清热养阴、凉血止血。

方中生地黄、玄参、麦冬养阴滋液，壮水以制火；地骨皮清虚热，泻肾火；阿胶滋阴补血；白芍养血敛阴。阴虚则阳亢，水盛则火自平息。所以不用苦寒以泄热而用甘寒以滋阴者，是长阴制阳之理。

3）肝郁血热型

症状：月经先期，量或多或少，经色深红，质稠，经行不畅，或乳房及少腹胀痛，烦躁易怒。舌苔薄黄。

脉象：弦数。

病因：肝郁化热，热扰冲任，经血妄行。

治法：疏肝清热，凉血调经。

方药：丹栀逍遥散、柴胡疏肝散。

（1）丹栀逍遥散：牡丹皮、栀子、柴胡、当归、白芍、茯苓、白术、炙甘草、生姜、薄荷。

方中牡丹皮、栀子、柴胡疏肝解郁，清热凉血；当归、白芍养血柔肝；茯苓、白术、炙甘草健脾补中；薄荷助柴胡疏达肝气。

（2）柴胡疏肝散：柴胡、白芍、牡丹皮、栀子、郁金、香附、黄芩、当归、白芥子。

功效：疏肝清热，凉血调经。

此方由丹栀逍遥散化裁而来，清肝热、凉血功效优于上方。

（二）月经后期

1. 血虚型

症状：经期退后，经血量少，色淡质稀，形体瘦弱，面色萎黄，或唇爪苍白，皮肤干涩，头晕眼花，心悸耳鸣，怔忡少寐，腰酸骨痛，手足不温，大便干燥。舌质淡、苔薄或无苔。

脉象：虚细。

病因：血液不足，冲任虚弱，精血不能按时满溢，经期退后，经血量少。

治法：补养气血。

方药：人参养荣汤（《太平惠民和剂局方》）、大补元煎（《景岳全书》）、八珍汤（《正体类药》）。

（1）人参养荣汤（《太平惠民和剂局方》）：人参、白术、茯苓、炙甘草、当归、白芍、熟地黄、肉桂、黄芪、远志、陈皮、五味子。

功效：补气益血，养荣宁心。

本方补气补血，盖血不足而补其气则阳生阴长，方中熟地黄、当归、芍药养血；人参、黄芪、伏苓、白术、远志、五味子、炙甘草、陈皮补气，并能强脾肺、养肝肾、宁心神；肉桂等诸药入营生血，使五脏健旺、血海充盛，冲任畅旺，则月经自然按时而下。

（2）大补元煎（《景岳全书》）：人参、山药、熟地黄、杜仲、当归、山茱萸、枸杞子、炙甘草。

功效：益气补血，养冲调经。

方中人参大补元气为君，气生则血长；山药、炙甘草补脾气，佐人参以滋生化之源；当归养血活血调经；熟地黄、枸杞子、山茱萸、杜仲滋肝肾，益精血，乃补血贵在滋水之意。

（3）八珍汤（《正体类药》）：人参、白术、茯苓、甘草、当归、白芍、熟地黄。

功效：益气养血调经。

本方适用于气血两亏的月经不调。

2. 血瘀型

症状：经期退后或超前，量少，色紫有凝块，面色紫暗，小腹胀痛拒按，血块排出后痛胀减轻，大便燥结，小便短黄，舌质暗红或有瘀斑，双腿皮肤呈现斑纹如鱼鳞状。

脉象：沉涩。

治法：活血化瘀。

方药：桃红四物汤（《医宗金鉴》）、少腹逐瘀汤（《医林改错》）。

（1）桃红四物汤（《医宗金鉴》）：桃仁、红花、川芎、当归尾、白芍、熟地黄。

功效：活血化瘀，养血调经。

方中桃仁、红花、川芎活血祛瘀；当归养血调经、活血止痛；白芍柔肝缓急止痛；熟地黄补血滋阴。本方适用于血瘀型月经不调。

（2）少腹逐瘀汤（《医林改错》）：当归、川芎、赤芍、蒲黄、五灵脂、延胡索、没药、小茴香、干姜、肉桂。

功效：活血化瘀，温经止痛。

方中四物汤养血活血；失笑散活血化瘀；延胡索、没药、小茴香、干姜、肉桂暖宫温经，散寒止痛。本方适用于血瘀偏寒所致月经不调。

3. 痰湿型

症状：经期后退，经色淡而质黏稠，量多少无定，面色浮白，头胀，胸肺憋闷，痰多，时欲呕恶，饮食减少，口中淡腻。舌苔白腻。

脉象：滑弦。

病因：痰湿停积，脂肪壅盛，经脉不畅，经血受阻。

治法：健脾燥湿化痰。

方药：苍附导痰丸（《叶天士女科诊治秘方》）、越鞠丸（《丹溪心法》）。

（1）苍附导痰丸（《叶天士女科诊治秘方》）：苍术、香附、陈皮、茯苓、枳壳、半夏（煮）、胆南星、甘草、生姜。

功效：燥湿健脾，行气消痰。

方中苍术、陈皮、茯苓燥湿；胆南星、半夏化痰；香附、枳壳导气；佐以生姜温中焦、消寒饮，甘草解胆南星之毒，调和诸药，而彰其效。本方适用于痰湿阻滞型月经过少、闭经。

（2）越鞠丸（《丹溪心法》）：川芎、苍术、香附、炒栀子、神曲、当归、熟地黄、白芍。

功效：燥湿化痰，行气养血。

方中四物汤养血活血，苍术、香附、炒栀子、神曲燥湿化痰行气。本方适用于痰气阻滞型月经过少、闭经等

4. 气郁型

症状：经期前后无定，血行不畅，量少，色紫红凝块，面色青暗，精神抑郁，经前乳房胀痛，经来少腹胀痛（也有经前胀痛者），胸胁苦闷，嗳

气则舒，手足心灼热，喜放于清凉之处。

方药：丹栀逍遥散（《内科摘要》）、柴胡疏肝散。

（1）丹栀逍遥散（《内科摘要》）：牡丹皮、栀子、毛柴、当归、白芍、白术、茯苓、薄荷、煨姜、炙甘草。

功效：疏肝理气，养血调经。

方中牡丹皮、栀子、毛柴疏肝解郁，清热凉血；当归、白芍养血柔肝；白术、茯苓、炙甘草健脾补中；薄荷助柴胡疏达肝气。唯煨姜辛热，非血热所宜，故去而不用。诸药合用，使肝气畅达，热清血宁，则经水如期。

（2）柴胡疏肝散：柴胡、白芍、牡丹皮、栀子、郁金、香附、当归、黄芩、白芥子。

功效：疏肝解郁，清热凉血。

方解同上。

5. 肾虚型

症状：月经周期延后，量少，色黯淡，质清稀或带下清稀；腰膝酸软，头晕耳鸣，面色晦黯，或面部黯斑。舌淡，苔薄白，脉沉细。

治法：补肾养血调经。

方药：当归地黄饮（《景岳全书》）。

当归地黄饮（《景岳全书》）：当归、熟地黄、山茱萸、山药、杜仲、怀牛膝、甘草。

方中以当归、熟地黄、山茱萸养血益精；山药、杜仲补肾气以固命门；牛膝强腰膝，通经血，使补中有行；甘草调和诸药。全方重在补益肾气，益精养血。

（三）月经先后无定期

1. 脾虚型

症状：月经超前或延后没有定期，经血量多少不定，血色淡，质清，面色白黄，四肢浮肿，神疲乏力，手足不温，头晕心悸；有时腹胀，口淡无味，食少易吐，大便溏薄。舌质淡，苔白。

脉象：虚迟。

方药：归脾汤（《济生方》）。

归脾汤（《济生方》）：党参、白术、黄芪、茯神、远志、木香、酸枣仁、当归、炙甘草、龙眼膏。

方中党参、白术、黄芪、甘草甘温补脾；茯神、酸枣仁、远志、龙眼甘温酸苦能补心；当归滋阴养血；木香行气舒脾，既能行"血之帅"，又助参芪以补气；气旺则能统血，血自归经而不妄行。

2. 肝肾亏损型

症状： 月经先期或延后没有定期，经血或多或少，血色淡红，质稀薄，面色苍白或晦黯；头晕，耳鸣，腰部酸痛，腿酸无力，食量减少，睡眠不佳，少腹隐痛，夜尿增多。舌淡，苔薄。

脉象： 沉弱。

治法： 调肝补肾。

方药： 定经汤（《傅青主女科》）、固阴煎（《景岳全书》）。

（1）定经汤（《傅青主女科》）：当归、熟地黄、菟丝子、杭芍、毛柴、淮山药、茯苓、荆芥、香附。

方中毛柴、杭芍、香附调肝理气，治肝当先实脾，故用茯苓、淮山药补脾气而定月经；当归、熟地黄、菟丝子补血液、滋肾阴；荆芥导血循经而行。盖治肝首重疏泄，肝疏则气畅和，滋肾阴而助摄纳，肝肾功能可以相辅而行，使经血趋于正常。

（2）固阴煎（《景岳全书》）：菟丝子、熟地黄、人参、山茱萸、山药、炙甘草、五味子、远志。

功效： 补益肾气、固冲调经。

治法同上。

月经先期治验

月经周期提前7天以上，甚至一月两潮，连续两个周期以上者，称为"月经先期"，亦称作"经行先期""经期超前""经早"。临床上不能因偶然一次提前即算先期。张景岳"所谓经早者，当以每月大概论"，且当结合全身症状进行辨证。若一月之中，经来二三次，或十天、半月即来的，属气血散乱的症状，不可作先期论。本病与妇女的禀赋、年龄等均有关系。朱丹溪有"先期属热"之说，一般古代医籍亦有如是说，但不能过于偏执。如年轻体壮、临经腹痛、经量多、血色鲜红的，多应考虑血热或郁热；如年长体弱、经后腹痛、经量或多或少、经色淡红的，则应考虑气虚或阴虚。

月经先期，有热有虚。临证时应结合病人的全身症状，找出致病的根本原因，而后立法遣方。属热者，有实热、虚热和肝郁化热之分。实热者月经提前、量多色深红或紫红、质黏稠，伴实热脉证，治宜清热凉血，方用清经汤（《傅青主女科》）加减；虚热者月经提前、量少色红、质黏稠，伴虚热脉证，治宜滋阴清热，方用两地汤（《傅青主女科》）加减；肝郁化热者月经提前、量或多或少、色或红或紫，或夹有瘀块、经行不畅，伴肝热脉证，治宜疏肝清热，方用丹栀逍遥散（《女科撮要》）加减。属虚者多为心脾气虚，表现为经行提前、量多色淡、质清稀，伴心脾气虚脉证，治宜补益心脾、摄血固经，方用归脾汤加减。此外，还必须辨别是否夹痰、夹湿，以及感受风寒等，分清标本缓急，随证施治。

治疗月经先期，临证还应注意以下几点。

（1）本病非经期重在治本，经前用药应根据具体情况进行调整。如治疗肝郁化热月经提前，用丹栀逍遥散时，当考虑其中当归性温，有调经活血作用，能促使月经提前，宜暂缓用之。可酌加乌药、川楝子、绿萼梅等疏肝理气，使经血畅行。

（2）用清热药时，当寓凉血养血之义，可酌用穞豆、黑豆、女贞子、生地黄、熟地黄等，慎用当归；若合白芍，功能养血和血，亦可酌用。

（3）尽量避免用大苦、大寒药，或大量、多味苦寒药，以免损伤脾胃，妨碍气血生化之源和统血功能而影响疗效。

（4）肝郁化热型月经先期、经行不畅与血瘀所致的经量过少不同，后者多见经行后期，腹痛拒按，经色紫黯夹块，血块排出后腹痛减轻，舌质紫黯或有瘀点，脉涩，且无肝郁见证，两者应注意鉴别。治疗肝郁经行不畅，宜疏肝清热之中辅以和血宣通，可选用丹参、牡丹皮、赤芍、乌药、青皮、香附等，不可妄投活血祛瘀之品。

（5）凡月经先期量多者，可酌情应用固摄止血药，如金樱子、芡实、贯众、地榆、莲房、棕榈炭、血余炭等。此外，少女月经初潮后一年半载内月经提前，多系肾气未充、不能摄血所致，可先观察，无需急于用药。而育龄期或更年期妇女月经超前，有按月愈来愈近且血量递增者，需防血崩，应及时辨证用药治疗。若一月来经二三次，或半月、十天即来，无周期性，则不作月经先期论，应按崩漏证进行辨证论治。

月经后期治验

月经周期延后7天以上，甚至3～5个月一至，并伴有全身不适或其他症状即为"月经后期"，亦称"经行后期""经期退后""经期错后""经迟"。本病有实有虚，有血寒、血热、血虚、血瘀、气郁、痰阻等，但以血寒为多见；由血虚、气滞而致者，亦较为常见。故本病治疗多以温经、补血、调气为主。

如经期延后、色黯量少，伴小腹冷痛和其他血寒脉证，为血寒后期。《妇人规》云："凡血寒者，经水必后期而至。血何以寒？亦惟阳气不足，则寒从中生，而生化失期，是所谓寒也。"如色紫有块，兼见腹痛及血热脉证的，属血热后期。《妇人规》云："其有阴火内烁，血本热而亦每过期者，此水亏血少，燥涩而然。"若禀赋不足，体质虚弱，表现经期延后，量少、色淡、质稀，伴血虚脉证者，属血虚经迟。《丹溪心法》曰："过期而至，乃是血虚。"如经血瘀留滞涩、经期延迟，色紫暗有块、腹痛拒按，伴血瘀脉证的，属血瘀经迟。《妇科心法要诀》云："经来往后退，日过三旬后者，属血滞……若色紫血多，腹胀痛者，则属气实，血多瘀滞，有余之病也。"若因情志拂郁，忧思气结而致经期延后，色紫暗夹块，伴肝郁气滞脉证的，为气郁经迟。《妇科玉尺》云："妇女经不调者，或由诸般气滞也。"本病还有因痰涎阻滞而致经水后至的，如《万氏女科》所云："夹痰者，痰涎壅滞，血海之波不流，故有过期而经始行，或数月而经一行。"综上所述，不论月经后期因寒因热，属虚属实，只要临证时认真细致地分析病情，注意全身兼症，就能作出正确的诊断。

临床上应根据经量、经色以及全身症状，结合舌脉，去伪存真，辨证求因，审因论治。《妇人规》云："凡阳气不足，血寒经迟者，色多不鲜，或色见沉黑，或涩滞而少，其脉或微或细，或沉迟弦涩，其脏气形气，必恶寒喜暖，凡此皆无火之证。"由此可见，非以后期即为寒证，色紫黑即是有热，必须结合全身情况进行分析。血寒者，治宜温经散寒，方用温经汤（《妇人大全良方》）加减，经温则寒去。虚寒者，可用右归饮、右归丸（均见《景岳全书》）；血虚者，宜气血双补，气旺则血充，方用八珍汤（《女科准绳》）、人参养荣汤

(《太平惠民和剂局方》)加减；血瘀者，治宜祛瘀通经，可用血府逐瘀汤或过期饮(《证治准绳》)；气滞者，治宜开郁行气，佐以活血调经，方用丹栀逍遥散或加味乌药汤(《医宗金鉴》)加四物汤，气调则滞通；血热灼阴者，治宜滋阴清热、养血调经，方用知柏地黄丸(《医宗金鉴》)酌加生地黄、丹参、当归、赤芍；痰阻经迟者，治宜燥湿祛痰、活血调经，方用苍附丸。

治疗月经后期，尚须注意如下几点。

（1）本病首先需与胎漏及激经鉴别。胎漏和激经见于已婚妇女，既往月经多正常，可伴有妊娠反应症状。胎漏为阴道不时少量下血，或时下时止，或淋漓不断，血量较月经少；激经者，其经期亦有推迟现象，血量偏少，均与经期中阴道下血的情况有所差异。月经后期具有与其证型相应的临床症状出现，只要仔细加以分析不难鉴别。

（2）哺乳期间，有少数妇女仍在行经，只是经量减少，且有周期推迟现象，如无其他症状出现，乃受哺乳影响所致，不作病论。

（3）气滞型经期延后亦可服用香附丸。香附乃气中血药，李时珍谓其"利三焦，解六郁"，乃气病之总司，女科之总帅。该药服法：非经期服至月经来潮，每次6g，每日口服1～2次，每月服10～14天，连用2～3个周期。临床上对思虑忿怒，以致气郁血滞月经延后者疗效颇佳。

（4）治疗本病应慎用清热凉血、破血滞气之药，以免伐正伤血。

月经先后无定期治验

月经不循周期按时来潮，时或提前时或延后7天以上，连续3个周期以上者，称为"月经先后无定期"，古人称之为"经乱"或"月经愆期"。

发生本病的原因很多，有脾虚、肾虚、血虚、气郁、血瘀、心肾不交等原因。《女科诊治秘方》云："经来或先或后，名曰愆期，此由脾胃虚弱，冲任伤损，气血不足。"《傅青主女科》云："妇人有经来断续，或先或后无定期，人以为气血之虚也，谁知是肝气之郁结乎。"张景岳说："凡欲念不遂，沉思积郁，心脾气结，致伤冲任之源，而肾气日消，轻则或早或迟，重则渐成枯闭。"《妇人规》云："凡女人血虚者，或迟或早，经多不调。"

由于脾司统血，若脾气虚弱统摄功能失调，则导致经期错乱，表现经期或前或后，经色淡红及脾虚脉证。本病与肝、肾二经关系密切，由于肝气抑郁、气血失调、冲任功能紊乱，或多次流产、房劳过度伤肾、冲任损伤、血海蓄溢失常而致经乱。肝郁者表现为经期或前或后，经量或多或少，经行不畅，伴肝气郁结脉证。肾虚者表现为经来或晚或早，量少，色淡及肾气不足脉证。又如血瘀阻滞，新血不得归经，也是导致月经愆期的因素之一。血瘀者表现为经期先后不定，经色紫黯有块，经行不畅及血瘀脉证。

无论病因如何，诊断皆须依照四诊八纲详细辨别。如《妇人规》所云："当察脏气，审阴阳，详参形证脉色，辨而治之，庶无误也。"治疗上以调气养血为主，具体当视病情而定。①脾虚经乱者，治宜健脾益气、养血调经法，方用参苓白术散合八珍汤（《太平惠民和剂局方》）加减。②肝郁经乱者，治宜疏肝理气、养血调经法，方用逍遥散（《太平惠民和剂局方》）加减。③肾虚经乱者，治宜补肾固冲、养血调经法，方用固阴煎（《景岳全书》）加减。④血瘀经乱者，治宜活血祛瘀调经法，方用桃红四物汤加减。

临床上以肝郁、肾虚二型所致的月经愆期实属常见，或肾虚兼肝郁型的患者亦为数不少，用定经汤（《傅青主女科》）加减治疗效甚佳。如肾虚又兼肝郁化火者，照上方去当归，酌加黑豆、稆豆、丹参、女贞子、牡丹皮、栀子等药。该方具有补肝肾、疏肝郁、养血调经的作用，故对肾虚兼肝郁所致的月经愆期尤为适合，能促使月经如期来潮。

经临床观察，月经先后不定患者属虚者居多，因此开郁勿过耗散，用药不宜过于香燥或滋腻，以免耗气滞血。本病日久可致不孕，故应及时治疗。近绝经期妇女亦可出现月经愆期，此多因肾气不足、冲任脉衰、天癸将竭、月经将断之兆，可暂行观察，无须即时服药治疗。

本病还应结合全身症状，做有关的辅助检查，如性激素检测或B超检查等，以排除器质性病变。

月经过少治验

月经周期如恒，经量明显少于常量，经行不畅，或行经日数不足2天，经量减少，甚者点滴即净，这样连续数月不变者，均称为"月经过少"。

产生月经过少的原因，主要有血虚、脾虚、肾虚、痰阻、血瘀等。《万氏妇科汇要》曰："瘦人经水来少者，责其血虚也。"《叶天士女科》亦云："形瘦经少，此血气弱也"，谓血虚而致经少；又有云"形肥经少，此痰凝经隧也"，谓经少由于痰阻。或因肾气不足，精血虚衰，经脉亏空，导致月经过少的；或脾虚运化失权、生血资源不足、冲任血少，引起经量过少的；也有因瘀血凝滞、血行受阻，而见经血减少的。

月经过少，有虚有实，病因不同，症状各异。虚者营阴不足，血海空虚；实者冲任受阻，血行不畅。虚证多表现为经来量少，色淡或鲜红，或点滴即净，伴头晕耳鸣，心悸怔忡，气短神倦，饮食减少，脉象虚弱。临证必须详细审症求因，分型论治。属血虚者宜补血养营，兼健脾益气，以资生化之源，方用四物汤加味或人参滋血汤（《产宝百问》）。脾虚者宜健脾和胃为主，方用参苓白术散加减。肾虚者宜滋补肝肾、养血调经，方用当归地黄汤（《景岳全书》）。属于实证经血过少者，主要因痰阻或血瘀，经血或色淡黏稠，或色紫黯有块，多表现为形气有余，或胀或痛，脉象有力。痰阻型宜化痰行滞、和血调经，方用苍附导痰丸加当归、川芎。血瘀型应活血行瘀，方用桃红四物汤加香附、乌药、丹参。至于兼寒兼热，夹湿夹郁，证候各有不同，均宜随证施治。

此外，临证还应注意辨别假象，以及鉴别诊断。若月经一向正常的育龄妇女，偶然出现一次月经过少，应做有关检查，以排除早孕、胎漏或激经。

经量减少常为血枯将闭的先兆现象，若见于年届七七的妇人，出现经量逐渐稀少，此乃天癸将竭之候，可不作病论。

有些哺乳期妇女仍按月来经，只是经量甚少，无其他不适，此非异常。乃因血海上行化生为乳汁，胞宫冲脉相对亏空，无以满盈，故经少或不来经。

虚证勿忘顾及脾胃，以充化源。用药勿过腻滞，以免损伤胃气，影响运化，而致血海难盈。

治疗本病应经前10天即予调经，以养血填精、活血通经；或以中药周期治疗，效果尚佳。

月经过多治验

月经周期如恒，经量超出正常，或行经时间延长而经量增多者，称为"月经过多"，亦称"经水过多"。

产生月经过多的原因，多属气虚、血热。气虚则摄纳无权，血热可迫血妄行。《妇科玉尺》云："经水来而不止者，气虚不能摄血也。"又云："经来十数日不止者，血热也……经水过多不止，平日瘦弱，常发热者，由火旺也。"也有因脾虚运化失常，痰湿阻滞，而导致月经过多的。《丹溪心法》云：痰多占住血海地位，因而下多者，目必渐昏。气虚者，表现为月经量多，色淡质薄，甚则经血清淡如水，伴气虚脉证。血热者，表现为经来量多，色深红或紫红，质黏夹小血块，伴血热脉证。血热型月经过多，有实热、虚热及肝郁化热之分，临床上以实热者最为常见；虚热者表现为月经量多，色鲜红，质黏稠，伴虚热脉证；肝郁化热者月经量多，色紫红，夹有小块，质黏稠，伴肝经郁热脉证。总之，发生月经过多的原因不外虚实寒热四端，临床上当细心观察，慎勿误热为寒，或以虚为实，错投药石，以防虚虚实实之误。

经血过多，可并见于虚实之体，若血不归经，虽虚体经血亦不少，旺体经血亦不多，不可见血过多便以为血旺，见血少则谓血虚。临证中月经过多而经期提早的大多属热，月经过多而时间延长的多属虚。此外，妇人若年近七七，肾气渐衰，天癸将竭，冲任不调，出现月经过多而无其他症状者，此为月经将绝预兆，一般不属病态，可先行观察，暂不治疗。有些妇人体壮，肝、脾、肾俱足，精血双旺，经血偏多，亦属常态。

临证治疗当注意辨证求因，审因论治。血热型，治宜清热凉血固经，方用保阴煎（《景岳全书》）加减。虚热型，治宜滋阴清热凉血，方用六味地黄丸（《小儿药证直诀》）、二至丸（《经方集解》）、大补阴丸（《丹溪心法》）酌加黑豆、侧柏叶、地榆、贯众、藕片炭或二地汤加减。肝郁化热者，治宜疏肝清热、凉血止血，方用丹栀逍遥散去当归，恐其有动血之虞，可酌加茯苓、生地黄、地榆、侧柏叶、茜草根等。气虚型，治宜益气摄血、升阳举陷，方用举元煎（《景岳全书》）加阿胶、艾叶、仙鹤草、二至丸、水陆二仙丹（金樱子、芡实）等。若因肝肾阴虚、冲任损伤导致经血过多者，治宜补肝肾、固冲任，方用龟鹿二仙胶（《沈氏尊生书》），或左归丸、右归丸去牛膝（均见《景岳全书》）。若肾阳不足，可加仙茅、淫羊藿、补骨脂之类，亦可加二至丸及阿胶、艾叶、黄芪等。血瘀型，治宜活血化瘀止血，方用失笑散（《太平惠民和剂局方》）加益母草、三七、茜草。

总之，各型患者在经量增多时，均可加水陆二仙丹以收敛固摄止血，如有兼证，应分清主次，随证施治。

治疗本病应注意以下几点。

（1）本病首先应排除器质性病变，如是否有子宫肌瘤等，应结合全身症状详加鉴别。

（2）本病如治疗失时、迁延日久，可致气血两虚，或发展为崩漏，故应积极治疗。

（3）大量止血药过于滋腻，易碍胃致满，使气机阻滞，故可加木香、砂仁、陈皮等药，以醒脾和胃。

（4）治疗期间，应同时注意饮食调摄，补充营养，适当休息，并保持精神舒畅，这样才能缩短疗程，提高疗效。

（5）治疗本病应慎用过于苦寒、破血、滞气之药，以免伐正伤血。

第二节　崩漏治验

崩漏是指经血非时暴下不止或淋漓不尽，前者称崩中，后者称漏下。崩与漏出血情况虽然不同，但两者常交替出现，且其病因病机基本一致，故概称崩漏。

本病病因虽不尽相同，但其病机不外乎冲任损伤，不能制约经血。引起冲任损伤的原因，一般有血热、脾虚、肾虚、血瘀。《素问·阴阳别论》云："阴虚阳搏谓之崩"，系指阴虚血热、经血妄下而引起的崩漏；《丹溪心法》云："若劳倦过极，脏腑俱伤，冲任之气虚，不能约制其经血，故忽然而下，谓之崩中暴下"，指崩漏由于劳作。《万氏女科》云："妇人崩中之病，皆因中气虚，不能收敛其血"，指崩漏由于气虚；《妇人规》云："崩漏之病……未有不由忧思郁怒，先损脾胃，次及冲任而然者"，指崩漏由于气郁。《妇科玉尺》云："或瘀积久而血崩，脐腹疼痛"，指崩漏由于血瘀。总的来说，原因虽多，仍不外寒热虚实数端。临床要善于掌握病情，辨别证候，才能做出正确的诊断和治疗。

一、崩漏的临床分型

崩漏主要分肾虚、脾虚、血热、血瘀四型。

（一）肾虚型

肾为天癸之源、冲任之本，在月经的产生中起主导作用。室女禀赋不足，天癸初至，肾气稚弱，冲任未盛，不能调摄经期、制约经血，而发生崩漏。或因房劳无节伤肾，或因不当手术损伤胞宫、冲任，以致肾虚，或在更年期肾气渐虚，因故重虚。肾虚有肾阴虚与肾阳虚之分。肾阴虚者，表现为出血量少，或淋漓不断，色鲜红，伴肾阴虚脉证；肾阳虚者，表现为出血量多，或淋漓不断，色淡红，伴肾阳虚脉证。

（二）脾虚型

脾统血以使血循其道，经行有期。忧思过度，饮食劳倦，损伤脾气，脾伤则气陷，统摄无权，冲任失固，不能约制经血，故成崩漏。此型表现为暴崩下血，或淋漓不净，血色淡、质稀薄，伴脾气虚弱脉证。

（三）血热型

素体阴虚，或久病、失血以致阴伤，阴虚内热，虚火内炽，扰动血海；或素体阳盛，肝火易动；或素性抑郁，郁久化火；或感受热邪；或过服辛辣助阳之品，酿成实火，实热伏于冲任，致成崩漏。此型表现为阴道突然大量下血，或淋漓不止，血色深红。

（四）血瘀型

七情所伤，冲任瘀滞，或经期产后余血未尽又感于寒、热，致生瘀血，瘀阻冲任，血不归经，发为崩漏。此型表现为经血非时而下，或停闭日久，又突然崩中下血，继而淋漓不断，色紫黑有块，伴血瘀脉证。

二、崩漏的鉴别诊断

本病首先应与月经过多鉴别。前者出血与月经周期无明显关系，出血量多，经常呈块状排出，且流血多难自止；或时来时去，反复发作。后者虽行经时间延长，血量明显增多，但经期过后常能自止，且其血多不凝结。

此外，本病尚需与胎漏、异位妊娠、产后出血疾病、赤带、癥瘕、外伤、全身出血性疾病等所致的阴道出血症鉴别。在详问病史的基础上，认真观察和进行必要的检查才能明确诊断。

三、崩漏的治疗大法

当循"急则治标，缓则治本"的原则，灵活应用"塞流、澄源、复旧"三法。

（一）塞流

塞流就是止血，是治疗崩漏的重要一环，特别是血崩，如不迅速止血势必造成虚脱。叶天士说得好："留得一分自家之血，即减一分上升之火。"由此可见，崩漏治则首推止血。至于止血方法当依证型的寒热虚实来定。虚证宜补而止之，实证宜泻而止之，热证宜清而止之，寒证宜温而止之，并非专事止涩即能收效。

（二）澄源

澄源就是澄清本源的意思，为治疗崩证的重要法则。因为止血，旨在救急止血之后，则须澄源，以清其本。此同于治水之理，若只堵住洪流，而不疏浚河床，之后还会泛滥成灾。其具体治法，应根据病情而定。血热者，宜清热凉血；虚寒者，宜温经补血；劳损者，宜固气摄血；气虚者，宜补中益气；气郁者，宜行气舒郁；血瘀者，宜活血通瘀。切忌不问原因，概投寒凉或温补之剂，致犯虚虚实实之戒，引起不良后果。

（三）复旧

复旧就是调理善后之法，宜用于澄源之后。此时病已向愈，只是气血未复，还须培补气血，以促其早日复元。治宜调理脾胃为主，滋补气血次之，因脾主运化，胃主受纳，为气血生化之源。应增进营养，恢复体力。《沈氏女科辑要笺正》云"东垣曰：下血症须用四君子补气药收功"，即为此义。

四、崩漏的辨证施治

上述诸法乃治疗崩漏的基本原则，而其中尚有偏热、偏寒、偏虚、偏实等兼证，应分型而治。同时仍须根据病情的变化、体质的虚实、病势的缓急以及兼症，随证加减。

1. 肾虚型

肾虚型崩漏有肾气虚、肾阳虚及肾阴虚三型。

（1）肾气虚型，治宜补肾益气，固冲止血，方用加减肉苁蓉菟丝子丸（《中医妇科学》）：熟地黄、肉苁蓉、覆盆子、当归、枸杞子、桑寄生、菟丝子、艾叶，加党参、黄芪、阿胶。

（2）肾阳虚型，治宜温肾调冲，方用右归丸：制附子、肉桂、熟地黄、山药、山茱萸、枸杞子、菟丝子、鹿角胶、当归、杜仲，可加党参、黄芪补气摄血、赤石脂固肾涩血，因肉桂宣通血脉，当归辛温行血，若出血多宜去之。

（3）肾阴虚型，治宜滋肾调冲，方用两地汤或左归丸（《景岳全书》）：熟地黄、山药、菟丝子、枸杞子、山茱萸、龟甲胶、川牛膝，可加二至丸增强益阴止血之功。

2. 脾虚型

治宜补气摄血、养血调冲，方用济生归脾汤或固本止崩汤（《傅青主女科》）：人参、黄芪、白术、熟地黄、当归、炮姜。亦可用举元煎（《景岳全书》）、补中益气汤加仙鹤草、二至丸。若口干、心烦，恐当归性温行血，可暂不用；龙眼膏易龙眼肉适量冲服更好。

3. 血热型

血热型有虚热和实热之分。

（1）虚热者，治宜滋阴清热、止血调冲，方用保阴煎，或用上下相资汤（《石室秘录·燥证门》）：人参、沙参、玄参、麦冬、玉竹、五味子、熟地黄、山茱萸、车前子、牛膝，或用滋阴固气汤（《罗元恺论医集》）；若出血如崩者，加三七、仙鹤草、乌贼骨以增强止血之效；

（2）实热者，治宜清热凉血、止血调冲，方用清经汤（《简明中医妇科学》）或清热固经汤（《简明中医妇科学》）：黄芩、焦栀子、生地黄、地骨皮、地榆、藕节、阿胶、牡蛎。

4. 血瘀型

治宜活血化瘀、止血调经，方用桃红四物汤：桃仁、红花、川芎、当归、白芍、熟地黄，可加失笑散祛瘀生新，三七片、茜草炭化瘀止血，乌贼骨涩血而不滞瘀，也可使用。

辨证治疗中，根据临床经验，尚需强调以下几点。

（1）治疗崩漏虽有塞流、澄源、复旧三法。塞流为标，为应急措施；澄源是治本，为从因论治；复旧是固本，用以巩固疗效。但临证应用时，三法不能截然分开，而应根据病体的变化、体质的虚实、病势的缓急，灵活掌握。

（2）崩漏单纯由于血瘀内阻而致者较为少见。临床所见多属经期、产后血行未尽，缘于外感寒邪等原因，导致冲任损伤下血不绝，夹有血块、小腹疼痛拒按，即所谓"夹瘀"之证。因虑其瘀血不化、新血难安，故常在澄源法中，酌加化瘀行滞之品。此时不宜用固摄收涩药或联用多味炭类止血药，以免停瘀贻误病情。若出血多有停瘀之嫌，可先用温性止血药（如艾叶），取其温经温通之意。或用能止血又能化瘀的药物（如三七），既能止血又防血滞。

（3）止崩漏的药物，一般炒成灰炭疗效好，止血有效方如十灰散（《十药神书》）即是。治崩漏见气陷者用升气药炒黑（如升麻炭），气滞者用行气药炒黑（如醋炒香附炭），血热者用凉血药炒黑（如藕片炭），血寒者用温药炒黑（如炮姜炭），血脱者用固涩药炒黑（如棕榈炭、百草霜）。但对血虚、血热、肝火炽盛、阴液亏损者，则灰炭又嫌燥热，一般反不如凉血清热药直接生用为佳。

（4）治疗崩漏要重视顾护脾胃。对血热、郁热、虚热所致的血崩不可过用寒药以免伐伤脾气。

（5）崩漏如用多种止血药疗效不佳，可配合应用引经药以增强疗效。如固本止崩汤（《傅青主妇科》）治脾虚崩漏证，其中姜炭一味，能引血归经。此方能益气固本，兼有温中收敛止血作用，当归、川芎有辛温活血通窜之性不宜用之。

（6）本病如经积极治疗，仍见病状缠绵、反复出血，应借助现代医学检查，采取相应的措施。

第三节　闭经治验

女子年逾16岁，月经尚未来潮，或月经周期已建立后又中断达6个月以上，且妊娠除外者，称为闭经，前者称原发性闭经，后者称继发性闭经。古人又称之为"不月""月事不来""经水不通"。

闭经的病因分虚、实两端。虚者，多因肝肾不足、气血虚弱、精血两亏、血海空虚、无余可下。实者，多因气滞血瘀、痰湿阻滞、寒凝血瘀、冲任不通、胞脉闭塞，致经血不得下行。

一、闭经的临床分型

临床上主要分为以下四型。

1. 肝肾不足 禀赋不足，肾气未充，精气未裕，肝血虚少，冲任不充，无以化为经血，乃致经闭；或因多产、堕胎、房劳无节；或久病及肾，以致肾精亏损，肝血耗伤，精血匮乏，源竭流断，冲任俱虚，胞宫无经血可下而成闭经。此型表现为月经初潮较迟，量少，色淡红，渐至闭经，伴肝肾两虚脉证。

2. 气血虚弱 脾胃虚弱，化源不足。或饮食劳倦、忧思过度、损伤心脾，或大病久病，或数脱于血，或哺乳过久，或虫积，以致营血大亏、冲任血虚，致成经闭。此型表现为月经后期量少，渐至停闭，伴气血虚脉证。

3. 气滞血瘀 七情内伤，气结血滞。或热邪煎熬阴血，使血液稠涩、冲任瘀滞、胞脉阻隔，故经水不行。如《女科经纶》引娄全善所云："妇人经闭有瘀血凝滞胞门，小腹疠痛。"此型表现为月经停闭，伴胸满胁胀、小腹胀痛拒按等气滞血瘀脉证。

4. 痰湿阻滞 肥胖痰湿之体，复因脾阳失运、湿聚痰盛、胞脉壅塞而经水不行。《女科经纶》引朱丹溪曰："经不行者，非无血也，为痰所碍而不行也。"此型表现为月经停闭、形体肥胖，伴痰湿脉证。

临证时首先应询问月经史，以鉴别"居经""避年"。以上两种月经周期推迟均无病状，属生理性的特殊情况，无需治疗。至于少女月经初潮后数月出现停经现象，哺乳期无月经来潮，或妇女绝经期前后月经不至者，亦为生理常态。此外，闭经与妊娠应认真鉴别：虚证闭经表现为精血不足，实证闭经则有气郁、血瘀、痰阻、热结等证型的相应病状，且月经多由后期量少或先后无定期而渐至停经，很少见月经突然不来者；妊娠多有恶阻症状，月经多由正常转至突然停闭。脉象方面，闭经多呈细弦、细弱、细涩；妊娠则六脉滑利平和，或左寸、两尺滑利。

二、闭经的辨证治疗

（一）分清虚实，灵活运用寒热、温凉、补泻、攻散诸法

肝肾不足者治宜滋补肝肾、养血调经，可用归肾丸（《景岳全书》）；属气血虚弱者，治宜益气补脾、养血调经，可用八珍汤（《证治准绳》）；气滞血瘀者，治宜活血祛瘀、理气行滞，可用血府逐瘀汤（《医林改错》）；痰

湿阻滞者，治宜燥湿祛痰、活血通经，可用苍附导痰丸。本病以虚证为多，实证也每多虚实兼夹，故治疗上多以益气养血，调补肝肾为主，使精血充沛、冲任通盛、经水自行。虚中夹实者寓补于攻，临床上应认真辨证，灵活应用补攻二法，切忌虚实不辨，妄用破血通经峻药。

张景岳认为，经闭有血枯和血隔之别。其《妇人规》中云："血枯、血隔本自不同，盖隔者阻隔也，枯者枯竭也。阻隔者因邪气之隔滞，血有所逆也；枯竭者，因冲任之亏败，源断其流也。"李梴又称为血滞和血枯，血滞为实，血枯为虚。综合诸家之说，不外虚实两端。风冷、气郁、血瘀、痰阻，是血滞之源；失血、脾虚、劳损，是血枯之因。诊治经闭，应分清这两大类别，否则动手便错，反致慌张。《女科经纶》引叶以潜云："血滞亦有虚热，血枯亦有虚热，故滞者不宜过于宣通，通后又须养血益阴，使津液流通。血枯者亦不可竣行补益，恐本身无力，而辛热之剂，反燥精血矣。"从叶氏这段叙述中，可以体会到经闭一证，无论血枯、血滞，治疗上都不可偏补或峻攻。宜细审病机，分清虚实，予寒热、温凉、补泻、攻散诸法中，灵活掌握，调之使平，才会收到良好的效果。

（二）中医辨证治疗

1. 肝肾亏虚型　治宜滋补肝肾，养血调经。方用归肾丸（《景岳全书》）：菟丝子、杜仲、枸杞子、当归、熟地黄、山茱萸合四物汤。

2. 气血虚弱型　治宜益气养血调经。方用八珍汤或人参养荣汤（《太平惠民和剂局方》）：人参、黄芪、白术、茯苓、陈皮、甘草、熟地黄、当归、白芍、五味子、远志、肉桂。

3. 气滞血瘀型　治宜理气活血，祛瘀通经。方用桃红四物汤或血府逐瘀汤（《医林改错》）：川芎、当归、生地黄、赤芍、桃仁、红花、柴胡、枳壳、甘草。

4. 痰湿阻滞　治宜健脾燥湿、化痰，活血调经。方用四君子汤（《太平惠民和剂局方》）合苍附导痰丸（《叶天士女科诊治秘方》）：苍术、香附、半夏、陈皮、枳壳、胆南星、神曲、生姜、川芎、当归。

（三）中西结合，病证相参，相得益彰

闭经乃妇科难治之证，临床上除辨虚实而施治外，有的还需中西医结合，

病证相参，才能相得益彰。正如萧慎斋所云："妇人有先因病而后经不调，当先治病，病去则经自调。若因经不调而后生病，当先调经，经调病自除。"

1. 子宫发育不良 可于补肾之剂中重用鹿角胶、紫河车等血肉有情之品。

2. 多囊卵巢综合征 常表现为月经失调、闭经、不育、肥胖、多毛、双侧卵巢对称性增大、子宫表面被膜增厚、血黄体生成素/卵泡刺激激素（LH/FSH）比值＞3，多为肾虚气化失调、津液凝聚成痰而致，可在补肾的同时酌加化痰之品，如川贝母、白僵蚕、白芥子、橘红、胆南星等。西药可配服氯米芬或加人绒毛膜促性腺激素治疗。

3. 高催乳素血症 常有不育、溢乳、性欲减退，乳房胀痛等，乃肝失疏泄、肝血不能下注胞宫为经血，反上逆而为乳。应肝肾同治，拟补肾疏肝之法，常于补肾药中加夏枯草、柴胡、枳壳、青皮、麦芽等；西药可酌加服溴隐亭、维生素 B_6。

4. 垂体腺瘤 应先行手术治疗以后再视血催乳素（PRL）情况而选用中西医治疗。

5. 希恩综合征 常见形体消瘦、面色无华、肌肤不泽、毛发脱落、畏冷倦怠、生殖器官萎缩，多因产后大出血，血去精亏，冲任失养，治宜人参养荣汤加紫河车、淫羊藿、鹿角胶等大补精血；西药可酌情补充雌激素、孕激素及睾酮、泼尼松、甲状腺素等。

6. 高胰岛素、高睾酮性无排卵综合征 常见闭经、白带少、口干、便秘，少数病者颈背、腋下、外阴有黑棘皮现象，多为肝肾阴、冲任干涸所致。药方用加减肉苁蓉丸补肾气，加知母、黄柏、生地黄、麦冬、白芍、女贞子、龟甲、鳖甲等以滋补肝肾、益养冲任；西药配用氯米芬、结合型雌激素等。

7. 卵巢早衰 除闭经外，尚见烘热汗出、烦躁失眠、阴道干涩、生殖器官萎缩等更年期综合征表现，中医治疗除补肾调冲之外，应辨证施治，以滋阴降火、调和营卫，补益心脾等甘润滋补之法，方选知柏地黄汤、百合地黄汤、桂枝汤、归脾汤、甘麦大枣汤等。

第四节 痛经治验

妇女正值经期或行经前后，出现周期性小腹疼痛、痛引腰骶，甚则剧痛至昏厥，或伴有面色苍白、头冒冷汗、手足厥冷、呕吐、腹泻等症，并随月经周期反复发作者，称为"痛经"，也称"经行腹痛"。痛经有原发性痛经和继发性痛经两种：原发性痛经指生殖器官无器质性病变的痛经，一般多发生于月经初潮后不久的少女，多在行经当天或经前数小时出现，可持续数小时至1～2天，经血流畅后逐渐消失。继发性痛经系由于盆腔器质性疾病，可发生于各种年龄的育龄妇女，疼痛常在经前数天，可持续整个行经期，至经后逐渐缓解。继发性痛经可通过检查找出病因，进行针对性治疗，去除病因后痛经自然消除。

痛经主要由气血运行不畅所致。古人根据疼痛情况，分为寒、热、虚、实，认为有气血虚弱、肾虚肝郁、气郁血滞、瘀血阻滞、风冷所伤、寒湿凝结等原因。《妇人规》云："凡妇人但遇经期则必作痛，或食则吐呕，身体困倦，或发寒热者，是必素禀气血不足。"指痛经由于气血虚弱。《丹溪心法》云："临行时腰腹疼痛，乃是郁滞，有瘀。"说明由于气郁或瘀血而引起痛经。《诸病源候论》说："妇人月水来腹痛者，由劳伤血气，以致体虚，受风冷之气，客于胞络，损伤冲任之脉。"都对痛经证型作了较详尽的分析。总之，六淫侵袭、七情失制都可以影响月经的调畅而发生疼痛。历代医家的辨证资料，均可作为临床分析病情的参考。

一、痛经证型

根据临床，主要分为气血虚弱、寒凝胞中、气滞血瘀、肝肾虚损、湿热瘀阻等证型。

1. 气血虚弱　脾胃素弱，化源不足，或大病、久病后气血俱虚，冲任气血虚少，行经后血海空虚不能濡养冲任胞脉。症见经期或经净后小腹绵绵作痛，按之痛减，经色淡、质清稀，伴气血两虚脉证。

2. 寒凝血瘀　多因经期冒雨涉水，或经水临行贪食生冷，内伤于寒；或过于贪凉，生活于湿地，外伤风冷寒湿，客于冲任胞中，以致经血凝滞不畅；或素禀阳虚，冲任虚寒，致使经水运行迟滞而痛。症见经前或经行小腹冷痛，甚则牵及腰脊疼痛，得热则舒，经行后期量少，色黯有血块，伴寒湿内盛脉证。

3. 气滞血瘀　素多抑郁，复伤情志，肝气更为怫郁，郁则气滞，气滞血亦滞，血海气机不利，经血运行不畅，以致发为痛经。症见经前或经行小腹胀痛、经行量少、淋漓不畅、血色紫黯有凝块，或呈腐肉片样物、块下则痛轻，并伴气滞血瘀脉证。

4. 肝肾虚损 禀赋素弱，肝肾本虚；或因多产房劳，损及肝肾，精亏血少，冲任不足，胞脉失养，经后精血益虚，冲任胞宫失于荣濡，因而发为痛经。症见经后小腹隐痛，经来色淡量少，伴肝肾两亏脉证。

5. 湿热瘀阻 湿热之邪盘踞冲任子宫，气血失畅，经前血海气血充盈，湿热与血互结壅滞不通。症见腹痛拒按，痛连腰骶，有灼热感，经量多经期长。舌苔黄，脉滑数。

二、痛经辨证，首当辨痛

1. 结合月经情况以审虚实

一般经后气血弱，经前气血凝。经期如常而量少，色暗、质薄，其痛发于经后，多属虚；若量少，质稠夹块，痛发于经前，多属实。再结合痛的性质，拒按与否及脉、舌等更为有据。

2. 结合兼症以审痛的程度

疼痛时伴手足厥冷、唇紫面白、冷汗淋漓，或恶心呕吐，或寒热往来，则疼痛属重，严重者可致虚脱或昏厥。

3. 参考身体状况

素体多抑郁者易诱发气滞痛经；素体虚弱者易成虚痛。

4. 辨明痛的部位以察在气在血、属肝属肾

肝经绕阴器过少腹两侧经胃口而属肝络胆，若痛在少腹一侧或双侧，多属气滞，病在肝；若痛在小腹正中多属血滞。

5. 查其性质以究其寒热虚实及在气在血

隐痛、坠痛，喜揉不拒按属虚，掣痛、绞痛、灼痛、刺痛，拒按属实；灼痛得热反剧属热，冷痛得热减轻属寒；痛甚于胀属瘀，胀甚于痛属气滞。

总之，痛经根据临床表现及详问病史，了解月经的期、量、色、质与疼痛的关系，进行动态观察，一般可明确。但应注意其他疾病出现的腹痛亦可发生在经期或于经期加重。痛经以月经周期发作为特征，疼痛一般无腹肌紧张或反跳痛，无发热现象，疼痛多呈阵发性，经血排出流畅时疼痛常可缓解，经净后疼痛自然消失。

三、痛经的鉴别诊断

1. 阑尾炎 阑尾炎以右下腹麦氏点压痛、反跳痛为主。

2. 胃及十二指肠溃疡 溃疡疼痛以右上腹经常疼痛为主。

3. 子宫肌瘤　子宫肌瘤表现的疼痛一般较轻，也可通过B超检查区别。

4. 盆腔炎　盆腔炎患者可有急性感染病史，腹痛伴带下多、黄、质稠，也可通过抗生素试治，观察有无疗效来鉴别。

四、痛经的治疗

痛经的原因主要是气血受阻，经行不畅。这也决定了治疗痛经的原则：若系实证，着重通经；若虚而兼实，则通补并施。古人云："通则不痛，痛则不通。"故治疗以调血通经为大法，病因不同，治法各异。温、清、补、调等诸法，随症施治，以达到痛除病愈之效。

1. 气血虚弱　治宜益气养血，调经止痛。方用八珍汤或圣愈汤（《医宗金鉴·妇科心法要诀》）：人参、黄芪、熟地黄、当归、白芍合赤芍，或加茺蔚子、香附，即俗称女科八珍。若经量少，经行不畅作痛者，用柴芍六君子汤。若见面色萎黄、大便溏薄、舌淡红苔薄、脉虚弦等木土违和症状者，加茯苓、淮山药、白术、砂仁。

2. 寒凝血瘀　治宜温经散寒，行滞止痛，方用温经汤（《妇人大全良方》）：川芎、当归、白芍、桂心、牡丹皮、莪术、人参、甘草、牛膝。寒甚，加附子、徐长卿；瘀块多，加失笑散。温经汤（《蔡小荪经验方》）亦可。

3. 气滞血瘀　治宜理气化瘀止痛，方用柴胡解郁汤、逍遥散。重者可用桃红四物汤或膈下逐瘀汤（《医林改错》）：川芎、当归、赤芍、桃仁、红花、枳壳、延胡索、乌药、香附、牡丹皮、甘草、五灵脂。

4. 肝肾虚损　治宜益肾养肝，养血止痛，方用右归丸、右归饮、河车大造丸、调肝汤（《傅青主女科》）：当归、白芍、山茱萸、巴戟天、阿胶、淮山药、甘草。若腰骶痛，加杜仲、续断；下腹两侧疼痛，用金铃子散加香附、小茴香及橘核、山楂核、荔枝核（俗称三核汤），以疏肝理气止痛。在治疗肝郁化火、气血虚弱、肝肾亏损痛经时，须注意针对不同时机，采取不同的相应治疗方法。非经期以治本为主，如用疏肝、清热和补虚法治疗，经前和经期要适当重视理气和血止痛，这样就可避免寒药凝滞，或壅补气机之弊，又合乎急则治标的治则，从而取得较好的疗效。

5. 湿热瘀阻　治以宜清热除湿，化瘀止痛。方用清热调血汤（《古今医鉴》）：牡丹皮、黄连、生地黄、当归、白芍、川芎、桃仁、红花、延胡索、香附、莪术，加车前子、薏苡仁、败酱草。

五、体会

（1）中医治疗痛经，有良好临床疗效。功能性痛经经及时、有效治疗，常能痊愈，宜经前10天提前予以治疗。属器质性病变所引起者，辨证施治，也可较好减轻疼痛。

（2）治疗痛经要根据疼痛的时间、部位、疼痛的性质、程度等来辨别寒热虚实。虚者多兼阳虚内寒，宜补宜温。实者多气血瘀阻、瘀热，宜行气活血，清热化瘀，但不可过用寒凉，以免留滞，使痛经更甚。

（3）经期注意保暖，避免受寒。保持精神愉快，调畅情志。

第五节　温经汤治疗痛经的临床体会

温经汤出自张仲景《金匮要略·妇人杂病脉证并治第二十二》篇第9条："问曰：妇人年五十所，病下利数十日不止，暮即发热，少腹里急，腹满，手掌烦热，唇口干燥，何也？师曰：此病属带下。何以故？曾经半产，瘀血在少腹不去。何以知之？其证唇口干燥，故知之。当以温经汤主之。"本条病机为冲任虚寒兼瘀血内停，病理因素包括寒（冲任虚寒）、瘀（瘀血阻滞）、虚（阴血不足）、热（瘀热、虚热），为冲任虚寒，瘀血阻滞，属本虚标实。虚寒则腹满里急，寒凝则血涩成瘀，血瘀则新血难生，瘀久而热，虚热内扰，则烦热唇干，故见寒热错杂。仲景立温经大法而创温经汤，该方是冲任虚寒而兼有血瘀之象的代表方，具温中寓养、温中寓通、气血双补、肝脾兼调之特点，为妇科调经之要方。

温经汤由12味中药组成，包括吴茱萸、当归、川芎、芍药、人参、桂枝、阿胶、牡丹皮、生姜、甘草、半夏、麦冬。方中吴茱萸、桂枝为君药，用以温经散寒，通利血脉。当归、川芎活血祛瘀以生新；牡丹皮祛瘀通经并退热，共为臣药。阿胶、麦冬、芍药滋阴养血，并能止血；人参、甘草补气健脾，又能统血；冲任二脉均与足阳明胃经相通，半夏通降胃气而散结，有助于祛瘀通经；生姜温胃降逆而散寒，又能助生化，以上共为佐药。甘草调和诸药，兼为使药。使冲任得补，气血调和，瘀祛新生，归于脉道，则下血得止。女性以血为用，冲为血海，任主胞胎。冲脉隶属阳明，阳明气盛则血盈，脾胃虚弱则血少。脾胃为后天之本，气血生化之源，温经汤组方正是依此特点而设置的。仲景用药严谨，固本求源。

本方临床多用于阳虚内寒、瘀血阻滞型痛经，症见经期或经后小腹冷痛，得温痛减，经量少，色黯而有血块。或伴恶心呕吐，腹泻，肢冷畏寒，舌黯，苔润白而脉沉等症。处方用药时多去麦冬，慎用阿胶，恐阴柔滋腻之品滞血留瘀；重用芍药以缓急止痛；合用金铃子散以加强散结止痛之功。

病案举例

章某，女，36岁，2013年4月28日首诊。患者诉痛经一年，经期延长10来天。每于经期第一、二天左下腹痛剧，末次月经4月22日，经期伴腹泻，每日4次，手足冰冷，经前10天神疲，下腹闷痛；寐可，纳可；舌质紫、苔薄黄，脉弦细。既往史无特殊。14岁月经初潮，经期5~10天，周期约26天，经量中等。婚后育有一胎，流产1次。家族史无特殊。

中医诊断为阳虚血瘀型痛经；西医诊断为继发性痛经。治宜温经散寒、活血止痛。拟予温经汤加减。处方：川芎5g，当归6g，香附9g，延胡索15g，丹参15g，炒白芍15g，甘草5g，桂枝5g，党参15g，小茴香5g，威灵仙15g，茯苓15g，山药15g。每日一剂，水煎2次，早晚饭后分服。

5月11日二诊：诉服上方后腹泻、肢冷好转，现已届经期，效不更方，继续以上方加减治疗，于5月18日经潮，痛经明显改善。

第六节　经行头痛的临证治验

经行头痛是指发生于妇女月经前后或经期出现的头痛、头晕，每随月经周期反复发作，常伴精神紧张、烦躁失眠、乳房胀痛或月经紊乱等症，具有定期发作、反复难愈的特点。

历代医家对此症论述较少，常散见于古医籍月经不调病中。《张氏医通》有经行辄头痛之记载，认为由痰湿所致。现代医家根据其发病特点，认为与肝有密切关系，属"经前期紧张综合征"范畴。头为诸阳之会，五脏六腑之气血上荣于头，而足厥阴肝经上颠络脑，肝为藏血之脏，经行时气血下注冲任而为月经。因此，平素气血不足、经行时气血更虚，或情志不畅、肝失条达致经期血行不畅等因素均会引起头痛。临床常见有血虚、肝火、血瘀三因。血虚者，素体虚弱或脾虚化源不足，或失血伤津致精血亏虚，经行时阴血下注胞宫而精血更虚，脑失所养而致头痛。肝火者，情志所伤致肝气郁结、气郁化火、经前冲气偏旺，冲脉附于肝，冲气挟肝气上逆、气火上扰而致经行头痛。血瘀者，正值经期而遇寒饮冷，血脉因受寒凝，或因跌仆外伤以致瘀血内阻，经行以通为顺，若瘀阻不去，则脉络不通，以致清阳不升，遂成头痛。

本病病因虽有血虚、肝火、血瘀之不同，但治疗总不离调理气血、通经活络的原则。如因血虚者当补阴养血，因肝火者当清热泻火，血瘀者当活血化瘀，痰湿内阻者则芳香化痰。同时还须根据头痛的时间、性质和部位辨别病之虚实和病属之脏腑经络，灵活运用并随症选药，才能达到理想的疗效。血虚者，证见逢经期或经后头痛，月经量少，伴神疲乏力，心悸，少寐，舌淡、苔薄白，脉虚细等症状。治宜益气养血，用八珍汤（《正体类要》）：川芎、当归、白芍、熟地黄、人参、茯苓、甘草加枸杞子、何首乌、女贞子以滋养阴血，加何首乌、川芎、蔓荆子等以通络止痛。肝火者，逢经期或经行头痛，甚则巅顶掣痛，头晕目眩而胀，伴有烦躁易怒，口干口苦，一般经血虽多，色鲜红，为时较长，舌红、苔黄，脉弦数。头痛直至月经净后渐渐缓解而止，诸症亦随之减轻或消失。治宜养阴清热、柔肝息风，方用羚角钩藤汤：羚羊角（高鼻羚羊是国家一级保护野生动物）、钩藤、桑叶、菊花、贝母、竹茹、生地黄、白芍、茯神、甘草，加石决明、珍珠母、苦丁茶平肝泻火，加僵蚕、白芷止痛，经后用杞菊地黄汤加减调理。血瘀者，症见经前或经行头痛如刺如灼，痛有定处，一般病程日久，至经行腹痛，经血紫黯有瘀块，伴有胸闷作胀等不适，舌质暗或边尖有瘀点，脉细涩或弦涩。治宜理气活血、祛瘀通络，用桃红四物汤加味。重用川芎加丹参、僵蚕、香附加强活血化瘀止痛的功效。

综上，本病的脉因证治可归结为以下4点。

（1）本病为妇科临床常见病之一，症状特点是每逢经前或经行头痛发作，经净后渐渐缓解而痛止，应注意与经行外感头痛相区别，外感头痛者，必兼有恶寒、发热、脉浮表证。

（2）根据本病的发病特点，与肝经气血失调和情志因素关系密切。"女子以肝为先天"，且头痛部位以双颞、眉棱骨、前额为多，痛连巅顶、目睛者亦不少见，此与肝胆经脉循行有关。肝性喜条达，赖肾水以滋养。若肝血不足，肾水虚损，肝木乏养，肝火上亢而循经络直上巅顶则引起头痛。故经行头痛从肝论治能切中病机，获得较为满意的疗效。

（3）本病的发生虽有血虚、肝火、血瘀等不同的病因所致，但治疗均离不开调理气血、通经活络的原则，故临床上分别在滋养阴血、清肝泻火、活血祛瘀的基础上适当配伍调理气血、通经活络的药物；肝火旺证，宜清肝泻火，柔肝止痛，方用羚角钩藤汤（《重订通俗伤寒论》）。血瘀证，宜行气活血，化瘀通络，方用通窍活血汤（《医林改错》）。血虚证，宜益气养血，活血通络，方用八珍汤（《正体类要》）加何首乌、蔓荆子。同时，还需根据疼痛的时间、性质和部位辨别病症之虚实和所属脏腑经络，随症加入引经药则疗效更佳。一般来说，前额痛属阳明，可加葛根、白芷；两侧头痛属少阳，可加柴胡、蔓荆子、月季花；头顶痛属厥阴经，可加吴茱萸、川芎；枕后头痛属太阳经，可加羌活、藁本。

（4）本病除在经期对症用药外，平时要注意调理以治本。同时，还须调节情志，尤其在经行期间必须保持情志舒畅，使气血调和，月经畅行，病无以生。

病案举例

刘某某，女，47岁，2019年3月4日初诊。主诉经期或经后头痛13年，加重4年余，经期之外偶发。患者平素月经欠规律，多推后7～10天，常无明显诱因出现经期或经后反复头痛、头晕，绵绵作痛，近4年加重，频率增加，伴面色苍白、全身麻木，甚至晕厥，恶寒，呕吐，多次急诊，检查均未发现异常，包括头颅计算机断层扫描（CT）、磁共振成像（MRI）、心脏彩超等（未见单），血压100/60mmHg左右，末次月经2月24日，7天干净。舌暗红、苔薄，脉细弱。曾行子宫内膜息肉宫腔镜摘除术。无过敏史。月经13岁初潮，欠规律，经期7天，周期31～44天，但无痛经。1997年顺产1孩。

中医诊断为血虚血瘀型经行头痛；西医诊断为经前期紧张综合征。治当养血益气、活血止痛，予八珍汤加减。处方：黄芪15g，党参15g，川芎10g，丹参10g，枸杞子15g，菊花10g，僵蚕6g，白芷10g，蔓荆子12g，桂枝6g，升麻6g，当归6g。二诊告服用上药后，平素无头痛，前方复投7剂。调理两个月经周期后，头痛已愈。

第七节 经行吐衄治验

月经来潮前后，或正值经期，出现有规律的吐血或衄血，同时导致经量减少或经停，似乎月经倒行逆上，称为"经行吐衄"，或称"倒经""逆经"。

经行吐衄大多缘于血热、气逆。血热则经血妄行，气逆则经血随冲脉之气而上溢，故见经前、经期吐衄。

本病临床上一般分虚实两型。实热型症见经前、经期吐衄，血量较多，色红，伴肝经郁热脉证。治以疏肝清热、降逆止血，可用清肝引经汤（《中医妇科学》：当归、白芍、生地黄、牡丹皮、栀子、黄芩、川楝子、茜草根、茅根、牛膝、甘草）。虚热型患者症见经期或经后吐衄，血量少，色黯红，伴肺肾阴虚脉证。治以滋阴清肺、凉血顺经，可用顺经汤（《傅青主女科》当归、熟地黄、沙参、白芍、黑荆芥、茯苓、牡丹皮）加牛膝。

本病多见于青壮年妇女或未婚女子，临床证型以实热居多，为肝旺血热，可用犀角地黄汤（《千金方》：犀角（禁用以水牛角替代）、生地黄、芍药、牡丹皮）。犀牛作为保护动物，可以大量水牛角代替，一般可用至60g。经行吐衄方如孙氏经验方（花蕊石、藕片、黄芩、侧柏叶、生地黄、白芍、茅根、降香）临床亦颇常用，效果亦佳。虚热型为肺肾阴虚，临床上较实热型少见，可用参麦六味丸（《小儿药证直诀》：熟地黄、山茱萸、茯苓、淮山药、牡丹皮、泽泻加党参、麦冬），方中党参宜改用北沙参，熟地黄用生地黄、熟地黄，再加牛膝、玄参。临床上虚实二型有时颇难区分，故须认真辨证，灵活应用清滋二法。本病经治疗一般均可取得良好效果，如见病情反复，且吐衄与月经周期无明显关系，即应请专科医师会诊，以探明病因，并行相应治疗，以免贻误病情。

第八节 经间期出血治验

经间期出血即排卵期出血。其特点是月经周期规则，出血时间在两次月经之间——氤氲期，量少于正常经量，出血时间多在3天之内，最长不过5天。患者常误以为月经先期而就诊。

经间期出血一般分为肾阴虚、湿热、气虚三型。

一、治疗方法

（一）泻火滋阴，双管齐下

患者素体肾阴亏虚，偏嗜辛热之品，氤氲之时，热扰冲任，迫血妄行而致出血。治宜泄热凉血，佐以滋养肾阴。方用两地汤合二至丸或用泻火滋阴汤（经验方）。处方：生地黄20g，地骨皮15g，贯众20g，（枯）黄芩9g，黑豆15g，阿胶15g，女贞子15g，墨旱莲10g，藕片20g，槐花12g。火热甚者可加水牛角15g、牡丹皮6g，善后以二至丸合六味地黄丸滋肾育阴收功。该方由两地汤化裁而来。

（二）清热利湿，毋忘护阴

患者素体湿热内蕴，伏于冲任，氤氲之时，阳气内动，血不循经而出血。本证多热重于湿，久则多伤及肾阴，治疗常需顾及肾阴。治宜清热利湿，固冲止血。方用封髓丹加味。处方：黄柏9g，砂仁5g，茵陈15g，土茯苓15g，薏苡仁15g，生栀子6g，白茅根15g，侧柏叶15g，地榆12g。热甚者加黑豆、玄参；肾阴亏加女贞子、墨旱莲；带下多加马齿苋、椿根皮。

（三）益气健中，固冲摄血

气虚型患者常伴月经过多，氤氲之时，不能摄血固冲而出血。治宜益气摄血，方用归脾汤加减。处方：党参15g，黄芪15g，白术10g，仙鹤草15g，金樱子15g，芡实15g，续断15g，贯众炭15g。可加山茱萸、墨旱莲、阿胶。

二、鉴别诊断

月经先期　月经先期出血时间呈月经周期的改变（月经周期提前），经量正常或时多时少，基础体温由高温下降至低温时开始出血；经间期出血时间规律地发生于基础体温低高温转变时，出血量一般较少。

三、体会

（1）选择治疗本病的最佳时间是在月经干净后，测量基础体温于高低体温交替时间前7~10天开始，每奏捷效。

（2）本病治愈标准不以当月血止为准，应连续2~3个月经间期未出血，才能说明治愈。

（3）滋补肾阴非常重要。月经新净，血海空虚，冲任衰少，肾精需逐渐充实，方有氤氲期。故治疗中及善后应不忘补肾，使氤氲期阴阳平衡而不出血。

第九节　绝经前后诸证治验

绝经前后诸证是女性的常见病，是指妇女在绝经前后出现的月经紊乱、烘热汗出、精神情志异常等多种症状，相当于现代医学的围绝经期综合征。随着现代生活节奏的加快和社会压力的不断增加，本病的发病率不断提高，西医对其发病原理不甚明确，治疗难度颇大，临床疗效亦不能令人满意。笔者在师从孙浩铭先生期间，临证谨遵孙氏之法，同时辨证论治，不断求新和发展，在福州时方的基础上总结出许多用来治疗各种妇科疾病的药对，简便且效佳。本文将中医药治疗绝经前后诸证的体会总结于下，希望能起到抛砖引玉的目的。

一、病机

绝经前后诸症的病机以肾虚为主，冲任渐衰，累及心、肝、脾。《素问·上古天真论》曰："女子……七七，任脉虚，太冲脉衰少，天癸竭，地道不通，故形坏而无子也。"《素问·阴阳应象大论》曰："年四十而阴气自半也，起居衰也。"这是中医学关于本病生理、病理的最早描述。陈自明《校注妇人良方》云："女子四十九岁而经断。"说明古人早已明确49岁乃肾气由盛转衰、天癸由盈到竭的一个分界线。张介宾在《景岳全书》中提出此期是疾病的高发阶段，"最易防察"。女性绝经前后常因肾气渐衰、天癸渐竭、冲任二脉虚衰、脏腑功能逐渐减退、精血减少、脏腑失于濡养，引起身体阴阳失去平衡，从而导致本病的发生。因此，妇女绝经前后这一时期的生理特点是本病的发病基础。

肾气是五脏六腑及人体阴阳的根本，也是气血之根、冲任之本。"五脏之阴气非此不能滋，五脏之阳气非此不能发"，就是说明肾气的重要性。余宗先师之法则，博采众家之言，认为该病的主要病机以肾虚为主，并累及心、肝、脾，使多脏腑功能紊乱、阴阳失调。临床上常表现为肾阴虚、肾阳虚、肾阴阳俱虚三种证型。由于福州地处东南，地气偏热，故以肾阴虚证最为多见。

生理状态下水火相济，若肾阴不足则不能上济心火，水火失济，心火独亢，易出现潮热、汗出、心悸、失眠等心火上炎之症；肝藏血，肾藏精，"乙癸同源""精血互生"，肾阴不足则精亏不能化血，肝失柔养，肝阳上亢，而出现头晕耳鸣、烦躁易怒、抑郁、善太息、血压高等症状。肾与脾为先后天之本，先天之精气有赖后天水谷精微的培育和补养，才能不断充盈和成熟。若肾虚阳衰、火不暖土，脾阳虚衰，则可导致神疲浮肿、腰膝酸软、腰背冷痛、下利泄泻等脾肾阳虚的病证。肾阴阳失衡，心、肝、脾功能失常，又可导致郁火、痰浊、血瘀等病理变化，从而诸症丛生。肾主生殖，主骨生髓，所以肾虚对腰、前后二阴、足跟、足心之疾病亦有很大的影响。

二、治法

1. 以补肾调冲为主，辅以调理心、肝、脾

更年期妇女，诸脏皆虚，但以肾虚为根本，常涉及其他脏腑，尤以心、肝、脾为多。因此，治疗重在补肾调冲的基础上，兼顾心、肝、脾的病变。以肾阴虚为主的证候多以左归丸辨证化裁（《景岳全书》）。方药：生地黄、熟地黄、女贞子、枸杞子、茯苓、淮山药、百合、山茱萸、太子参。方中生地黄、熟地黄、女贞子、枸杞子、百合、山茱萸滋肾养阴、填补精血；太子参、茯苓、淮山药健脾益气，以资气血生化之源，补后天以养先天。脾肾阳虚者，以二仙汤或肾气丸加党参、黄芪为主方；见浮肿尿少者，合参苓白术散化裁，以健脾补肾、利水消肿；五更泄泻，则合四神丸或肉桂、附子，以温肾扶阳、健脾止泻。加减如下。

（1）症见潮热、汗出者，以白薇、牡蛎、白芍合山茱萸以滋阴固涩敛汗，酌加龙骨、荞麦，或加三角麦、稽豆衣等益气止汗。

（2）心悸失眠者，加参麦饮益心气、敛心阴，酌加蜜酸枣仁或柏子仁、首乌藤宁心安神，共奏滋肾补心、交通心肾之效。

（3）头晕目眩者，加天麻、钩藤、白芍、珍珠母以养肝阴、平肝阳。

（4）烦躁易怒者，可仿福州时方以"三花"甚则"四花"入药，即代代花、绿萼梅、玫瑰花，或合欢花、小春花以疏肝、柔肝、养肝，甚则清肝，肝阴充、肝气疏、肝火清，则情志复常。

（5）抑郁善悲、胸闷太息者，合李根皮、牡丹皮、白芍以疏肝解郁、养肝平肝。亦可酌加橘叶、苏罗子理气疏肝，以增强疏肝解郁之效。

（6）多梦、头痛者，酌加苦丁茶、小春花、僵蚕、白芍以清肝平肝、祛风止痛。

（7）血压高者，合女贞子、钩藤、白芍，酌加珍珠母、菊花以养肝阴、平肝阳、降血压。

（8）膝痛筋挛者，合忍冬藤、木瓜、白芍以酸养肝、舒筋解痉。

（9）足跟疼痛者，合黑豆、木瓜、白芍以滋肾补血、养肝柔筋。

（10）全身瘙痒，加芋环干、浮萍、白芍以平肝养血、疏风止痒。

（11）视物昏花，加密蒙花、菊花、叶下珠以养肝明目。

2. 兼以情志调理

精神情志也是本病的一个发病因素。妇女由于所处环境、人际关系错综复杂，事物繁杂琐碎，再加上家庭纠纷或缠扰、精神孤独等因素，使之经常处于过度紧张或压抑状态中，往往超越其耐受力和心理承受力，导致肝气郁结。古人很早就重视情志郁结对妇科病的影响，"郁之为病，妇人为最，以其经、带、产、乳易致肝血少、木枯而冲和之象"。加之七情忧思而郁病可成。《傅青主女科·经水先后无定期》谓："妇人有经来续断，或前或后无定期。人以为气血之虚也，谁知是肝气之郁结乎。夫经水出诸肾，而肝为肾之子，肝郁则肾亦郁矣，肾郁而气必不宣，前后之或断或续，正肾之或通或闭耳。或曰：肝气郁而肾气不应，未必至于如此。"所以，在治疗过程中除了加入疏肝解郁的药物外，常辅以精神方面的调节，鼓励或开导患者。

病案举例

朱某，48岁，2004年12月19日初诊。主诉月经先后无定期一年，腰酸，潮热汗出，面部烘热，失眠健忘，心悸怔忡，口干口渴，舌尖红，苔薄黄，脉细数。治以滋肾养阴、养心安神。方取左归丸合生脉饮加减。处方：生地黄15g，熟地黄15g，太子参15g，麦冬15g，五味子6g，茯苓24g，淮山药15g，山茱萸15g，枸杞子15g，酸枣仁15g，首乌藤15g，白薇15g，牡蛎20g（先煎），白芍15g。

每日1剂，水煎2次，早晚饭后分服。连服7剂。

2004年12月28日二诊：告曰药后诸症见瘥，夜能入寐，多梦易醒，易汗出，口干口苦，舌淡红、苔薄黄，脉细滑略数。上方去白薇、牡蛎、五味子，加黑稽豆、浮小麦、小春花以养阴敛汗、清热平肝。

2005年1月7日三诊：末次月经2004年12月30日，5天自净，量色如常，偶感腰酸，无潮热汗出、面部烘热、心悸怔忡、口干口苦等症，纳寐可，二便调。舌淡红、苔薄白，脉细滑。上方去浮小麦，加菟丝子以补肝肾、调冲任。连服一个月后月经正常来潮。

【按语】中医药治疗围绝经期综合征不仅在疗效上能与口服雌激素媲美，而且更具安全性。重要的是，中医药对围绝经期综合征的下丘脑－垂体－性腺轴能起调节作用，尤其通过卵巢内分泌调节，使"垂死"的卵泡复苏，从而延缓卵巢衰老，其功效是单纯替代疗法的雌激素作用所不能比拟的。同时，中医药还能从调节神经－内分泌－免疫调节网络、自由基代谢、血脂代谢、骨代谢等方面影响治疗该病症。

方中生地黄、熟地黄、白芍、枸杞子滋肾敛阴、益精填髓，有增强免疫功能的作用；太子参益气生津，能影响胶原蛋白和骨组织的生物合成，对维持血管弹性和骨组织的正常功能具有重要作用；麦冬养阴、清心、除烦，对清除氧自由基具有很强的作用，可抑制单胺氧化酶B（MAO-B）而提高超氧化物歧化酶（SOD）活性；山茱萸合五味子、酸枣仁补肾固精、宁心安神、敛汗，能调节免疫，增强身体对非特异性刺激的防御；茯苓、淮山药可健脾安神，对免疫功能有增强作用，可改善细胞免疫功能；牡蛎平肝潜阳、重镇安神，兼以收涩敛汗；首乌藤养心安神，白薇清虚热。全方以补肾为主，调节阴阳，使阴平阳秘，三脏平和，冲任自调，则精神乃治，诸病不起。

三、体会

西医治疗围绝经期综合征主要使用激素替代治疗（HRT），模拟月经时期，但该治疗方法有严格的适应证和禁忌证，副作用较多，故中医药治疗一直为广大医家所重视。

根据多年临床经验，运用中医的整体观念和辨证论治理论治疗该证，效果显著。除药物治疗外，亦注重对绝经前后妇女的预防保健和心理疏导。常嘱患者生活规律，适当体育锻炼，增强体质，提高自我调节和自我控制能力，调畅情志，树立信心，防止心理早衰，对本病的防治至关重要。

附一：归肾丸加减治疗绝经综合征体会

绝经综合征是指妇女绝经前后出现性激素波动或减少所致的一系列躯体及精神心理症状，影响患者的生活和工作，降低生活质量。患者常主诉潮热汗出、烦躁心悸、忧郁失眠、周身骨痛等。西医治疗首选激素补充，见效虽快，但可能伴随胃部不适、恶心、头痛、子宫出血等不适，且长期使用可能增加子宫内膜癌等疾病的发病风险。

一、绝经综合征的病因病机分析

古代医籍对此病无专篇记载，可散见于"脏躁""百合病"等病证中。《中医妇科学》将此病以"绝经前后诸证"列入教材，分为肾阴虚、肾阳虚、肾阴阳两虚三种证型，可见"补肾"对此病的重要性。归肾丸出自明代温补派医家张景岳的《景岳全书》中，由熟地黄八两（相当于今制250克）、山药四两、山茱萸四两、茯苓四两、当归三两、枸杞子四两、杜仲四两、菟丝子四两组成，主治真阴不足、精衰血少、腰酸脚软、遗泄阳衰等证，其治疗思路包括"从脾肾论治"和"从阴血论治"。绝经前后诸证的典型表现为烦躁、忧思、潮热、骨痛等，实际上是"肾藏精""肾主骨""脾主思""肝藏血""肝主疏泄"等功能失调的表现。女子属阴，以血为本，一生历经、带、胎、产、乳，数伤于血，较易处于"阴常不足"状态，当以"滋阴养血"为要。绝经前后阴血渐衰，肝的疏泄功能减退，可出现烦躁易怒、皮肤干燥、月经不调、月经过少乃至绝经等现象，临床上常以健脾补肾填精为主，疏肝养血为辅，善用归肾丸加减治疗，多能奏效。

二、病案举例

患者张某，女，47岁，2017年7月17日初诊。主诉月经紊乱一年，既往规律，近一年来月经期持续2~5天，周期28~90天不等，末次月经2017年5月4日，量少，色暗红，伴血块少许，无痛经，曾"顺娩"1子1女，后行"女扎"绝育，既往无特殊病史，近期妇科彩超检查未见明显异常，女性激素六项检查提示卵巢功能衰退。辰下：夜寐不安，烦躁易怒，心胸烦热，喜忧思，自觉精神压力大，腰酸，脱发明显，纳欠，二便尚调，脉弦细，舌质红、苔薄黄。中医诊断为绝经前后诸证，证属肾虚肝郁、心脾失养。治当补肾填精、疏肝养心健脾，方以归肾丸加减。处方：菟丝子15g，熟地黄15g，杜仲15g，枸杞子15g，山茱萸15g，茯苓15g，当归9g，淡豆豉9g，黄芩9g，炒酸枣仁15g，柴胡9g，炒白芍15g，百合15g，陈皮5g。每日1剂，水煎2次，早晚饭后分服。连服7剂。

2017年7月26日二诊：患者诉服上药后夜寐和腰酸症状明显改善，已无心胸烦热症状。前方去炒酸枣仁，加何首乌15g、墨旱莲15g，每日1剂，水煎2次，早晚饭后分服。连服7剂。

一个月后随访，诉诸症得以改善，嘱患者仍以上方续服半个月。复诊时患者精神状态良好，心烦、腰酸等症皆瘥，饮食二便如常。

三、体会

绝经综合征与"脏躁证"颇相类似，均可表现为烦躁欲哭、夜寐不安等，但病因病机有所区别。本病以虚为本，其根本在于肾的阴阳平衡失调，影响心、肝、脾三脏而出现"心火亢盛""肝气郁结""脾失健运"症候群。归肾丸加减方中熟地黄、菟丝子、枸杞子、山茱萸、杜仲皆入肝、肾经，可知此方重在补益肝肾。其中菟丝子既补肾阳，又滋肾阴，可调节肾阴阳平衡，为平补肝、脾、肾之要药；熟地黄补五脏之真阴，可治诸经之阴血虚者；山茱萸功在补肾气、添精髓、疗耳鸣；枸杞子味甘性平，既补诸虚，又可明目；杜仲主腰脊痛，可坚筋骨；当归味甘而重，乃女科圣药，擅于补血，气轻而辛，又能行血，故为血中气药；茯苓利水渗湿、健脾宁心，黄芩清热燥湿，淡豆豉宣郁除烦；柴胡疏肝，可清郁热，白芍既养血敛阴，又可柔肝，二药同用，使肝脏藏泄有度。诸药配合，功能补肾填精、疏肝健脾、滋阴养血，故用此方治疗本病常能奏效。

患者年近七七，"任脉虚，太冲脉衰少，天癸竭"，遂发绝经前后诸证。肾精不足，腰为肾之府，肾虚则见腰膝酸软；精血同源，精亏血虚，发为血之余，故见脱发；乙癸同源，精亏无以化血，水不涵木，致水亏肝旺，肝经循胸胁，肝气郁结日久化火，可见烦躁易怒、胸部胀满疼痛；肝火旺盛，扰乱心神，则见夜寐不安；若肾阴不足，不能上济心火，则心火偏亢，亦可致夜寐不安、心生烦忧；脾主思，主运化，脾虚则后天不能充养先天，故善忧思而纳欠，健运脾胃可使谷安精生，弥补肾气不足，使虚衰之肾精得后天精微充养，达到新的阴阳平衡。精血同源，故在菟丝子、熟地黄、山茱萸、枸杞子、杜仲等补肾养精的基础上,配以当归、炒白芍养血生精;同时,用菟丝子、枸杞子、杜仲等温和药物补肾填精,取"少火生气"之意。本病应慎用附子、肉桂、干姜等大辛大热之品,以防止"壮火食气"。福州地区多湿,以茯苓、陈皮健运脾胃,又可利湿,可防湿热留恋;患者"烦证"明显,一以百合、淡豆豉、炒酸枣仁清心火、安心神,二以柴胡、炒白芍疏肝除烦,又助养血。二诊症状改善,但脱发、腰酸等症状需加强补肾治疗,故暂去淡豆豉、炒枣仁等治标之药,加何首乌、墨旱莲补肾固本乌须发。针对绝经综合征的治疗,应标本兼顾,以归肾丸为主方,随症加减,临床见气血不足、体虚乏力者,以太子参15g、黄芪15g、炒白芍15g、阿胶10g等益气养血;肝郁脾虚见烦躁不安、纳呆、腹泻者,以柴胡9g、炒枳壳9g、陈皮9g、法半夏9g等疏肝健脾;心血失养见失眠多虑者,常以炒酸枣仁15g、首乌藤15g养心安神;阴虚阳亢见潮热面红、烘热汗出者,常以煅龙骨、煅牡蛎各15g平肝潜阳;肾阳不足见手足冰冷者,常以紫石英15g、艾叶9g温宫散寒。此外,重视三因制宜,从实际出发,根据当时的季节、环境,以及患者的体质、年龄等情况,制定适当的治疗方法。如福州地区夏秋多湿,则应少用熟地黄、肉苁蓉等滋腻药,以及仙茅、淫羊藿、补骨脂等温热药,喜用佩兰、黄芩、六一散等化湿之品。

女子以血为本,以肝为先天,易受情绪影响,治疗上常兼顾疏肝养血健脾。老年女性肾精亏虚、脏腑功能衰退,而脾胃乃仓廪之官、后天之本、气血生化之源,故治疗上常重视补肾健脾等。

总之,治疗绝经前后诸证以补肾为关键。现代药理研究分析认为,归肾丸加减具有改善卵巢功能、调节卵泡从而调整月经周期和经量的作用。中医基础理论分析认为,归肾丸补肾健脾、滋阴养血,可缓解腰酸、增加经血来源等,其滋阴潜阳的功效又可改善情绪和睡眠质量,故归肾丸确为治疗绝经前后诸证的良方。然而治疗任何疾病都应遵循辨证论治的原则,归肾丸虽重在补肾,但主要以补肾阴为主,对于肾阳虚,或兼夹肝郁、痰湿等为主的患者效果欠佳。临床看病需透过现象看本质,以求"见微知著、司外揣内",积极寻求疾病的共性及个体的差异性,结合"三因制宜"的原则,精确用药,方能取效。

附二：围绝经期保健

围绝经期，系指有生殖能力到无生殖能力的过渡期间（40岁之后），最后一次月经至绝经后一年。国内一般为49～55岁，40岁之前绝经者为早衰。

一、病因

本病属病理内分泌改变。女性40岁以后，LH反应降低，卵泡急剧减少，尤以38岁以后为甚，35岁生育能力降低50%，脑垂体的血清FSH升高，LH缺高峰。

二、临床表现

（1）月经紊乱，周期改变，呈延长或提前直至绝经。

（2）血管舒缩症状：潮热、汗出是围绝经期最典型的症状。

（3）精神、神经症状：兴奋型表现为烦躁、失眠、头晕耳鸣、激动、多言等情志亢奋症状。抑郁型表现为失眠、烦躁、忧郁、多疑等甚为严重的抑郁性神经症（易怒症状多见，其次多见失眠）。

（4）心血管症状：血压升高，假性心绞痛、心悸。

（5）泌尿生殖症状：尿频淋急、小便失禁、阴道干涩、灼热、阴痒。

（6）皮肤症状：干燥、瘙痒。

（7）骨关节症状：骨质疏松、关节酸痛、腰痛等。

（8）代谢异常：血脂、脂代谢紊乱，葡萄糖及胰岛素代谢异常引起糖尿病。

（9）消化系统症状：便溏或便秘、浮肿。

三、诊断

1. 病史 发病年龄多在45～55岁，若40岁以前发病者，应考虑卵巢早衰。注意发病前有无工作、生活的特殊改变、精神创伤史及双侧卵巢切除或放射治疗史。

2. 临床表现 以月经紊乱或停闭、潮热汗出为主要的主观指标。

3. 妇科检查

（1）妇科检查：外阴、阴道、子宫不同程度萎缩，阴道分泌物减少。

（2）实验室检查：阴道脱落细胞涂片检查显示雌激素水平不同程度低落，血清 FSH、LH 水平增高，雌二醇（E_2）水平下降，是卵巢功能衰退的主要依据，也是主要的客观指标。

四、完善各项检查

完善各项检查是做好围绝经期保健的主要手段，主要围绕以下几个方面。

（1）经常测量血压。

（2）尿常规检查，排除泌尿系感染；白带检查，见脓性分泌物，必要时行白带培养，若无细菌生长，应考虑老年性阴道炎。

（3）妇科常规检查，有无阴虱，阴道有无潮红，宫颈有无息肉；还有子宫大小及双侧附件大小。

（4）宫颈涂片检查，宫颈炎轻、中、重者，需做液基薄层细胞学检查（TCT），有必要者进一步做人乳头瘤病毒（HPV）检查；阴道镜宫颈活检，必要时手术。

（5）B 超检查子宫大小，有无器质性改变，如子宫肌瘤、息肉、肌腺症，子宫内膜大于 0.6cm 伴不规则阴道出血，宜诊刮术加病理排除子宫内膜癌，小于 0.5cm，则属正常绝经表现。

（6）生化检查，如血糖、血脂、胰岛素等。

（7）生殖激素检查，呈两高一低。FSH 增加 20 倍，LH 增加 5～10 倍；FSH/LH＞1，E_2 降低。

（8）心电图检查。

（9）骨密度测定。

五、鉴别诊断

本病应与子宫肌瘤、恶性肿瘤（如宫颈癌、子宫内膜癌、卵巢癌）鉴别。

六、治疗

（1）针对性治疗。

（2）中医辨证治疗。

（3）激素替代治疗。

第二章 带下病治验

带下病是指白带量明显增多，色、质、气味异常，或伴随全身、局部症状的一种常见妇科病。带下有广义和狭义两种。广义指带脉以下的病理变化，它包括了妇科的一切疾病；狭义是专指女子阴道流出的一种黏腻物质，包括白带、赤带、黄带、青带、黑带等。如带下为无色透明而量少、月经前后及妊娠初期稍有增多，乃正常现象，不属疾病。如《沈氏女科辑要笺正》引王孟英："带下女子生而即有，津津常润，本非病也。"

本病的发生，主要是带脉不能约束、任脉有滑脱之象，故称带下。

有关带下的病因，古人颇多论述。《女科撮要》云："带下多由脾胃亏损，阳气下陷，或痰湿下注，蕴积而成。"《女科经纶》引刘河间云："带下由下部任脉湿热甚，津液溢而为带下也。"《傅青主女科》云："妇人忧思伤脾，又加怒气伤肝，于是肝经郁火内炽，下克脾土，脾土不能运化，致湿热之气，蕴于带脉之间。"又云："夫黑带者乃火热之极也。"《女科经纶》引赵养葵云："下焦肾气虚损，带脉漏下"等。归纳起来，本病的发生，主要与脾、肝、肾三经密切相关。由于脾虚肝郁、湿热下注，或肾气不足、下元亏损，或感受湿毒，导致带脉失约，任脉不固，而发生本病。带下的病因有寒、热、虚、实；带下的颜色分青、黄、赤、白、黑；气味有腥有腐；量有多有少；质有清有稠。临证必须根据这些情况，详细分辨证候，结合病人的体质，进行诊断。

一、带下病的分型

临床上，带下病分为脾虚、肾虚、阴虚挟湿、湿热、热毒蕴结五型。

（一）脾虚型

饮食不节，劳倦过度，或恚怒思虑，或肝病乘脾，或肾失温脾，均可损伤脾气，导致脾虚运化失职，反聚为湿，湿浊流溢下焦，伤及任带二脉，发为带下病。症见带下色白或淡黄，质黏无臭，绵绵不断，伴脾阳不振脉证。

（二）肾虚型

肾虚型带下病又分为肾阳虚和肾阴虚两型。

1. 肾阳虚　素体肾虚或年老体衰，或久病及肾，肾阳虚弱，命火不足，蒸腾失司，寒湿内盛，损及任带二脉，而为带下病。或因阳虚肾气不固，封藏失职，下元亏虚，任带亦虚，津液滑脱为带疾。症见带下量多，色白清稀，甚则滑脱不禁，伴见肾阳虚脉证。

2. 肾阴虚　素体阴虚，或年老真阴渐亏，或久病失养、肾阴亏耗、阴虚失守、虚火妄动以致任带失固、津液下夺。症见带下色呈淡红或赤白相兼，质或黏稠，或感阴道干涩灼热，伴肾阴虚脉证。

（三）阴虚挟湿型

素体阴虚或年老体虚，或久病伤肾，致肾阴虚，复感湿邪，带脉失约致带下量多。症见带下赤白相间，质稠，阴部灼热或阴痒，腰酸，舌质红，脉细数。

（四）湿热型

脾虚生湿，遏而化热酿成；或肝脾不和、土壅木郁而生；或恣食肥甘、酿生湿热。亦有淋雨涉水、久居湿地，或受暑湿熏蒸而成湿热，湿热流注下焦或直接犯及阴部，损伤任带二脉，发为带下病。症见带下量多，色黄或赤，质稠秽臭，少腹疼痛拒按，或阴中灼痛，伴见湿热脉证。

（五）热毒蕴结型

摄生不慎，或阴部手术消毒不严，或值经期、产后胞脉空虚，洗涤用具不洁，湿毒乘虚直犯阴器、胞官；或因热甚化火成毒，与湿邪胶结而成湿毒，湿毒损伤任带二脉而为带下病。症见带黄质稠，或黄绿如脓夹血，秽臭，外阴灼痛瘙痒，伴见湿毒脉证。

二、带下病的病因

带下病的病因虽有种种，但"湿"是主因，夹湿者十有八九。湿有内湿、外湿，内湿者，为脾虚水泛，下注带脉；外湿致病者，为经期、产后胞脉空虚，湿毒内侵，累及带脉。傅青主有"带下俱是湿证"之说。带下病变部位在于带脉，无论脾虚、肝郁、肾虚或是湿毒，最终必致带脉受累而成病。故治带下病常用除湿法，并重视固带。前人论带下病有"五色带"之分，即白带、黄带、赤带、青带、黑带，带下的颜色虽是辨别本病病因的依据，但绝非唯一的根据。同一颜色的带下可由不同病因甚至是两种性质相反的病因引起，且不同颜色的带下其色泽的临床意义亦大小不等。故临床上不仅要了解带下的色泽和量、质，还要结合患者的妇科病史、全身脉证及身体素质等进行辨证。另外，带下症必须与白浊鉴别。白浊系心肝火旺、湿热郁结、败精壅塞、渗入膀胱，导致浊液如涕从尿道排出。其症多见小溲淋急涩痛，久则伤肾，故带下与白浊源流迥异。至于白崩，乃带下清稀量多如注之谓，仍属带下范畴。

三、带下病的治疗

原则上，带下病的治疗用温、清、补、涩四法。寒证宜温，热证宜清，虚证宜补，滑证宜涩。因此，脾虚阳气下陷，寒湿下注的，宜补气升阳，温化寒湿；湿热下注的宜清热利湿；肝经郁火的，宜清热泻肝；热甚者宜泻火；肾虚精脱，宜温肾固涩。这些都是一般的治疗法则，临证时还要根据具体情况，分别论治。

带下治疗经验可归纳如下。

（1）脾虚治宜健脾益气、升阳除湿，方用参苓白术散或六君子汤加柴胡、升麻；脾虚夹肝郁，可用完带汤（《傅青主妇科》）：人参、白术、白芍、淮山药、苍术、陈皮、柴胡、荆芥、车前子、甘草；若脾虚湿注、湿蕴化热者，方用易黄汤。

（2）肾阳虚治宜补肾、固精、止带，方用金锁固精丸或内补丸（《女科切要》）：鹿茸、肉苁蓉、紫菀茸、沙苑子、附子、黄芪、桑螵蛸；若带下清冷如水、少腹冷感者，可加淫羊藿、仙茅补命门之火，散寒除湿。

（3）阴虚挟湿治宜滋阴泻火、清热利湿，方用大补阴丸或知柏地黄汤，常以生地黄易熟地黄，加鱼腥草、生栀子效果更佳；虚性带下，用孙氏经验方疗效显著，方中白术、山药、沙苑子、金樱子、芡实、龙骨、牡蛎、乌贼骨、桑螵蛸、杜仲、续断等补肾健脾、敛阴固涩、止带。

（4）湿热治宜清热利湿，止带杀虫。可用止带方（《世补斋·不谢方》）：猪苓、茯苓、车前子、泽泻、茵陈、赤芍、牡丹皮、黄柏、栀子、牛膝；肝经湿热壅盛、脾气不虚者，用龙胆泻肝汤去当归。但应注意治疗本型带下初起者忌用固涩止带药，以免留邪为患。

（5）热毒蕴结治宜清热解毒、清理带下，方用五味消毒饮加土茯苓、薏苡仁、败酱草。

四、体会

（1）黄白带宜先清热化湿，后补脾固带，可用萆薢渗湿方去泽泻、滑石、通草加败酱草、鱼腥草等；赤白带多系心肝火炽，肝肾阴亏、任带虚弱、湿热下注，治宜清滋之中加以淡渗，可用六味地黄丸合封髓丹；症减后可服三才封髓丹，每次9g，每日2次。另外，可加入芳香之品如佩兰、厚朴花加强化湿之效，防止寒凉凝滞。

（2）带下病久、气味腥臭、形体羸弱者，在辨证治疗中可酌加鱼腥草、败酱草等气味腥臭之品，取咸寒直达下焦病所。如《温病条辨》云："下焦丧失，皆腥臭膏脂，即以腥臭膏脂补之。"

（3）带下杂色，稠黏恶臭，经治不愈，正如《医宗金鉴》云："若内溃所下之物似脓血。"多属恶候，应仔细检查局部，针对局部及全身情况，借助现代医学检查以明确诊断，如阴道炎、宫颈炎、盆腔炎、肿瘤等，并进行积极的相应治疗。

（4）带下过多多因内生殖器炎症。致带下异常的主要原因：白带较轻，以白细胞为主；黄带较重，以脓细胞为主。治带应包括清热解毒（抗菌作用）、健脾止湿（提高免疫力）、止带（抑制腺体分泌）三个方面。

（5）内外并治是治疗湿热或热毒的关键。如霉菌、滴虫、细菌感染等，宜中西医配合内外并治。中药外治可用蛇床子、苦参、明矾、土茯苓，霉菌可加萆薢、一枝黄花；滴虫可加鱼腥草、生栀子、龙胆草等。

（6）带下与饮食和房事不节关系很大，特别是肾虚型患者，尤需节欲；脾虚湿盛者，应少食生冷厚味；湿热、湿毒型患者，应少食辛热油炸及刺激性食物。临床上不少带下患者为虚实兼杂、寒热错杂型，临证时务须认真辨证，灵活运用。

五、病案举例

兰某，42岁，已婚。2018年8月30日初诊。主诉反复真菌感染7年多，近日患者无明显诱因出现阴道分泌物增多，色白，质稠，如豆腐渣样，伴瘙痒难忍，少许异味。应用多种阴道塞药如制霉菌素、咪康唑、伊曲康唑，及外洗药物后，仍反复发作。末次月经2018年8月22日。发病以来纳差，形体消瘦，面色萎黄，寐差，二便调。舌红、苔薄白，脉细。治宜健脾燥湿止带。拟内服与外洗二方。

（1）自拟方外洗：一枝黄花30g，广藿香20g，苍术20g，绵革薢20g，黄柏20g，金银花15g，土茯苓30g，苦参20g，蛇床子20g，白矾10g。每日1剂，水煎外洗。连用7天。

（2）封髓丹加味：黄柏10g，苍术12g，当归10g，薏苡仁15g，砂仁5g，甘草5g，绵革薢15g，土茯苓15g，香附6g，黄芪15g，茯苓20g，藿香10g。每日1剂，水煎2次，早晚分服。连服7剂。

9月6日二诊。诉上药内服外洗后，症状明显改善。嘱患者继续原方服用一个月以巩固治疗。后告知已愈。

复方炉甘石外用散治疗慢性宫颈炎60例

慢性宫颈炎是女性生殖器官炎症中最常见的一种，发病率高，约占已婚妇女的半数以上，其中以宫颈糜烂最多见，并与宫颈癌发病率有一定关系。笔者运用复方炉甘石外用散（原名甘石创愈散）治疗宫颈糜烂60例，随机对照组用爱保疗阴道栓剂治疗30例，获得较好疗效。

（一）临床资料

1. 研究对象　2004年1~12月在门诊就医的宫颈糜烂患者，年龄22~48岁，平均34.6岁。患者在治疗过程中未接受过其他治疗。所有病例均经宫颈涂片、阴道镜检查，重度糜烂者宫颈活检排除宫颈癌，阴道分泌物检查排除霉菌、滴虫或性病，非孕期、哺乳期妇女，无肝肾功能异常。

2. 诊断标准　依据国家中医药管理局发布的《中医病证诊断疗效标准》中带下病的诊断标准和全国高等医药院校教材《妇产科学》，有以下2种诊断方法。根据宫颈糜烂面大小可分为Ⅰ度、Ⅱ度、Ⅲ度。①轻度糜烂（Ⅰ度）：糜烂面积占整个子宫颈面积的1/3。②中度糜烂（Ⅱ度）：糜烂面积占整个子宫颈面积的1/3~2/3。③重度糜烂（Ⅲ度）：糜烂面积占整个子宫颈面积的2/3以上。根据糜烂的深浅程度可分为单纯型、颗粒型和乳头型。①单纯型：糜烂面表面平坦。②颗粒型：糜烂面凹凸不平而呈颗粒状。③乳头型：糜烂面凹凸不平明显而呈乳头状。用药前宫颈糜烂面积Ⅰ度30例，Ⅱ度41例，Ⅲ度19例；糜烂深浅度方面，单纯型34例，颗粒型35例，乳头型21例。

（二）治疗方法

1. 治疗组　采用复方炉甘石外用散。患者在月经干净后3天开始治疗，窥阴器下充分显露宫颈后，先以无菌干棉球擦拭宫颈黏液，以免黏液形成假结痂，影响药效。再用75%酒精棉球消毒宫颈及阴道，根据宫颈糜烂面积的大小将适量的复方炉甘石外用散均匀喷布患处，隔日1次或每日1次，10天为1个疗程。

2. 对照组　采用爱保疗阴道栓剂。治疗前先彻底清洁阴道、宫颈和宫颈管黏液，每日或隔日将1枚阴道栓剂放入阴道，10天为1个疗程。

（三）治疗结果

1. 疗效判定标准　按照国家中医药管理局发布的《中医病证诊断疗效标准》进行判定。①痊愈：糜烂面全部消失，白带恢复正常。②显效：Ⅲ度糜烂面积缩小为Ⅱ度以下，Ⅱ度糜烂面积缩小为Ⅰ度以下。白带明显好转。③好转：Ⅲ度糜烂面积缩小，但仍>1/2；Ⅱ度糜烂面积缩小，但仍>1/3；白带有所改善。或糜烂面积无缩小而颗粒型转为单纯型或乳头型转为颗粒型。④无效：诸症无变化。

2. 治疗结果　见表1。

表1　两组疗效比较

组别	n	治疗	显效	好转	无效	总有效率/%
治疗组	60	25	22	10	3	95.0
对照组	30	7	11	7	5	83.3

（四）体会

慢性宫颈炎属中医"带下"范畴，主要病因是"湿"邪，故《傅青主女科》认为"夫带下俱是湿症"。近代亦有"无湿不成带"之说。由于湿毒邪气内侵，任脉损伤、带脉失约而引起带下。临床可表现为肾阳虚、肾阴虚、阴虚夹湿、湿热下注、湿毒蕴结等不同证型。宫颈炎属于湿热下注型，采用药物局部治疗是中医常用外治法之一。

从治疗结果看，复方炉甘石外用散疗效明显优于爱保疗阴道栓剂。复方炉甘石外用散由炉甘石、血竭、铜绿、乳香、自然铜、紫草、朱砂、磺胺嘧啶银、冰片、氧化锌、儿茶、麝香等药组成，具有清热利湿、祛腐生肌的功效，适用于慢性宫颈炎湿热下注型。炉甘石具有祛腐生肌、促进创面愈合之功效；血竭具有活血解毒、祛腐生肌的功效。现代医学研究发现，血竭可改善机体微循环，调节新陈代谢，促进机体免疫功能。本组病例观察表明，应用复方炉甘石外用散治疗后，患者的白带明显减少，宫颈糜烂面明显缩小，阴道清洁度获得改善。因为复方炉甘石外用散对病灶病原体有直接杀灭、抑制作用，可修复病变组织，促进创面坏死的上皮脱落及鳞状上皮增生，加速创面的愈合，在病灶表面形成保护膜，防止病原体侵入，同时对阴道有灭菌、清洁作用，具体的作用机制有待于进一步研究。

用复方炉甘石外用散治疗慢性宫颈炎，未出现肝肾功能损害，无阴道黏膜刺激症状，病灶无出血，痊愈后宫颈不留瘢痕，安全有效。复方炉甘石外用散治疗宫颈糜烂的优点在于，可避免其他物理治疗引起的阴道排液、出血、感染等不良反应，且疗程短、疗效好；停药至下次月经后就可恢复正常性生活，患者易于接受；治愈后宫颈组织弹性好，质软，无瘢痕，更适宜有生育要求的患者，疗效明显优于爱保疗阴道栓剂。其缺点在于患者需每日或隔日来医院上药，不便于工作。

第三章 妊娠病治验

第一节 胎漏、胎动不安、滑胎治验

妊娠期阴道少量下血,时下时止,而无腰酸腹痛者,称为"胎漏"。若妊娠期仅有腰酸腹痛或下腹坠胀,或伴有少量阴道出血者,称为"胎动不安"。胎动不安、胎漏虽然与堕胎、小产的症状和时间不同,但病因相同,胎动不安或胎漏可进一步发展为堕胎、小产,因此诊治时应及早注意胎动不安的病象。如堕胎或小产连续发生3次以上者,称为"滑胎"。如《医宗金鉴·妇科心法要诀》说:"五、七月已成形象者,名为小产;三月未成形象者,谓之堕胎……若怀胎三、五、七月,无故而胎自堕,至下次受孕,亦复如是,屡数堕胎,则谓之滑胎。"对堕胎、小产、滑胎均作明确的说明。

发生胎动不安、胎漏的原因,古代医家众说纷纭。《格致余论》云:"阳施阴化,胎孕乃成,血气虚损,不足营养,其胎自堕。或恼怒伤情,内火便动,亦能堕胎。"《医宗金鉴》云:"若冲任二经虚损,则胎不成实。"又引王海藏云:"……劳力跌扑闪挫,伤动其胎而堕。"《景岳全书》指出"凡妊娠数堕胎者,必以气脉亏损而然,而亏损之由,有禀质之素弱者;有年力之衰残者;有忧怒劳苦而困其精力者;有色欲不慎而盗损其生气者……"足见滑胎之病因卓然。

一、辨证分型

归纳各家论述,结合临床实际,滑胎主要分为气血虚弱、肾虚、血热、跌扑外伤或血瘀四型:

1. 气血虚弱 胎居母腹,赖孕母气载血养而发育成实,若其母素体不足、气血虚弱,或由劳倦过度、饮食不节、忧思气结,或因病恶阻所伤,以致脾虚气弱、化源匮乏,或因他病损伤气血,终至气虚而胎失所载、血失统摄,血亏故胎失所养、胎元不固。症见胎动下坠、阴道少量流血、色淡质稀、腰酸腹胀，伴气血虚弱脉证。气血虚弱，冲任不足，不能摄养胎元而致滑胎。

2. 肾虚 孕母先天禀赋不足、肾气虚弱，或因多产、房劳损伤，或因孕后不节房事，耗肾精伤肾气，致冲任不固、血海不藏、阴血下漏、胎失所系。症见腰痛腹坠、阴道下血，或曾屡次堕胎，伴肾气虚脉证。肾气虚者，精血不足、胎失濡养而致滑胎。

3. 血热 孕妇素体阳盛，或因孕后过食辛辣助火，或外感热邪，或因七情内伤郁而化热，或因阴虚内热、热伤冲任，血为热迫而妄行、不能养胎反离经下走。症见胎漏下血、色鲜红、胎动下坠、腰酸腹胀，甚或胎漏下血，舌苔薄黄，脉滑。

4. 跌扑外伤或血瘀 孕后或因起居失慎跌扑闪挫，或为举重提挈强力所伤，或因劳累过度所伤，致使气血失和、气乱不能载胎、血乱胎失所养，或因伤而直损冲任、内扰胎气。症见胎动下坠、腰酸腹胀，甚或胎漏下血，舌苔正常，脉滑无力。瘀血阻滞冲任，气血失和，胎元失养而不固，屡孕屡堕，遂发滑胎。

二、鉴别诊断

本病以阴道流血或腰腹疼痛为主症，故首应注意辨识流血的量、色、质等症象及腰腹疼痛的性质、程度。临床上应注意与激经、葡萄胎、异位妊娠等鉴别。

1. 激经 指妇女在妊娠前半期，经水按时而来，唯量少于平时，到妊娠4～5个月后，胎儿长大，经水自然停止，但无损于胎儿，虽为异常生理现象，但不必用药治疗。

2. 葡萄胎 多表现为早孕期间阴道间歇性少量出血，也可致大出血，在阴道排出物中可找到水泡状物，停经后恶心、呕吐较剧烈，可结合B超检查发现子宫异常增大，无胎体，胎心未及，或合并双侧卵巢黄素囊肿等进行鉴别。

3. 异位妊娠 多数有停经史，阴道不规则出血，可有下腹一侧撕裂样疼痛，然其腹痛部位、性质、程度及阴道流血的性状有显著差异，也可通过B超检查予以鉴别。

三、辨治要点

胎漏、胎动不安、滑胎，必须依据发病原因，辨明寒热虚实，才能确定治疗方法。古人虽有逐月养胎之法，但若不辨病情，按月投药，则未必恰当。《妇人规》云："凡妊娠胎气不安者，证本非一，治亦不同。盖胎气不安，必有所因，或虚或实或寒或热，皆能为胎气之病，去其所病，便是安胎之法。故安胎之方，不可执一，亦不可泥其月数，但当随证随经，因其病而药之，乃为至善。若谓白术、黄芩乃安胎之圣药，执而用之，鲜不误矣。"明确指出治疗当分寒热虚实，随证随经，采用相应的方法治疗，不能执方治病，贻误病人。

1. **肾虚型**　治宜固肾安胎，佐以益气，方用寿胎丸（《医学衷中参西录》）：桑寄生、菟丝子、续断、阿胶。常加黄芪、党参、白术，意在健脾益气以载胎元。肾气不足者，可加杜仲、鹿角霜；肾阴不足者可加熟地黄、山茱萸、白芍。

2. **气血虚弱型**　治宜补气养血安胎，方用举元煎或胎元饮（《景岳全书·妇人规》）：人参、白术、芍药、甘草、当归、熟地黄、杜仲、陈皮，去当归，酌加黄芪、阿胶、地榆、仙鹤草、升麻，以加强益气固胎，亦可用《景岳全书》之泰山磐石散。

3. **血热型**　治宜清热凉血安胎，方用保阴煎（《景岳全书》）：熟地黄、生地黄、黄芩、黄柏、白芍、山药、续断、甘草，可加阿胶、苎麻根以助止血，亦可用苎麻根汤加黄芩、续断、杜仲、菟丝子、黑豆、竹茹，增强清热安胎之功效。

4. **跌扑外伤型或血瘀**　治宜益气养血、和血安胎，方用圣愈汤（《医宗金鉴·妇科心法要诀》）：人参、黄芪、川芎、当归、白芍、熟地黄，以固任安胎。

四、体会

（1）胎漏、胎动不安多属虚证。中气虚则升举无权、冲任不守；血虚则胞脉失养、胎动不安；肾虚则下元不固、无以载胎；跌扑劳伤，损伤气血，致胎气受损。由于妊娠血聚冲任以养胎，故血热者也多为阴虚血热，单纯的热邪亢盛相对较少。因此，本病治疗应以补气养血、益肾固冲、滋阴清热为主。

（2）临证时，首先应视病情的具体情况，辨其可安胎与不可安胎。凡阴道出血量少、持续时间短暂、腰酸及腹部坠痛轻微、脉滑按之尚有力者，为胎元可安。反之，出血量少，或量多超过以往月经量，且持续时间超过一周以上、腰酸及腹坠痛甚，一般为胎元难固之象，借助现代医学作进一步检查，若无需安胎，须及时促其堕胎，或按难免流产处理。

（3）滑胎的治疗，首先应嘱患者避免妊娠过密，否则屡孕屡堕，再次堕胎时间间隔愈短，气血消耗、肾气亏损愈大，一般宜避孕一年以上再孕为妥。在间隔期间，患者应调饮食、养心神、节房事，使母体元气恢复，为再孕后胎元得固创造条件。滑胎多见脾肾虚弱症，药物方面，可用健脾胃、补肝肾、固冲任、养气血的丸剂或汤药，经期停服，未孕时服丸药，孕后每月服汤药六七剂，至超过既往屡次堕胎的月份，一般应服至妊娠的第五个月。泰山磐石散（《景岳全书》）为预防滑胎常用方剂，或酌去辛香走窜之川芎为宜。

（4）黄芩、白术固然为安胎圣药，但也应注意其适用性。如系气虚、肾虚，因黄芩能戕伐生发之气，用之反害；白术补脾，中气不足者用之能资生源、守冲任而安胎，然其性偏燥且能壅气，阴虚气滞者未必适宜。

（5）当归、川芎具辛窜动血之性，恐有动胎之弊。总之，一切耗气、破血、燥热及大苦、大寒、克伐生气之药，都应禁用或慎用。

（6）对于常感腰酸腹痛的孕妇，应予补肾固任治疗，并须注意劳逸结合，以防堕胎。诚如巢元方所云："其妊娠而恒腰痛者，喜堕胎也。"

第二节　妊期咳嗽治验

妊期咳嗽，谓之"子嗽"。若久咳不愈，损伤胎元，可致堕胎或小产。妊娠咳嗽的患者多不愿接受西药治疗，且治疗妊期咳嗽的疗程也比较长，因而研究中药治疗妊期咳嗽具有临床意义。

第6版的《中医妇科学》将子嗽分为外感、痰饮、阴虚论治，事实上除此之外还有其他的证型，今将临证治疗子嗽其他三型的心得论述如下。

1. 脾肺气虚型　患者素体脾肺气虚，妊娠后脾气益虚，运化失职，聚湿成痰，痰饮犯肺，肺失肃降，可见咳嗽，痰白、质稀，神疲纳呆，伴恶心呕吐、气促气短、口淡无味等妊娠反应，舌质淡红、苔白厚，脉细滑。治以补脾益肺、止咳化痰。方用六君子汤合二陈汤加味：党参15g，黄芪15g，白术9g，炙甘草 5g，陈皮 5g，半夏 9g，白芥子 6g，紫菀 9g，茯苓 10g。方中重用党参、黄芪、白术健脾补肺，以安胎元；陈皮、茯苓、半夏、甘草健脾化痰；紫菀温肺止咳。

【案例】张某某，2004年3月27日初诊。末次月经2004年1月7日，现已停经50天，B超检查示宫内早孕。10天来头晕纳呆、恶心呕吐、神疲倦怠，近5天来咳嗽频作、痰白质稀、口淡无味、呼吸气促，舌质淡、苔薄白，脉细滑。治以健脾益气、止咳化痰。处方：党参 15g，黄芪 15g，白术 9g，茯苓 10g，炙甘草 5g，陈皮 5g，半夏 9g，白芥子 6g，紫菀 9g，调理10天后咳嗽渐瘥，妊娠反应亦随之减轻。

2. 肺寒痰饮型 素来肺气虚弱，寒饮内停，妊娠后气虚益甚，复感寒邪挟痰饮犯肺，肺失肃降而致咳嗽气喘、痰白清稀、呕吐痰涎，甚则喘息不得平卧，舌质淡白、苔白滑，脉细滑。治以温肺化饮、止咳平喘。方用玉屏风散合小青龙汤加减：黄芪 15g，白术 12g，桂枝 9g，细辛 4g，干姜 4g，白芍 9g，炙甘草 5g，五味子 4.5g，淫羊藿 6g，半夏 9g，方中黄芪、白术、淫羊藿补肺温肺、以安胎元；桂枝、细辛、干姜温肺散寒、化饮平喘；半夏燥湿化痰止咳，五味子敛肺止咳；白芍、炙甘草安胎，且缓细辛、干姜的刚烈之性。

【案例】肖某某，2004年1月9日初诊。素有支气管哮喘史，末次月经2003年11月7日。现已妊娠10周，咳嗽7天，痰白质稀，呕吐痰涎，气促喘息，畏寒肢冷，舌质淡、苔白，脉细滑。治以温肺化饮，止咳平喘。处方：黄芪 15g，白术 9g，桂枝 9g，细辛 4g，干姜 4g，白芍 9g，炙甘草 5g，五味子 6g，淫羊藿 6g，半夏 9g，紫苏子 9g，买麻藤 10g。服用3剂后，咳嗽、气促、哮喘稍瘥，畏寒肢冷亦减。上方去淫羊藿、干姜，加党参 15g、茯苓 10g，以补肺气、化痰饮，调理10天咳嗽渐瘥。

3. 胎火犯肺型 素体阳盛火旺，孕后阴血聚而养胎，致胎火益盛，胎火上冲，肺金被制，相搏失职而肃降失常、咳嗽不已。症见咳嗽，痰黄质稠，或干咳无痰，面赤口干，尿黄，便秘，胎动频作，舌质红、苔薄黄，脉滑数。治以清肺化痰、安胎止咳。方用黄芩泻白散加减：黄芩 10g，桑白皮 15g，甘草 5g，白芍 15g，苎麻根 30g，百合 10g，浙贝母 9g，苇茎 10g，冬瓜仁 9g，鱼腥草 15g。方中黄芩、苎麻根清胎火、泻肺热、安胎元；苇茎、冬瓜仁、鱼腥草、浙贝母清肃肺热、止咳化痰；桑白皮、百合养肺阴，以防泻火伤阴；白芍、甘草养阴安胎。全方共奏清胎火、安胎元的功效。

【案例】黄某某，2003年10月12日初诊。患者末次月经2003年6月2日。现已妊娠4个月，咳嗽7天，痰少色黄质稠，咳声不爽，面赤口干，尿黄便秘，咳引胁痛，舌质红、苔薄黄，脉滑数。治以清肺化痰、安胎止咳。处方：黄芩10g，桑白皮15g，白芍15g，苎麻根30g，浙贝母9g，苇茎10g，鱼腥草15g，冬瓜仁15g，甘草5g，百合15g。药后3天，咳嗽瘥，诸恙均解。

4. 阴虚肺燥型 素体阴虚，孕后阴血养胎，虚火内生，灼伤津液致干咳少痰，口燥咽干，舌红少苔，脉细滑数。治在养阴润肺，止咳安胎，方用百合固金汤加减：百合15g，熟地黄15g，生地黄15g，麦冬15g，贝母6g，桔梗9g，甘草5g，续断15g，杜仲15g。

体会

（1）本病以孕期因病而咳、咳嗽不已为特征，病位在肺，病机为内伤、外感引起的肺失宣降、肃降失常、肺失濡润等。但本病是因孕而致，故应从妊娠生理和病理分析。孕后阴血聚而养胎，致阴津不足、肺失濡润而咳；或热炽炼液成痰，痰热壅肺，肺失清肃而咳；或素体虚弱，孕后因呕吐纳呆、妊娠反应等，致脾肺气虚，肺失肃降而咳；或素体气虚，痰饮壅肺，肺失肃降而咳；或素体阳盛，妊娠后期胎火益盛，木火刑金，肺失肃降而咳。可见诸咳皆与妊后身体失调和抵抗力减弱有关。

（2）子嗽治疗宜"治病与安胎并举"，治咳的同时，须护养胎元。外感咳嗽，发表不宜太过，宣肺不宜太开，以免耗散肺气、劫伤肺阴、伤及胎元，而犯虚虚之戒。如麻黄、杏仁、肺风草等药应中病即止，杏仁有毒宜慎用等。若气虚外感可酌加党参、黄芪益气固表以安胎。内伤咳嗽、脾肺气虚咳嗽，宜补益脾肺、止咳化痰，以固胎元，酌加健脾补肾安胎之品，如党参、菟丝子、怀山药、续断、枸杞子等。肺寒痰饮者，加干姜、细辛、桂枝，但应谨记温肺不可太过。若见患者口微干、舌苔转黄、痰转黏腻，应立即停用，以免耗气伤阴、影响胎元；也可酌加党参、白芍益气安胎。胎火犯肺者，宜清胎火、泻肺热、固胎元，不宜用太过苦寒的药，以免耗气伤津、动及胎气。阴虚肺燥者，宜在润肺养阴止咳的同时，酌加太子参、枸杞子、苎麻根、续断以安胎。总之，宣肺、肃肺、清肺、润肺，应适可而止。化痰有湿化、清化、润化之别，均以不耗伤肺气、不影响胎儿为度。尤其是豁痰滑利之品，如瓜蒌或瓜蒌子等均当慎用，以免有滑胎之虞。当然"有故无殒，亦无殒也"，均应视病情用药。若症见高热、咳嗽痰黄，同样可用麻杏石甘汤合鱼腥草治疗。

总之，治疗妊娠咳嗽，应视病势急缓、病程长短、咳嗽特点，以及痰的形、色、质、量变化，结合脉证辨证论治。久咳不愈，损伤胎气，易致堕胎、小产。中药既可辨证治疗子嗽，又可顾及安胎，作用平缓，疗效显著。

第三节 妊娠恶阻治验

妊娠6～12周，出现头晕厌食、恶心呕吐、恶闻食气，或食入即吐、体倦懈怠、嗜食酸咸等症，称为妊娠恶阻。

一、临床分型

历代医家对妊娠恶阻的病因描述不一，有因胃气虚弱的，有因停痰积饮的，有因胎气上逆的。《校注妇人良方》云："妊娠恶阻病……由于胃气怯弱，中脘停痰。"戴思恭《证治要诀》云："盖其人宿有痰饮，血壅遏而不行，故饮随气上。"《妇人规》云："然亦有素本不虚，而忽受胎妊，则冲任上壅，气不下行，故为呕逆。"此外，《傅青主女科》认为妊娠恶阻是肝气上逆，《医学入门》以为妊娠恶阻与经络有关，云："子宫经络，络于胃口，故逢食引动精气冲上，必食吐尽而后精气乃安。"根据临床经验，妊娠恶阻一般可归纳为脾胃虚弱、肝胃不和、痰湿阻滞三型。

1. 脾胃虚弱型 脾胃素虚者，受孕之后，经血停闭，血海不泻，冲脉之气较盛，隶于阳明，其气上逆犯胃，胃虚不能升降，反随逆气上冲而致呕恶。症见孕二三月，恶心不食，呕吐清涎，伴见胃虚脉证。

2. 肝胃不和型 肝郁胃热，木失条达，冲脉附于肝，孕后气血聚以养胎，肝血益虚，木旺土逆，遂致恶心呕吐。症见妊娠初期，呕吐苦水或酸水，伴见肝胃不和脉证。

3. 痰湿阻滞型 脾胃为生痰之源，脾虚失运，痰湿内生，孕后经血壅闭，冲脉之气上逆，痰饮随气上冲而致呕恶。症见妊娠初期呕吐痰涎，伴见痰湿脉证。

二、辨证治疗

妊娠恶阻的原因，虽然可以归纳为上述3种，但因有寒热虚实的不同，辨别证候，仍要以临床症状为依据。

1. 脾胃虚弱　必见脘腹胀闷、精神倦怠、大便溏泄、舌淡、脉滑无力。偏寒则面色苍白、喜热畏冷、苔白脉迟；偏热则呕苦吐酸、嘈杂心悸、舌红、苔黄、脉数。治宜健脾和胃、顺气降逆，方用香砂六君子汤（《名医方论》）：木香、砂仁、党参、白术、茯苓、半夏、陈皮、砂仁、生姜、甘草；亦可适当加龙眼肉数粒，以增强补脾温脾的作用；或偏胃寒者加丁香、柿蒂以温胃散寒、降逆止呕；偏热者，加芦根、竹茹以养阴清热止呕。

2. 肝胃不和　呕吐清水或酸水，头胀眩晕，时有嗳气，舌苔薄黄，脉弦。治宜清肝和胃，降逆止呕，方用橘皮竹茹汤（《金匮要略》）：陈皮、竹茹、大枣、人参、生姜、甘草，加法半夏、白芍、柿蒂、乌梅；或苏叶黄连汤合二陈汤，加半夏、陈皮、竹茹、砂仁、枇叶以增效；亦可用加味温胆汤或青竹茹汤以及半夏泻心汤。

3. 痰湿积滞　可见呕吐痰涎、头晕、心烦、胸闷，苔白腻，脉滑；如兼气郁，必胸胁胀痛、精神郁闷。治宜豁痰和胃，止呕降逆，方用小半夏加茯苓汤或小半夏汤（《金匮要略》），半夏、生姜加稻香陈、茯苓、白术、甘草健脾和中，砂仁、陈皮宽胸理气、和胃止呕。若兼痰热者，宜加竹茹、黄芩清热化痰。

三、体会

妊娠恶阻，顾名思义为恶心而阻碍饮食之意。患者恶心呕吐以清晨空腹为著，有时闻味即吐，甚至呕出胆汁、血丝。本病症状与精神因素关系较大，如患者情绪抑郁忧虑，或厌恶妊娠，或盼子心切等，均可加重病情。诊断应本"轻者不服药亦无妨"的原则，因一般轻症，往往经过一段时间，症状会逐渐消失而自愈。呕吐迁延日久，症状严重、食量甚少者，可能导致堕胎、小产，故应及时治疗。部分孕妇在妊娠早期出现晨间恶心、择食嗜酸等症，或症状较轻，持续时间不长，此为妊娠早期常有的反应，不可以本病论，勿须治疗。根据停经史和临床检查，诊断并不困难，但需与胃病、病毒性肝炎等鉴别。如呕吐严重，虽经积极治疗，其症不减，并见阴道不规则出血等症状者，则须考虑葡萄胎的可能。妊娠恶阻重症经治疗无明显好转，病情严重，尿酮体继续阳性，电解质紊乱者，宜中西医结合治疗，予以静滴葡萄糖、氯化钠溶液等并补充电解质。

妊娠恶阻一证，药物治疗宜少量频服，在饮食、生活起居等方面，亦应加以注意。凡孕妇喜爱的食物，在可能的情况下，应随其所好与之。如此，则有助于孕妇恢复健康。万密斋说："凡妊娠恶食者，以其所思任意食之必愈。"吴谦亦云："若无他病择食者，须随其意而与之。"可见治疗妊娠恶阻，虽然有一定的用药原则，同时也应适合病情的需要，饮食宜清淡，易消化，忌油腻及辛辣之品，少量多餐，而非单独依靠药物。

本病发生往往与精神因素有关，患者应保持乐观愉快的情绪，避免精神刺激。

四、案例介绍

黄某，26岁，已婚。2017年11月6日初诊。诉停经3个多月，恶心呕吐2个月。末次月经8月2日。时呕吐白涎，泛酸，口干，知饥纳呆，舌质红、苔少。

辅助检查：尿常规示尿酮体（+）。

中医诊断：妊娠恶阻。

西医诊断：妊娠剧吐。

治法：清肝和胃、降逆止呕。

处方：姜竹茹15g　　姜半夏10g　　白术10g　　北沙参15g
　　　党参15g　　　制陈皮5g　　　砂仁^{后入}6g　佛手6g
　　　茯苓10g　　　甘草5g　　　　瓦楞子10g

每日1剂，水煎2次，早晚饭后分服。连服10剂。

二诊：患者告曰服用上方后呕吐明显缓解，纳增，嘱患者原方续服7剂以巩固疗效。

第四节　子肿治验

妊娠中晚期，孕妇发生肢体面目肿胀者，称为"子肿"，又称"妊娠肿胀"。妇科学上的"胎水""子气""子满""脆脚""皱脚"等名称，都指子肿病。妊娠七八个月后，孕妇常见足踝部轻度浮肿，若无其他症状，为妊娠常有的现象，产后自消，不可作本病论。

子肿主要因脾肾阳虚不能制水,致水气流溢于外。昝殷《经效产宝》云:"妊娠肿满,脏气本虚,土不克水。"《圣济总录》云:"妊娠脾胃气虚,经血壅闭则水饮不化。"也有因湿阻、气滞、肾虚而引起的水肿,如张仲景云:"妊娠有水气,身重,小便不利,洒淅恶寒,起即头眩,葵子茯苓散主之。"《女科经纶》引陈良甫云:"胎气壅塞成湿,致身体胁腹浮肿、喘急气促、小便涩,法当疏壅气、行水湿。"临床上亦常有因命门火衰,不能上温脾土、下运膀胱,以致水道不利而引起的。再者,胎阻气机,也能造成肿胀。

一、临床分型

临床辨证时,首先应辨别是水肿还是气肿。水肿者,大多皮薄色白而光亮,按之凹陷,即时不易恢复。气肿者,皮厚而色不变,随按随起。临床上,水肿一般分为三型。

1. 脾虚型 因无以温化水湿,水气流溢全身而致。症见妊娠数月,面目四肢浮肿,或遍及全身,肤色淡黄或白,皮薄而光亮,伴脾气虚脉证。

2. 肾虚型 命门火衰,无以助脾运化,以致水湿不化,泛溢全身。症见孕后数月,面浮肢肿,下肢为甚,按之没指,伴肾阳虚脉证。

3. 气滞湿阻型 气机不畅,枢机不利,水道不通。症见妊娠三四月后,面浮肢肿,主要伴见气滞脉证或湿阻脉证。

二、辨证施治

1. 脾虚型 宜培土利水,佐以安胎,方用全生白术散(《全生指方》):白术、茯苓、大腹皮、生姜皮、橘红,加砂仁、党参、黄芪、赤小豆;兼见气弱下陷者,宜补气升阳,参苓白术散加升麻、黄芪、砂仁、淮山药。

2. 肾虚型 宜温肾化气行水,佐以安胎,方用真武汤(《伤寒论》):附子、生姜、白术、茯苓、白芍,加桂枝、党参、黄芪。

3. 气滞湿阻型

(1)气滞显著者,治宜行气化滞,佐以健脾利水,方用天仙藤散(《校注妇人良方》)合四苓散:天仙藤、香附、陈皮、甘草、乌药、生姜、紫苏叶、木瓜、猪苓、茯苓、白术加桑白皮、广化橘红、桂枝。

(2)湿阻者,治宜渗湿消肿,佐以健脾理气,方用茯苓导水汤(《医宗金鉴》)加芝麻楷、咸鲍壳、苎麻根、赤小豆、大腹皮。

（3）水停胞中、腹大身肿，为"胎水肿满"者，治宜健脾渗湿、通阳化气、养血安胎，方用千金鲤鱼汤生姜、白术、茯苓、白芍、当归、党参，鲤鱼1只加大腹皮、赤小豆。

三、体会

（1）引起本病的根本原因是脾虚水气泛滥，治疗时宜以健脾利湿为主，佐以顺气安胎，如命门火衰，宜配以温肾之品。临证还需辨明类型，掌握症状，分别施治，审证投方，自能收效。

（2）子肿虽有虚实之分，但临床上以本虚标实、虚中夹实证居多。本虚以脾虚者占大多数，脾虚兼肾虚次之，单纯肾虚者相对较少。故辨证治疗时必须灵活应用以上各型治法，不可偏执。

（3）各型子肿均可酌用白术、莲子、葡萄干、杜仲、续断、桑寄生、当归、白芍等安胎养血药，肿消后可酌服参苓白术散固脾以善其后。饮食宜清淡少盐，食疗可用赤小豆、茯苓煮白鲫鱼（不去鳞）。

（4）若尿赤，可加鲜鱼腥草、荠菜、车前草、苎麻根。

（5）若肿势严重，出现尿少、头晕，甚则神昏谵语等症，当防"子痫"发生，临床上应严密观察，并做有关检查，必要时终止妊娠。

第五节 "暗产"的中西医防治初探

一、概述

"暗产"指怀孕一个月却不知已孕而伤堕，且久久不能生育者。《中医妇科学》引《叶氏女科证治·暗产须知》写道："惟一月堕胎，人皆不知有胎，但谓不孕，不知其已受孕而堕也。"

二、病因病机

（1）多因受孕之初，起居不慎、劳动伤胎、忿郁肝脉受伤，或房事不禁、一味纵情恣欲损伤肾气。

（2）母体先天不足，后天受损，致女精不健，阴血亏虚，因妊益虚，不能萌胎、载胎、系胎，以至一孕则堕，随孕随堕，致冲任二脉不能维系胎元，胎不成实。

《中国古代性学七卷书》指出："胎元初成，形如珠露，此其橐无依，根无地，……少年纵情，罔知忌惮，……当此之时，……敲门撞户，顾彼水性热肠，有不启扉而从随流而逝者乎？……已莫知昨日孕而今日堕矣，朔月孕而望月堕矣。随孕随堕，本无形迹。盖明产胎已成形，小产必觉；而暗产胎仍似水直溜，何知？"说明由于受孕时日尚短，胎殒过早，患者自己不知，医者往往忽视，误以为月经失调而失治，以致一堕再堕，终致"滑胎"。

《中医大辞典》"暗产"条："种子须防暗产，初交之后，最宜将息，弗复交接，以扰其子宫，盗泄母阴，夺养胎之气。盖浮火一动则摇撼肾脉，胞门亦由之而不闭，胎始堕也。"

总之，"暗产"不外乎脾肾气血、冲任二脉之耗，而肾气亏损为其根本。

三、诊断标准

（1）平素月经周期规律，基础体温呈双相，持续 36.7℃以上，并大都多于 10 天，高低相位差至少 0.3℃。

（2）排卵期血孕酮水平高于 15.9nmol/L，B超监测卵泡直径达 1.8cm 以上并成功排出，子宫内膜 ≥ 8mm。

（3）排卵后 7 天查血 β-人绒毛膜促性腺激素（β-HCG）>≥ 5.0 U/L，此后血 β-HCG 持续上升，1~2 天上升小于 1 倍，孕 30 天左右明显低于 100 U/L；经期前一周查孕酮< 28.62 nmol/L（9ng/mL）。

（4）排卵前后见拉丝样透明白带，腰微酸，小腹不适，伴或不伴少量阴道出血。

临床确诊该病至少应具备前 3 条标准。若患者经检查感染风疹病毒 IgM、巨细胞病毒 IgM、疱疹Ⅰ病毒 IgM、疱疹Ⅱ病毒 IgM、弓形虫 IgM、抗心磷脂抗体及狼疮抗凝因子阳性，宜先治疗转阴后，夫妇双方或一方染色体检查异常者，则不在此范围。

四、鉴别诊断

1. 激经　同为血 β-HCG 升高，阴道少量出血。激经乃妊娠后按月行经，量少，无腹痛、腰酸，无损胎元。查血 β-HCG 值符合正常孕期改变，尿早孕呈阳性，阴道出血呈周期性，至孕 3 个月即止，毋须治疗。而"暗产"乃胎元已殒——由于肾气亏虚、胎不成实而殒，出血初期查血 β-HCG 值明显低于同期正常值，且尿早孕呈弱阳性。

2. 月经后期 月经后期指月经延后 7 天以上，呈规律性 3 个月以上，基础体温呈双相，但卵泡期较长、黄体期正常。"暗产"亦见双相基础体温，排卵后基础体温上升的持续时间缩短。尿早孕弱阳性或阳性，β-HCG 升高。

五、治疗原则

《中国古代性学七卷书》关于暗产防治提到："巩之则固，决之则流"，全国妇科名老中医蔡小荪亦主张治疗流产应"预防为主、孕前调治和孕后早治至关重要"，这也是"治未病"的重要原则。故本病治疗应以"预培其损"为原则，以补肾健脾、培补冲任为治法。

（一）中医治疗方案

中药基础方由菟丝子、续断、杜仲、桑寄生、枸杞子、党参、黄芪、白术、砂仁等组成，随症加减。兼血热者，加黄芩、苎麻根、黑豆；兼腹痛者，加生白芍、炒白芍、生甘草、炙甘草；兼乳房胀者，加毛柴胡、橘核；兼血虚者，加当归、白芍、熟地黄；阴道出血者，加墨旱莲、山茱萸。对于反复流产者，排卵后予上药每日 1 剂连续服用至月经预期。

（二）西医治疗方案

在孕酮值低于 15ng/mL 时，肌注黄体酮 20mg，每日 1 次；或口服地屈孕酮 10mg，每日 2 次；至孕 8 周停药，B 超检查见胚芽、心管搏动后，改口服地屈孕酮 10mg，每日 1 次。治疗期间嘱患者监测基础体温（BBT）及血 β-HCG，并观察其变化。

六、体会

"暗产"发生于妊娠早期阶段，即"朔日孕而望日堕矣"，属西医学"生化妊娠"范畴。如未能早期诊断及治疗，患者将错失治疗时机。临床上有"暗产"史的患者因"不孕"就诊时，应及时监测排卵及基础体温，并于排卵后第 7～10 天查血 β-HCG，若大于 5.0 U/L，即可用药调治，使气旺血盈、胎元允实。

早期流产多是由于受精卵不能正常着床所致，而影响受精卵着床的因素主要有以下几点。

1. 胚胎染色体异常 据国内外文献报道，在自然流产中46%～54%与胚胎染色体异常有关。根据韦伯顿等人总结，流产发生越早，胚胎染色体异常的频率越高。夫妻染色体异常亦可导致胚胎染色体异常。国内资料证明，复发性流产夫妻染色体异常的发生频率为2.7%。

2. 内分泌因素 黄体功能不良与"暗产"密切相关。高浓度孕酮可阻止子宫收缩，使妊娠子宫保持相对静止状态；孕酮分泌不足，可引起妊娠蜕膜反应不良，影响孕卵着床和发育，导致流产。此外，多囊卵巢高浓度的LH可能导致卵细胞第二次减数分裂过早完成，从而影响受精和着床过程。

3. 子宫因素 子宫畸形、阿谢曼综合征、子宫肌瘤等均可影响子宫内环境。

4. 免疫因素 受精卵作为一种抗原物质，其被子宫上皮吸收后，通过免疫反应产生抗体物质，从而导致受精卵不能着床。

本病病机多为肾气虚，冲任不固，胎失所系。"妇人肾以系胎"，"胞脉系于肾"。中医认为肾为五脏之本，元气之根，主生殖，肾脉通过冲、任、督三脉与胞宫相联系。冲脉为血海，任脉主胞胎，肾气盛，胎有所系，阴精充盛则胎有所载养。临证时，常以寿胎丸为主方加减，治以补肾健脾、固妊安胎，并注意随症化裁。主方中菟丝子、桑寄生、杜仲、续断、枸杞子补肾益气、固妊安胎，以治其本；佐以党参、黄芪、白术补肾气、益脾胃，气血生化有源，寓固后天之本，以补养先天，达固肾安胎之功；砂仁理气安胎。诸药合用，共奏补肾健脾、培补冲任之效，胎无不安之虞。

现代药理研究证实，此方中杜仲、桑寄生等药，有类似激素样作用并可增强身体免疫功能。因此，早期服药治疗可提高受精卵的着床率，从而降低"暗产"的可能性。本方配合黄体酮或地屈孕酮治疗，可支持卵巢黄体功能，对于提高卵巢黄体功能，促进孕酮分泌，改善子宫内环境，调理身体，提高免疫力均有显著疗效。故本法可针对卵巢黄体功能不良、子宫黏膜下肌瘤、免疫因素及不明原因所致"暗产"进行有效防治。

排卵后随证调治，补肾固本，预培其损，是防治"暗产"的重要手段，也是"治未病"的原则。

患者受孕后建议其继续保胎治疗至孕3个月，治疗期间宜禁房事；对于临床已证实是本病者，嘱其避孕4～6个月。

七、案例介绍

卓某某，女，29岁。平素月经周期26天，末次月经2008年7月15日。0-0-2-0，2008年2月，患者于停经34天左右"自然流产"。2008年8月9日，患者于月经第26天时无明显诱因出现少量阴道出血，伴腰酸、四肢酸楚、乏力，无腹痛，无恶心呕吐，纳可，寐安，二便调。自测尿早孕弱阳性，就诊妇科门诊。查血β-HCG 96.88U/L，P 101.12nmol/L。查体见舌质淡红、苔薄白，脉细滑、两尺弱。

考虑患者末次妊娠即为"暗产"，素体肾气不足、冲任不固，此次受孕后胎失所系而发病，遂拟"暗产（肾虚型）"。予基础方加女贞子、山茱萸、仙鹤草口服，治以补肾益气、止血安胎，黄体酮20mg每日1次肌注。3天后阴道出血明显减少，四肢酸楚见瘥，其间于8月13日复查血β-HCG为367.83U/L；8月16日复查血β-HCG为2105.00U/L；8月20日患者因又见阴道出血，伴腰酸、乏力，来院复诊查B超示宫内妊娠（大小约9mm×5mm×7mm，内见卵黄囊声像）；查P＞124.8nmol/L。遂拟"胎漏"收住入院。

入院舌脉：舌质淡红、苔薄白，脉细滑、两尺弱。继续补脾肾，安胎元，予基础方加女贞子、山茱萸、仙鹤草口服，配合黄体酮治疗。8月30日查血β-HCG为60302.00U/L，P为72.54 nmol/L；9月8日B超复查示宫内妊娠（胚芽长约34mm；可见原始心管搏动）；9月9日患者阴道血止，复查血β-HCG为143987.00U/L，P为82.74 nmol/L。9月16日起予黄体酮减量，9月30日停药。2008年10月13日，患者已孕3个月，痊愈出院。

第六节　脾肾双补治疗先兆流产

先兆流产的治疗原则是治病与安胎并举，历代创补气养血安胎、清热养血安胎、理气开郁安胎，补肾固冲安胎等法。笔者认为先兆流产多属虚证，脾肾双补是治疗之关键。

脾肾双补之方不胜枚举，笔者以举元煎合千金保孕丸为主进行化裁，疗效甚显。处方：党参、黄芪、白术、升麻、炙甘草、杜仲、续断、淮山药。气虚甚者，重用党参、黄芪，必要时可用西洋参或高丽参大补元气，以拯危救急，固胎元；肾虚明显者，重用杜仲、续断，加菟丝子、枸杞子、桑寄生；血热胎火旺者，酌加黄芩、黑豆、竹茹、苎麻根；跌扑损伤者，酌加少量川芎、当归以补血活血养胎。慎用行气活血之品，禁用活血破血药损伤胎元。情绪波动引起者，酌加少量紫苏梗、砂仁、佛手、玫瑰，以及安神药如酸枣仁、首乌藤、合欢皮等舒肝安神；腹痛甚者，加白芍、炒白芍、甘草、熟甘草、及川楝子、砂仁以理气止痛安胎；淋红下血者，酌加止血药养血止血，可用阿胶、黑豆、穞豆；补肝肾止血用二至丸合二仙丹，或山茱萸、牡蛎；凉血止血加地黄、黑豆、侧柏叶、黄芩炭；收涩止血可取龙骨、牡蛎、乌梅、金樱子、芡实；禁用化瘀止血药。

病案举例

蒋某某，30岁。患者末次月经为1989年4月5日，于5月5日起感下腹坠闷不舒，卧床休息则舒。5月19日门诊检查，诊断为早孕。5月24日因登高致少腹坠闷疼痛，卧床不能缓解，伴腰背酸楚，苔薄、舌质淡，脉细滑、两尺弱。中医诊断为胎动不安，治以健脾益肾，佐以理气安胎。处方：党参18g，黄芪15g，白术10g，升麻4g，炙甘草5g，淮山药、续断、枸杞子各15g，川楝子、白芍各9g。如是调服近一个月，诸恙均解。于妊娠80天行B超检查，示子宫及胎心、胎动均符合正常妊娠。

第四章 产后病治验

从胎儿娩出到产褥期，发生与分娩有关的疾病，称为"产后病"。由于产后冲任损伤，气血耗损，正气不足，百节空虚，如不注意摄生，则外伤六淫，内伤七情，或饮食劳倦，房事不节，皆易发病。发生产后疾病的原因，归纳为以下四种：一是亡血伤津，二是元气受损，三是瘀血内阻，四是外感六淫或饮食房劳所伤。形成产后病"多虚多瘀"的病机特点。因此，古人诊断产后疾病有"三审"之法。先审少腹痛或不痛，以辨有无恶露；次审大便通与不通，以验津液的盛衰；再审乳汁行与不行和饮食的多少，以察胃气的强弱。结合产妇体质，产前、产时、产后情况，参以脉证正确诊断。

产后病的治疗原则，根据上述病因病机的特点，本着"勿拘于产后，勿忘于产后"的原则，以扶正祛邪，养血祛瘀为主。产后病用药除应照顾产后患者的体质特点外，还需注意几点。

（1）用药宜温。由于血得寒则凝，得热则行，宜温含有防止留瘀之意。且产后气血不足，宜温有寓温于补之义。温能振奋中阳，借其资助生化之源。但又不宜过用温燥，以免动血，引起出血，甚至血崩。

（2）不可过早用参芪。因产后病为多虚多瘀，参芪对瘀阻者有滞血之弊，特别是对内有瘀血而血瘀症状又不明显者最易致误，故宁可缓用不可过早用。

（3）产后慎用生化汤。因为产后普遍食用姜酒、红糖，有一定的温通活血防患留瘀的作用。如产后恶露正常，小腹无明显疼痛，可不必服用生化汤，以免动火致生他恙。

（4）平素肝旺血热阴虚之体，不宜过服姜酒及煎炸等辛燥食物。则宜清蕴热、养肝阴为治，以防恶露不绝。

产后自汗、盗汗治验

产后气血较虚，腠理不密，故每在饮食或睡眠中，出汗较多，但常于数日内自行好转。如汗出多而时间长，称为"产后自汗"；若睡中汗出，醒来即止者，称为"产后盗汗"。

《诸病源候论·妇人产后诸病候》云："夫汗由阴血虚，而阳气加之，里虚表实，阳气独发于外，故汗出也。血为阴，产则伤血，是为阴血虚也。气为阳，其气实者，阳加于阴，故令汗出，而阴血虚弱不复者，则汗出不止也。凡产后皆血虚故多汗，因之遇风则变为痉，纵不成痉，则虚乏短气，身体柴瘦，唇口干燥，久变经水断绝，津液竭故也。"说明产后伤气劫阴，是导致发病之根本。又如《医宗金鉴·妇科心法要诀》云："产后血去过多则阴虚，阴虚则阳盛。若微微自汗，是营卫调和，故虽汗无妨。若周身无汗，独头汗出者，乃阴虚阳气上越之象也。若头身俱大汗不止，则恐有亡阳之虑也。"

因此，本病的主要机理为中气虚弱、卫阳不固，或阴虚内热、阳浮不敛、迫液外泄。气虚者，多素体虚弱，复因娩时耗气伤血，肺气益虚，卫阳不固，腠理不密，而自汗不止，表现为汗出较多，不能自止，动则加剧，时或恶风，伴气虚脉证。阴虚者，乃营阴素弱，娩时失血，阴血益亏，阴虚内热，迫汗外溢，以致盗汗，表现为睡中不觉汗出，醒来自止，伴阴虚内热脉证。

本病着重在虚，有气虚、阴虚之别。气虚者当补气固表、和营止汗，可用玉屏风散（《世医得效方》）黄芪、防风、白术；阴虚者当益气养阴、生津敛汗，可用生脉散（《内外伤辨惑论》），方含人参、麦冬、五味子。

产后自汗、盗汗的原因主要有三个方面：①产后气血耗损，腠理不密。②素体气虚、阴虚。③产后过食辛温燥热及刺激性食物。因产妇体质各异，若素体阴虚，或肝阳亢盛者，则不能耐受大量姜、酒、红糖及油炸之品。若饮食调摄不当，即可导致阴虚阳亢，热邪内盛，逼液外泄。

治疗上宜灵活权变，随症加减。气虚自汗者，玉屏风散（黄芪、防风、白术）加浮小麦、麻黄根；虚象明显者，去防风辛散之品，加党参、茯苓、芡实、煅牡蛎、煅龙骨、白芍。

阴虚盗汗者，生脉散加白薇、白芍、煅牡蛎、煅龙骨、酸枣仁、浮小麦；或用孙氏阴虚盗汗方（麦冬、牡蛎、白芍、浮小麦、麻黄根、柏子仁、五味子、酸枣仁、茯神、党参、白薇）；阴虚火旺者，用知母、黄柏、麦冬、白薇、白芍、煅牡蛎、煅龙骨；肝旺者，用牡丹皮、黄芩、白薇、白芍、浮小麦、麻黄根、煅牡蛎、煅龙骨。

本病病机着重在虚，用药不可过于苦寒，必须掌握适当剂量，以免戕伐脾气，当中病即止。

第五章 妇科杂病治验

第一节 不孕症的临证心得

凡育龄妇女，配偶生殖功能正常，婚后夫妇同居一年以上，未避孕而未怀孕者；或曾有孕育，未避孕而又一年以上未再怀孕者，称为不孕症。前者称为原发性不孕，后者称为继发性不孕，不孕症有男女双方的原因，在此仅讨论女性不孕症。不孕的原因有两类，一类属于先天性生理缺陷和畸形，另一类由于后天病理变化。生理缺陷和畸形的有螺、纹、鼓、角、脉五种，即古人所谓的"五不女"，亦不在此讨论之列。本篇所述系后天病理变化导致的不孕症。

不孕的原因很多，但不外虚实两端，根据历代医籍记载，虚者有肾虚、脾虚；实者有肝郁、血瘀和痰湿。《圣济总录》云："妇人所以无子，由冲任不足，肾气虚寒故也。"指出肾虚引致的不孕。《格致余论》云："妇人无子，率由血少不足以摄精也。"薛立斋说："又有脾胃虚弱，不能营养冲任。"此指血虚脾弱而不孕。朱丹溪说："肥盛妇人，禀受甚厚，恣于酒食，经水不调，不能成孕，以躯脂满溢，湿痰闭塞子宫故也。"此为痰湿阻滞、经络阻塞的不孕。或由于情志不舒，疏泄失常，肝郁气结，气滞血瘀，胞脉受阻，月经失调，而导致不孕的。如陈士铎《辨证录》说："妇人有怀抱素恶，不能生子，乃肝气之郁结也。"

一、不孕症病因

根据前人论述，结合临床，常见有肾虚、肝郁、痰湿、血瘀四型。

1. 肾虚 先天禀赋不足,肾精欠充,月经不能按时而至，或天癸至而不盛，冲任脉虚，胞脉失养，不能摄精成孕。或真阳不足，命门火衰，不能化气行水，寒湿注于胞中，以致宫寒不孕。又有房事不节，精血耗散，胞失煦濡，亦不能成孕。

2. 肝郁　素体肝血不足，情怀不畅，忧思郁怒，或因肾虚母病及子与脾病及肝等导致肝气郁结，疏泄失常，气血不调，冲任失和，胞宫不能摄精成孕。

3. 痰湿　素体肥胖或脾肾不足之体，恣食膏粱厚味，导致湿聚成痰，痰湿内蕴，阻滞冲任胞宫，不能摄精成孕。

4. 血瘀　经期产后余血不净，或因摄生不当，邪入胞宫，或寒湿及湿热邪毒久恋下焦，气血失和导致瘀血内阻，胞脉受阻，冲任不通而不能受孕。

二、不孕症治疗

治病必求其本为中医基本治则。本病的治疗，亦不离其中。首先，应针对患者症状的寒热虚实，虚者治宜补益气血、滋养肝肾；实者化痰除湿、疏肝解郁；寒者暖宫散寒。治法并适当结合通调冲任、调补气血、填补奇经等法，使冲任气血通调，胞脉畅通无阻，月经按期来潮，自能摄精成孕。此外，在生活上尚需保持情志舒畅，做到房事有节和劳逸、营养相配合。在治疗方面，有以下经验体会。

1. 肝肾不足子脏虚寒　可酌选温肾丸、右归丸、艾附暖宫丸。如肾气肾精不足，命火尚未大衰，可用大补元煎（《景岳全书》）：人参、山药、熟地黄、杜仲、当归、枸杞子、山茱萸、甘草，加鹿角胶、紫河车。如系肾阳虚衰，可用温胞饮（《傅青主女科》）巴戟天、补骨脂、菟丝子、肉桂、附子、杜仲、白术、山药、芡实、人参。根据"善补阳者，必于阴中求阳，则阳得阴助而生化无穷"的原则，尚须用熟地黄、山茱萸等补肾阴药，桂附八味丸组方即据此意。对于肾气不足者，用毓麟珠（《景岳全书》）：人参、白术、茯苓、白芍、当归、川芎、熟地黄、甘草、菟丝子、杜仲、鹿角霜加补肾药（如山茱萸、枸杞子、何首乌）外，还应用血肉有情之品，如紫河车、龟甲胶、阿胶之类药物，此即所谓"精不足者补之以味"。

2. 肝郁气滞　肝郁症状表现明显、月经延后的患者，可用逍遥散，或开郁种玉汤（《傅青主女科》）：当归、白芍、茯苓、天花粉、牡丹皮、香附，加郁金、枳壳、路路通。经前腹痛明显者，再加金铃子散。

3. 肾虚痰湿阻滞　肾为先天之本，冲任之根，肾虚痰湿阻滞的用苍附导痰丸加补肾药。如见腰酸、溲多、性欲减退者，尤应注意补肾温阳，使肾阳得壮，气化有权，湿亦自化。如见白带多，则可酌加健脾化湿、固任理带药。

4. 胞宫虚寒　如兼见畏寒肢冷、小腹冷感等症，可按所属证型酌加暖胞宫、温冲任药，如温胞饮（《傅青主女科》）：巴戟天、补骨脂、菟丝子、肉桂、附子、杜仲、白术、山药、芡实、人参，加艾叶、蛇床子、小茴香、鹿茸、花椒、吴茱萸等。

5. 掌握排卵期　排卵期前夫妇并治，男方可服壮阳填精药物，《女科正宗·广嗣总论》指出："男精壮而女经调，有子之道也。"

三、病案举例

郑某某，女，1983年4月20日出生。

初　诊　2022年4月9日。

主　诉　结婚两年未孕，今日来潮，量少色淡。

病　史　结婚两年未孕，月经量少，经期仅2～3天，经色淡褐，无痛经，十年前因巧克力囊肿行剥离手术。福建省妇幼保健院诊断为卵巢早衰。

婚育史　0-0-0-0。

辅助检查　（2022年2月14日）性激素六项：FSH 20.58mIU/mL，LH 6.1mIU/mL，PRl 10.3 ng/L，E2 27pg/mL，T 0.10mol/L↓。抗米勒管激素（AMH）：0.38ng/mL，糖类抗原125（CA125）：57.20u/mL。B超检查：子宫多发性肌瘤，3.0cm×3.2cm×3.2cm，0.8cm×0.7cm×1.0cm，2.3cm×2.1cm×2.3cm；右附件包块，7.3cm×5.6cm（囊腺瘤）。

中医诊断　不孕症；月经过少；癥瘕。

西医诊断　原发不孕；子宫多发性肌瘤；右附件囊腺瘤。

治　法　健脾补肾，调理月经。

方　药	党参15g	黄芪15g	枸杞子15g	水蛭3g
	当归10g	川芎6g	鹿角霜15g	丹参10g
	红花6g	香附6g	桃仁6g	皂角刺10g

×7剂

二　诊　2022年4月19日。

病　史　现值经后，末次月经为4月9日，量少色淡，历三天，近日带下增多，色白质稀，腰微酸。舌苔薄，脉滑。

辅助检查　（4月11日）性激素六项：FSH 12.25 mIU/mL，LH 3.23 mIU/mL，

E2 19.3ng/mL，P 0.35pg/mL，T 0.64mol/L，PRL 14.70ng/mL。AMH 0.67ng/mL。

治　　法　健脾补肾，调理冲任。

处　　方

党参 15g	覆盆子 15g	当归 6g	女贞子 15g
白芍 15g	枸杞子 15g	山茱萸 15g	生地黄 15g
熟地黄 15g	鹿角胶 10g	锁阳 10g	沙苑子 15g

×7 剂

三　诊　2022 年 4 月 26 日。

病　　史　末次月经为 4 月 9 日。

辅助检查　（4 月 23 日）B 超检查：左卵泡为 1.6cm×1.6cm，内膜厚度为 0.9cm。（4 月 26 日）B 超检查：左卵泡为 1.7cm×1.7cm，内膜厚度为 1.3cm；右卵泡为 1.2cm×1.3cm；右附件包块为 7.3cm×5.6cm（囊腺瘤）。

治　　法　健脾补肾，调冲助孕。

处　　方

党参 15g	白芍 15g	当归 6g	女贞子 15g
覆盆子 15g	枸杞子 15g	山茱萸 15g	路路通 15g
熟地 15g	鹿角胶 10g	丹参 15g	川芎 5g

×4 剂

四　诊　2022 年 4 月 30 日。

病　　史　末次月经为 4 月 9 日；腰酸眠欠，舌脉如前；B 超检查示卵泡已排，右附件包块 7.3cm×5.6cm。

治　　法　健脾补肾，佐以消癥。

处　　方

党参 15g	白芍 15g	菟丝子 10g	黄芪 15g
枸杞子 15g	天冬 15g	酸枣仁 15g	白花蛇舌草 15g
续断 15g	杜仲 15g	砂仁 4g	山药 15g

×10 剂

五　诊　2022 年 5 月 14 日。

病　　史　停经 35 天，腰酸如折腹痛、便秘，舌薄，脉滑。血 β-HCG 6305.5 mIU/mL，P 33.46ng/mL。尿早孕诊断：（+）。

中医诊断　胎动不安；癥瘕。

西医诊断　早早孕；子宫多发性肌瘤；右附件囊腺瘤。

治　　法　健脾补肾，固任安胎。

处　　方　嘱一周后复查 β-HCG、P 及 B 超检查，排查宫外孕。

党参 15g	黄芪 15g	炒火麻仁 20g	菟丝子 25g
杜仲 25g	续断 25g	苎麻根 15g	黄芩 9g
炙甘草 5g	槲寄生 25g	砂仁 5g	白术 10g
山药 15g			×7剂

六　诊　2022年5月31日。

病　史　停经52天，腰酸乏力，头晕纳呆，舌薄脉细滑。

辅助检查　β-HCG＞50000mIU/ml。B超检查：子宫增大8.1cm×8.0cm×8.5cm，子宫内探得2.5cm×2.3cm×2.2cm孕囊，见胚芽、胎心；子宫多发肌瘤，其中最大3.4cm×2.4cm。卵巢囊肿：左侧为2.2cm×2.3cm，右侧为6.0cm×5.1cm。

治法和处方同上。

6月7日，停经近2个月，B超检查：宫内孕囊为2.9cm×3.1cm×4.1cm，胚芽为2.0cm，见胎心。子宫肌瘤：3.7cm×2.9cm，右侧附件囊肿7.5cm×3.4cm。守上方。

6月21日，妊娠10周，腰酸见瘥，便秘，舌脉同上 B超检查：宫内孕囊4.98cm×3.98cm×7.66cm；胎儿头臀径3.83cm，见胎心；子宫肌瘤3.9cm×3.5cm，右附件囊肿7.3cm×7.4cm。

治　法　予以补肾安胎，佐以消癥善后。

党参 15g	杜仲 25g	续断 25g	苎麻根 15g
黄芩 10g	槲寄生 15g	炒火麻仁 20g	山药 15g
瓜蒌 30g	白芍 15g	酸枣仁 20g	黑豆 15g
白花蛇舌草 15g			

第二节　输卵管阻塞性不孕症治验

输卵管阻塞性不孕症，古医籍并无明确阐述，但根据其症状，可归属于"无子""断绪""带下""癥瘕"等范畴。陈士铎《石室秘录》提到："任督之间，倘有疝瘕之证，则精不能施，因外有所障也。"此"疝瘕"即积聚和癥瘕瘀阻脉络，使精不能施、血不能摄，故无子。本病乃患者宿有湿热内蕴、流注下焦、阻滞气血、瘀积冲任；或经期产后余血未尽、感受湿热之邪，湿热与血搏结、瘀阻冲任、胞脉血行不畅，而致不能摄精受孕。

一、治法

临床上常以内服中药和保留灌肠相结合,疗效显著,具体方法如下。

1. 内服中药　消癥胶囊(主要药物有当归、水蛭、桃仁、延胡索、牡蛎、夏枯草、茯苓、黄芪等)每日3次,每次5粒,15天为一个疗程。

2. 保留灌肠　自制银红Ⅱ号(主要药物有大血藤、败酱草、丹参、桃仁、皂角刺、金银花、橘核等)保留灌肠。方法:排空二便,左侧卧位,暴露臀位,下垫治疗巾,用14~16号导尿管涂上润滑油,如甘油、石蜡油等,插入肛门约15cm,将药液加热至40℃左右,缓慢注入直肠内,并尽量使药液在肠管内保留较长时间。每日1次,15天为一个疗程,一般治疗3个疗程,经期暂停。

3. 神灯局部照射　保留灌肠后,用针灸用的神灯照射小腹两侧,以加快局部血流速度,促进气血运行流畅。

二、体会

(1)本病病因病机为湿热蕴结、气血瘀滞、脏腑功能失调。治宜清热利湿、行气活血、消癥散结。方中金银花、大血藤、败酱草等清热利湿;当归、水蛭、桃仁、延胡索等药行气活血;夏枯草、牡蛎等化痰散结。若纯用活血祛瘀消癥之品,则徒伤正气,于病无益,故方中伍以黄芪益气固本。经过多年临床观察,本方无毒、副作用。

(2)运用中药保留灌肠配合治疗,方中大血藤、败酱草等药清热解毒,有消炎作用;皂角刺、丹参、桃仁等药活血祛瘀,能扩张血管,使局部组织血流量增加,促进组织新陈代谢;加上橘核等药行气化痰。全方旨在清热解毒、活血消癥。根据直肠与子宫、附件相邻,其血管丰富,有助于通过直肠黏膜直接吸收到盆腔;使药物集中在病变部位,充分发挥疗效。

(3)本病以中、青年患者居多,这也是引起不孕症的病因之一。因此中药内外合用治疗输卵管阻塞,深受不孕症患者欢迎,经临床观察疗效亦较为满意。

第三节　中医辅治体外受精－胚胎移植的临床经验

当今社会，不孕症的发病率越来越高，据统计，全世界超过 4850 万对夫妇患有不孕不育症。随着医学的发展，辅助生殖技术（assisted reproductive technology，ART）已广泛应用，体外受精－胚胎移植（in vitro fertilization–embryo transfer，IVF–ET）作为 ART 中最常用的技术之一，其成功率一直在稳步提高，但是仍然不能令人满意。这可能与卵巢功能不全、卵巢氧化应激、卵巢过度刺激综合征（ovarian hyperstimulation syndrome，OHSS）、子宫内膜容受性降低以及移植后的流产有关。现将笔者运用中医药在体外受精－胚胎移植各阶段调理方面的临床经验整理于下。

一、对不孕症的认识

不孕症病因诸多，但不外虚实两端。虚者有肾虚、脾虚；实者有肝郁、血瘀和痰湿。《圣济总录》云："妇人所以无子，由冲任不足，肾气虚寒故也。"此为肾虚不孕。《格致余论》云："妇人无子，率由血少不足以摄精也。"薛立斋《校注妇人良方·求嗣门》云："又有脾胃虚损，不能营养冲任。"此乃血虚脾弱而不孕。《丹溪心法》云："若是肥盛妇人禀受甚厚，恣于酒食，经水不调，不能成胎，谓之躯脂满溢，闭塞子宫。"此为痰湿阻滞、经络阻塞之不孕。陈士铎《辨证录》云："妇人有怀抱素恶，不能生子，乃肝气之郁结也。"此为肝郁不孕。《傅青主女科·种子》云："癥瘕碍胞胎而外障，则胞胎必缩于癥瘕之内，往往精施而不能受。"此乃血瘀不孕。

秉前人论述，结合临床，不孕症常见有肾虚、肝郁、痰湿、血瘀四型。

1. **肾虚**　先天禀赋不足，肾精欠充，月经不能按时而至，或天癸至而不盛，冲任脉虚，胞脉失养，不能摄精成孕；或真阳不足、命门火衰，不能化气行水、寒湿注于胞中，以致宫寒不孕；又有房事不节，精血耗散，胞失煦濡，亦不能成孕。

2. **肝郁**　素体肝血不足、情怀不畅、忧思郁怒，或因肾虚母病及子与脾病及肝等导致肝气郁结、疏泄失常、气血不调、冲任失和，胞宫不能摄精成孕。

3. **痰湿**　素体肥胖或脾肾不足之体，恣食膏粱厚味，导致湿聚成痰，痰湿内蕴，阻滞冲任胞宫，不能摄精成孕。

4. 血瘀 经期、产后余血不净，或因摄生不当、邪入胞宫，或寒湿及湿热邪毒久恋下焦、气血失和导致瘀血内阻、胞脉受阻、冲任不通而不能受孕。

二、中医调治体外受精-胚胎移植的诊疗思路

在 IVF-ET 的降调期、超促排卵期、胚胎移植后黄体支持期应用中医药，可以有效提高 IVF-ET 的所获优质卵数、种植率、临床妊娠率和活产率。

1. 降调期 临床将降调期分为气滞血瘀、湿热瘀阻、痰湿瘀结三型进行辨治。

（1）气滞血瘀型：治当行气活血、逐瘀通络。方取柴胡疏肝汤、开郁种玉汤、四物汤、桃红四物汤、膈下（少腹）逐瘀汤。常用药如柴胡、枳壳、牡丹皮、桃仁、红花、当归、香附、莪术等。

（2）湿热瘀阻型：治当清热利湿、化瘀调经。方选仙方活命饮加薏苡仁、冬瓜仁。常用药如金银花、野菊花、丹参、赤芍、皂角刺、当归、香附等。

（3）痰湿瘀结型：治当燥湿化痰、行滞调经。方取苍附导痰丸、二陈汤合越鞠丸加胆南星、枳壳、苍术、神曲。

2. 超促排卵期 主要是运用大量外源性促性腺激素使处于始基卵泡阶段的卵细胞同时发育，以便取得更多、更均衡的优质卵泡。本期从现代医学理论来讲，主要依赖于卵泡上促性腺激素受体的活性，该活性决定卵泡是否发育及发育的速度。本阶段应益肾助卵、温阳通络，以促进优质卵泡生长同步化、快速发育和长养，以利于顺利取卵。常选温肾丸、右归丸、艾附暖宫丸。如肾气肾精不足、命火尚未大衰，可用大补元煎加鹿角胶、紫河车。如系肾阳虚衰，应根据"善补阳者，必于阴中求阳，则阳得阴助而生化无穷"的原则，除用肉桂、附子等温阳药外，尚须用熟地黄、山茱萸等补肾阴药，桂附八味丸组方即据此意。对于肾精不足者，除用补肾阴药如熟地黄、山茱萸、枸杞子、女贞子外，还应用血肉有情之品，如紫河车、龟甲胶、阿胶之类，此即所谓"精不足者补之以味"。此外虚证治疗勿忘顾及脾胃，以充化源。用药切勿过于腻滞，以免损伤胃气、影响运化，导致血海难盈。如兼见畏寒肢冷、少腹冷感等症，可酌加暖胞宫、温冲任之品，如艾叶、附子、蛇床子、小茴香、鹿茸、花椒、吴茱萸等。

3. 胚胎移植后黄体支持期 本期是指在取卵后，胚胎移植到监测血清是否妊娠的这段时间。本期是关系孕育成功的关键，但也是人工辅助生殖技术成

功的瓶颈，常受多种因素的制约。其中，在新鲜周期，由于受大量促性腺激素的刺激，加之由于取卵过程颗粒细胞的丢失，黄体功能不足，子宫内膜容受性受到影响，很难与自然周期的着床环境一致，无疑会影响胚胎着床，且目前尚无判断子宫内膜着床微环境的客观标准。

肾藏精，主生殖，《素问·奇病论》曰："胞络者，系于肾。"《女科经纶》引《女科集略》曰："女子肾脏系于胎，是母之真气，子之所赖也。"《傅青主女科》亦云："夫妇人受妊，本于肾气之旺也……夫胎也者，夫精与血之相结而成……故肾水足而胎安，肾水亏而胎动。"孕母先天禀赋不足、肾气虚弱，或因多产、房劳损伤，或因孕后不节房事，耗肾精伤肾气，致肾气不固、封藏失职、胎失所系。脾为后天之本、气血生化之源，《难经·四十二难》曰"脾裹血"；《临证指南医案》曰"胎气系于脾，如寄生之托于苞桑……脾气过虚，胎无所附，堕胎难免矣"；《格致余论·胎自堕论》曰"血气虚损，不足荣养，其胎自坠"。

胎居母腹，赖孕母气载血养而发育成实，若其母素体不足、气血虚弱，或由劳倦过度、饮食失宜、忧思气结，或因病恶阻所伤，以致脾虚气弱、化源匮乏；或因他病损伤气血，终至气虚而胎失所载、血失统摄，血亏故胎失所养、胎元不固；或素体肾气虚致肾气不固、封藏失职，胎失所系，胎元不固。本阶段应健脾滋肾、聚精助膜、益气摄胎，以加速取卵后子宫内膜的长养，尽可能与胚胎移植的胚胎发育同步，从而增强子宫内膜的黏附能力，促进胚胎种植和生长。常选寿胎丸加味药用菟丝子、续断、杜仲、桑寄生、覆盆子、黄芪、党参、白术、山药、砂仁等。

中药保留灌肠治疗盆腔包块100例

盆腔包块是妇科常见病、多发病，临床上可见妇女下腹有结块，或胀，或满，或痛者。中医学称之为"癥瘕"，相当于现代医学的女性生殖系统肿瘤、盆腔炎性包块、子宫内膜异位症等。笔者自2002年至2004年间，用中药银红Ⅱ号保留灌肠，配合腹部微波治疗盆腔包块，获得较好疗效，现介绍如下。

（一）临床资料

1. 一般资料 共收治盆腔包块患者160例，用单盲法随机分组，治疗组

100例，对照组60例。其中卵巢囊肿75例，盆腔炎性包块48例，子宫小肌瘤14例，巧克力囊肿23例；年龄19~48岁，平均年龄38岁；病程最短3周，最长3年；已生育者89例，曾有流产史者65例。病人大多在体检中发现子宫小肌瘤和卵巢囊肿，盆腔炎性包块患者多有腹痛病史，子宫内膜异位症患者多有痛经病史。患者在年龄、病情、病程等方面均有可比性，且既往均接受过中西药治疗。

2. 诊断依据 子宫肌瘤患者妇检时可发现子宫增大，部分患者伴有月经量增多；而卵巢囊肿患者在附件区一侧或双侧可触及肿物活动，表面光滑，质中等，部分患者可伴有触痛；盆腔炎性包块患者，可在一侧或双侧附件触及痛性包块，表面不光滑，活动度较差；巧克力囊肿患者也可在单侧或双侧附件区触及包块，表面光滑，但活动度较差，查血CA125＞10U/mL。160例患者均经B超确诊并随访。

（二）治疗方法

1. 治疗组 ①中药银红Ⅱ号保留灌肠：采用自拟方，治以清热利湿、理气行滞、散结消癥。处方为金银花15g，大血藤30g，败酱草30g，重楼15g，三棱9g，莪术9g，橘核15g，䗪虫6g，连翘20g，丹参15g，桃仁9g，皂角刺9g，失笑散12g。上药加水400mL，浸泡0.5h后，浓煎至150mL，待温后保留灌肠，每日1次，连用10天为一疗程，经期停药。

②口服消癥丸。处方：大黄4g，水蛭6g，桃仁4.5g，夏枯草20g，黄芪15g，牡蛎15g，桂枝4.5g，川芎4.5g，莪术6g，赤芍6g，牡丹皮4.5g，䗪虫6g。每日3次，每次4片以活血消癥。

③腹部微波治疗：中药保留灌肠后，选择单侧或双侧病灶，用微波治疗，一侧治疗20min，一般治疗3~4个疗程后行B超复查，以观察疗效。

2. 对照组 口服桂枝茯苓丸，每日3次，每次3片，10天为一疗程，同时配合对症处理。如盆腔炎性包块患者，每于经期、经后、疲劳后症状加重，可加用抗生素；如有痛经，可用中药丹栀逍遥丸、温经汤，或西药依柯镇痛。

（三）治疗结果

1. 疗效标准 ①痊愈：包块消失，伴随症状明显缓解。②显效：包块缩小2/3以上，伴随症状缓解。③有效：包块缩小1/3以上，伴随症状好转。④无效：

包块无缩小，伴随症状存在。

2. 治疗结果 见表2。

表2 两组疗效比较（n%） 单位：例

组别	例数	痊愈	显效	有效	无效
治疗组	100	31（31.0）	42（42.0）	18（18.0）	9（9.0）
对照组	60	12（20.0）	25（41.7）	12（20.0）	11（18.3）

表2中，两组疗效比较，$P < 0.01$，治疗组优于对照组。

（四）体会

一般而言，盆腔包块经发现大多有一个过程，病程较长，病情复杂，特别是盆腔炎性包块、巧克力囊肿，经常反复发作，治疗较为棘手，疗程也较长。

中药银红Ⅱ号保留灌肠药物中，金银花、大血藤、败酱草、重楼清热利湿；三棱、莪术行滞散结；橘核、䗪虫通络散结；桃仁、丹参活血散结；皂角刺、失笑散破气散结。全方共奏清热利湿、理气行滞、散结消癥之功。消癥丸中，大黄、水蛭破血消癥；桃仁、莪术、赤芍、牡丹皮、川芎、夏枯草活血祛瘀；桂枝、䗪虫活络消癥。全方合用，共奏破血通络消癥散结之功。

中药银红Ⅱ号保留灌肠，因系局部用药，可以提高病灶的药物浓度，配合腹部微波治疗，促进盆腔局部血液循环，改善组织营养状况，提高新陈代谢，有利于病灶的消退。

中药银红Ⅱ号保留灌肠，配合口服消癥丸及腹部微波治疗，其疗效明显优于对照组，并能使患者免除手术带来的痛苦，且无毒副作用，临床具有推广意义。

消癥丸合中药保留灌肠治疗卵巢囊肿90例临床观察

笔者应用中药内服外用治疗卵巢囊肿疗效满意，深受不愿手术，尤其迫切要求生育患者的欢迎，现总结90例如下。

（一）临床资料

1. 一般资料 自1994年8月至1998年2月，收集门诊和病房卵巢囊肿病例共 90 例，用单盲法随机分为治疗组 60 例，对照组 30 例。治疗组年龄在 23～30 岁 33 例，31～40 岁 18 例，41～48 岁 9 例；对照组年龄在 23～30 岁 16 例，31～40 岁 10 例，41～48 岁 4 例。卵巢囊肿大小，治疗组中 2～3cm 者 39 例，4～7cm 者 21 例；对照组中 2～3cm 者 20 例，4～7cm 者 10 例。卵巢囊肿病例中兼月经不调 58 例，其中月经后期 23 例，月经先期 20 例；月经量少 17 例，月经量多 18 例，兼慢性盆腔炎 45 例；症状见腹痛 42 例，腰酸 24 例，无临床症状，仅在普查及体检中发现卵巢囊肿 24 例。治疗组与对照组在年龄、病情方面具有可比性（$P>0.05$）。

2. 诊断依据　参照《实用中西医结合诊断治疗学》，所有病例均经 B 超确诊。

（二）治疗方法

1. 治疗组　①内服中药消癥胶囊（本院制剂，主要药物有大黄、水蛭、桃仁、延胡索、牡蛎、夏枯草、黄芪等）每日 3 次，每次 5 粒，15 天为一个疗程。②配合银红Ⅱ号（本院制剂，主要药物有大血藤、败酱草、丹参、桃仁、橘核等）保留灌肠。方法：排空大小便，左侧卧位，暴露臀位，下垫治疗巾，用 14～16 号导尿管涂上润滑油，如甘油、石蜡油等，插入肛门约 15 cm，将药液加热至 40℃左右，缓慢注入直肠内，并尽量使药液在肠管内保留较长时间。每日 1 次，15 天为一个疗程，一般治疗 3 个疗程，经期暂停。

2. 对照组　用桂枝茯苓胶囊口服，每日 3 次，每次 4 粒，15 天为一个疗程，治疗 3 个疗程。

（三）治疗结果

1. 疗效判定　参照 1993 年卫生部制定的《中药新药临床研究指导原则》第一辑《中药新药治疗子宫肌瘤的临床研究指导原则》，拟疗效判定标准。①痊愈：B 超检查囊肿消失，临床症状消失。②显效：B 超检查囊肿缩小 1/2 以上。③有效：B 超检查囊肿缩小 1/3，临床症状减轻或消失，或停药 15 天后，囊肿无增大。④无效：B 超检查囊肿未见明显缩小，症状无改善。

2. 治疗结果　所有病例治疗 3 个疗程后经 B 超复查判定疗效，两组疗效比较见表 3。

表3　两组疗效比较

组别	例数/例	治愈/例	显效/例	有效/例	无效/例	总有效率/%
治疗组	60	25	22	10	3	95.0
对照组	30	7	11	7	5	83.3

临床症状疗效比较见表4。

表4　两组治疗前后临床症状比较　　　　　单位：例

组别	腹痛		腰痛		月经不调	
	治疗前	治疗后	治疗前	治疗后	治疗前	治疗后
治疗组	28	3	15	2	38	10
对照组	14	4	9	1	20	8

表4中治疗组与对照组经卡方检验，$X^2=2.096$，$P<0.05$，两组有显著差异，即治疗组疗效比对照组好。

（四）体会

（1）卵巢囊肿属祖国医学"癥瘕""肠覃"范畴，其病因病机为气血瘀滞、痰湿壅阻、脏腑功能失调。治宜行气活血、化痰消癥。方中大黄、水蛭、桃仁、延胡索等药行气活血；夏枯草、牡蛎等药化痰散结；若纯用活血祛瘀消癥之品，则徒伤正气，于病无益。方中伍以黄芪益气固本。根据临床观察，本方无毒副作用。

（2）运用中药保留灌肠配合治疗，方中大血藤、败酱草等药清热解毒有消炎作用；丹参、桃仁等药活血祛瘀，有扩张血管，使局部组织血流量增加，促进组织新陈代谢；加上橘核等药行气化痰，全方旨在清热解毒、活血消癥。根据直肠与子宫、附件相邻，其血管丰富，有助于通过直肠黏膜直接吸收到盆腔，使药物集中在病变部位，充分发挥疗效。

（3）本病以中青年患者居多，也是引起不孕症的病因之一。因此中药内外合用治疗卵巢囊肿，深受未婚、未育患者的欢迎，经临床观察疗效亦较为满意。

女性面部痤疮治验

女性面部痤疮多发生于青春期，其根本病因在于女性激素分泌失调，雄激素相对增多，导致皮脂腺功能亢进，皮脂腺分泌过多，有利于丙酸杆菌的繁殖。

中医学认为，痤疮的病因是肺热、血热，或因过食油腻、辛辣，或饮酒过度，致脾胃积热，上熏于肺而成；或因大肠积热，移热于肺，外受风寒或热毒而致；或因火热入血络，上发于颜面等。此外，痤疮还应从阴虚血热、肝郁血热和冲任不调等病因病机着手论治，在清肺热的药中加入滋阴凉血、疏肝理气、调和冲任之品，比单纯清热效果要好得多。

常用方：牡丹皮 5g，栀子 6g，绿萼梅 9g，生地黄 15g，赤小豆 15g，丹参 12g，赤芍 12g，牛膝 10g，金银花 15g，连翘 15g，甘草 5g。大便干结者，加大黄通腑泄热。经后阴血亏虚，则予以滋养肝肾、活血凉血治疗，方用滋阴凉血汤：女贞子 15g，枸杞子 15g，生地黄 15g，熟地黄 15g，桑椹 15g，穞豆 15g，赤小豆 15g，金银花 15g，连翘 15g，丹参 9g，赤芍 9g，甘草 5g。10 天为 1 疗程。治疗 3 个疗程，每获良效。方中金银花、连翘、赤小豆清热解毒、消炎抗菌；牡丹皮、绿萼梅、栀子清肝柔肝、清泄郁热；地黄、丹参、赤芍、牛膝凉血活血、化瘀清斑；女贞子、枸杞子、生地黄、熟地黄、桑椹、穞豆滋养肝肾、凉血清热，具有植物雌激素样活性，以对抗雄激素而达到治本的目的。

治疗期间嘱咐患者禁食辛辣燥热食物，禁面部化妆，保持面部清洁。

病案举例

林某，已婚，36 岁。

初　诊　2018 年 2 月 13 日。

主　诉　经期面部及四肢粉刺，丘疹伴瘙痒。

病　史　平素月经延期，2018 年 2 月 6 日服药后方来潮（延期 2 个月）。辰下：面部痤疮，纳眠均可，腰酸，小便调，大便干，舌红苔浊，脉滑。

个人史　无特殊。否认过敏史。

月经史　平素月经延期，14 岁月经初潮，经期 5～7 天，周期欠规律，经量中等，无痛经。

婚育史 已婚，育有 2 胎，流产 1 次。

家族史 无特殊。

中医诊断 月经前后诸证。

西医诊断 面部痤疮。

治　法 滋肾凉血，疏风清热。

处　方

山茱萸 15g	女贞子 15g	枸杞子 15g	生地黄 15g
熟地黄 15g	芋环干 10g	荆芥 6g	防风 6g
茯苓 15g	金银花 15g	连翘 15g	甘草 5g
丹参 15g	浮萍 10g		

每日 1 剂，水煎，连服 7 剂

二　诊 3 月 10 日，停经 34 天，早孕拒查，面部痤疮如前。

舌　脉 舌薄，脉细数。

治　法 清热凉血，活血调经。

处　方

女贞子 15g	生地黄 15g	熟地黄 15g	茯苓 15g
金银花 15g	连翘 15g	甘草 5g	丹参 15g
川芎 6g	当归 10g	牛膝 15g	泽兰 15g

每日 1 剂，水煎，连服 7 剂

上方加减治疗半年多，面部痤疮消失，瘙痒已罢，月经按期来潮。

按 该患者平素月经欠规律，30 天至半年一潮，常需西药催经，经前面部痤疮。证属肾虚湿热瘀阻，治以滋肾凉血血、疏风清热。方中女贞子、生地黄、熟地黄、枸杞子滋补肾阴；金银花、连翘、甘草清热解毒；丹参、川芎、当归、牛膝、泽兰活血凉血；芋环干、荆芥、防风、浮萍疏风止痒；茯苓、健脾利湿。由于女性面部痤疮常在月经前后加重，故根据月经周期进行调理：经前期予以活血凉血、清热利湿；经期予以活血养血理经；经后期予滋肾凉血、疏风清热。经过近半年多的治疗，面部痤疮治愈，未再就诊。

第六章 遣方用药琐谈

第一节 痛经的遣方用药

一、症状

本病主要症状为痛的部位限于下腹部周期性经期或行经前后疼痛，有的痛、胀并作。多数病人疼痛为下腹正中或双侧，或为单侧。痛可伴恶心、呕吐，或腰痛，胸部、乳房胀痛，甚至恶寒、头痛，饮食不进，大便溏滑，可伴月经异常、盆腔炎。症状短则一两天，长则可随月经来潮而持续发作。

二、诊断

一般根据本病的特点作为诊断的依据，其最典型特点就是疼痛具有时钟样准确性，发作于月经周期中的一定时间胀痛，或经前及经期呈阵发性痉挛痛或胀痛。但如果是第一次发作，周期性尚未建立，没有流血，可能怀疑为急腹症。原发性痛经好发于未婚女子，继发性痛经多见于已婚妇女，常伴器质性病变如子宫内膜异位症、盆腔炎。

三、病因病机

1. 气血阻滞 痛在经来之前，伴腹胀、胀痛拒按。

病机：中医认为气为血帅，血随气行，气分郁滞，血行受阻，经脉不能畅通，引起胞宫疼痛。

2. 寒凝血瘀 痛发于经前或行经中，经量少、色暗，下肢冷痛，得热痛减。

病机：寒气伤入冲任二脉，经血不行，子宫瘀血，冲任失养，月经延后故痛。

3. 湿热瘀阻 湿热内蕴或感受湿热之邪与血相抟，蕴结胞宫，冲任、气血失畅，不通则痛。

4. 气血虚弱　痛发于行经期中，经血量多；或痛在经行之后。

病机：素体气血不足，行经时胞宫空虚，引起子宫拘挛疼痛。

5. 肝肾亏虚　经量少，色淡质稀，痛在经后，伴腰膝酸软。

病机：肝肾素亏，精血不足，奇恒之府（脑、髓、骨、脉、胆、胞宫）虚弱，经血行后体内阴血更亏，上不能充分濡养心神，下不够营养经脉胞宫，所以作痛。

以上1、2、3三种属于实的性质，4、5两种属于虚的性质。

四、辨证

本病有寒热虚实气血的不同，一般以痛在经前或经期中者为实，经后始痛为虚；经血多而痛者为虚，经血少而痛者为实；按之痛甚者为实，按之痛减者为虚；得热痛甚为热，喜温得热痛减者为寒；隐痛喜按者为虚，持续作痛为血滞，时痛时止为气郁，痛甚于胀、刺痛为血瘀，胀甚于痛为气滞，痛胀相见为气滞血瘀。根据这些特征参合其他症候，可以辨明病的虚实寒热，在气在血。

五、治疗法则

痛经的原因虽多，但以气血阻滞为要。因此治疗上着重于通调气血，调经止痛、调理冲任。根据病情，虚的补而兼通，实的破瘀兼通，寒的温而兼通，热的清而兼通。切不可无论虚实一概采取攻破方法，以免引起不良后果。对于单纯虚证，没有气血郁滞，就不需要用通的方法，只需着重补虚，气血充足，腹痛自然停止。

六、方药

（一）实证

1. 气血郁滞

经前或经期腹痛，痛连少腹，量不多，经行不畅。

（1）柴胡舒郁汤（《冰玉堂方》）：柴胡、赤芍、当归、生地黄、白术、郁金、牡丹皮、泽兰、香附、砂仁、甘草。

功效：散郁气，化瘀血，通经血止痛。

适应证：痛在经前或经来第一天，量少色紫夹小血块，下腹痛，牵连胸胁乳房，舌质正常或紫暗，脉弦实者。

（2）逍遥散（《太平惠民和剂局方》）：柴胡、白术、茯苓、当归、白芍、薄荷加金铃子散（郁金、延胡索）。

功效：疏肝理气调经。

适应证：经前或经期腹痛，痛连少腹，经量不多，经行不畅，腹胀连肋，月经先后不定，欲呕，素太息，性情抑郁，脉弦者。

2. 血瘀阻滞

（1）血府逐瘀汤（《医林改错》）：桃仁、红花、牛膝、川芎、当归、赤芍、生地黄、柴胡、枳壳、甘草、桔梗。

功效：逐瘀通经止痛。

适应证：痛发于经前或经期，肢酸拒按，经血量少不畅，色黑如血块，块下则舒，脉实，舌质红或紫暗。

（2）失笑散：生蒲黄、五灵脂。引血镇痛。

（3）桃红四物汤：桃仁、红花、川芎、当归、熟地黄、白芍，气滞血瘀者加延胡索、乌药，甚者加乳香、没药。

（4）膈下逐瘀汤（《医林改错》）：川芎、当归、赤芍、桃仁、枳壳、红花、延胡索、五灵脂、乌药、香附、牡丹皮、甘草。

功效：活血化瘀，行气止痛。

适应证：经前或经期少腹疼痛拒暗，经色暗紫有块，舌紫暗，脉弦。

3. 实寒血瘀

（1）少腹逐瘀汤（《医林改错》）：肉桂、干姜、延胡索、小茴香、川芎、当归、没药、生蒲黄、五灵脂。

功效：温通经脉，逐瘀镇痛。

适应证：寒伤冲任、血阻经脉的瘀血作痛，疼痛剧烈，经血不多。

（2）大温经汤（《妇人良方》）：肉桂、莪术、丹参、桂枝、川芎、当归、牛膝、赤芍、天冬、炙甘草。

功效：温经散寒，活血止痛。

适应证：实寒证经前腹中痛。

加减：量少加赤芍，量多加炒白芍。

（3）温经汤（陈自明《妇人大全良方》）：川芎、当归、赤芍、桂枝、党参、莪术、牛膝、牡丹皮、甘草。

功效：温通经脉，活血止痛。

适应证：寒伤冲任痛经血少者，喜热敷，喜温，经血黑色，脉实，舌质正常、舌苔薄白者。

4. 热郁阻滞

（1）宣郁通经汤（《傅青主女科》）：柴胡、赤芍、牡丹皮、栀子、郁金、香附、芥子、当归、黄芩。

功效：疏肝泄热、养血止痛。

适应证：胀甚于痛，气郁症状。合三妙散（黄柏、牛膝、苍术）可用于继发性痛经，由慢性盆腔炎症而引起痛经者，多胀痛并重。

（2）芩连四物汤合金铃子散：黄芩、黄连、川芎、当归、芍药、地黄、川楝子、延胡索。

功效：清泄湿热，养血止痛。

适应证：月经提前，经前腹痛，量多色紫味臭，心烦不寐，尿赤，脉弦数。

加减：痛甚者，桂枝代黄连；血少加赤芍，血多加生地黄、熟地黄止血。

5. 湿热瘀滞

清热调血汤：牡丹皮、黄连、川芎、当归、白芍、生地黄、桃仁、红花、延胡索、莪术加薏苡仁、败酱草。

功效：清热除湿，化瘀止痛。

适应证：湿热瘀阻引起痛经，腹痛拒按，带下秽臭。

（二）虚寒证

（1）十二味温经汤（《金匮要略》）：党参、干姜、桂枝、炙甘草、甘草、川芎、当归、吴茱萸、牡丹皮、阿胶、半夏（煮）、麦冬、艾叶、赤芍、白芍。

功效：温补经脉、散寒止痛。

适应证：虚寒痛经，喜温喜按，血量多或膜性痛经（每次痛经必须流出膜状组织后，痛才能止缓），舌质淡，脉虚。

加减：经量多去川芎。

（2）黄芪建中汤（《金匮要略》）：当归、黄芪、桂枝、白芍、干姜、甘草、党参、饴糖（冲）、大枣。

功效：温补中气，养血止痛。

适应证：经中或经后虚寒作痛，得热痛减、喜按者。

加减：运用白芍超过桂枝量用于镇痛，用镇痛药不可过于耗气。

（三）气血虚弱证

（1）圣愈汤：人参、黄芪、熟地黄、川芎、当归、白芍，可酌加香附、艾叶、鸡血藤养血缓痛。

功效：益气养血，调经止痛。

适应证：经中或经后痛经，喜温喜按，腹痛隐隐。

（2）妇科八珍汤加益母草、香附：党参、白术、茯苓、甘草、川芎、当归、白芍、熟地黄、香附、益母草。

功效：补益气血，调经止痛。

（3）三才大补丸（《苏安医集》）：党参、黄芪、白术、川芎、当归、熟地黄、补骨脂、香附、杜仲、淮山药、阿胶、艾叶。

功效：补益气血，理气止痛。

适应证：痛发于经行之中，腹部隐隐作痛，尤以经后痛为甚，喜按，月经量少、色淡。

（4）胶艾四物汤。

（5）黄芪建中汤加当归、党参。

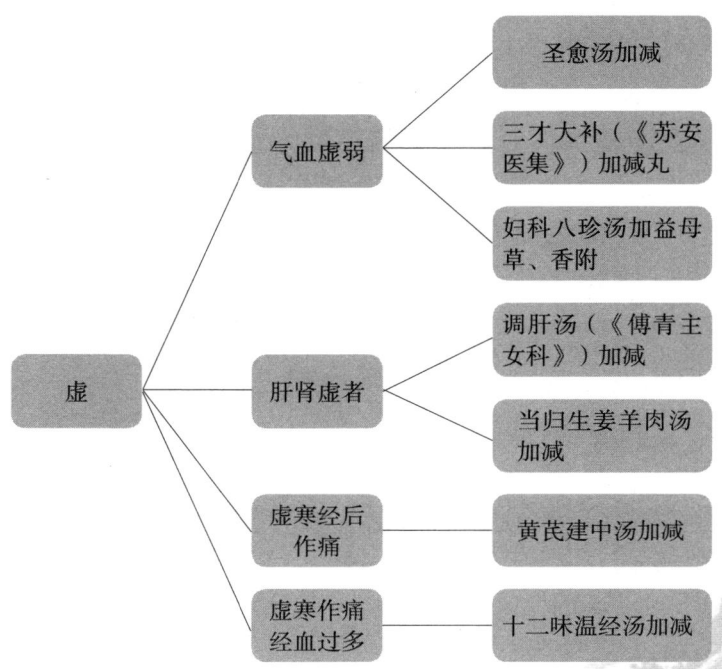

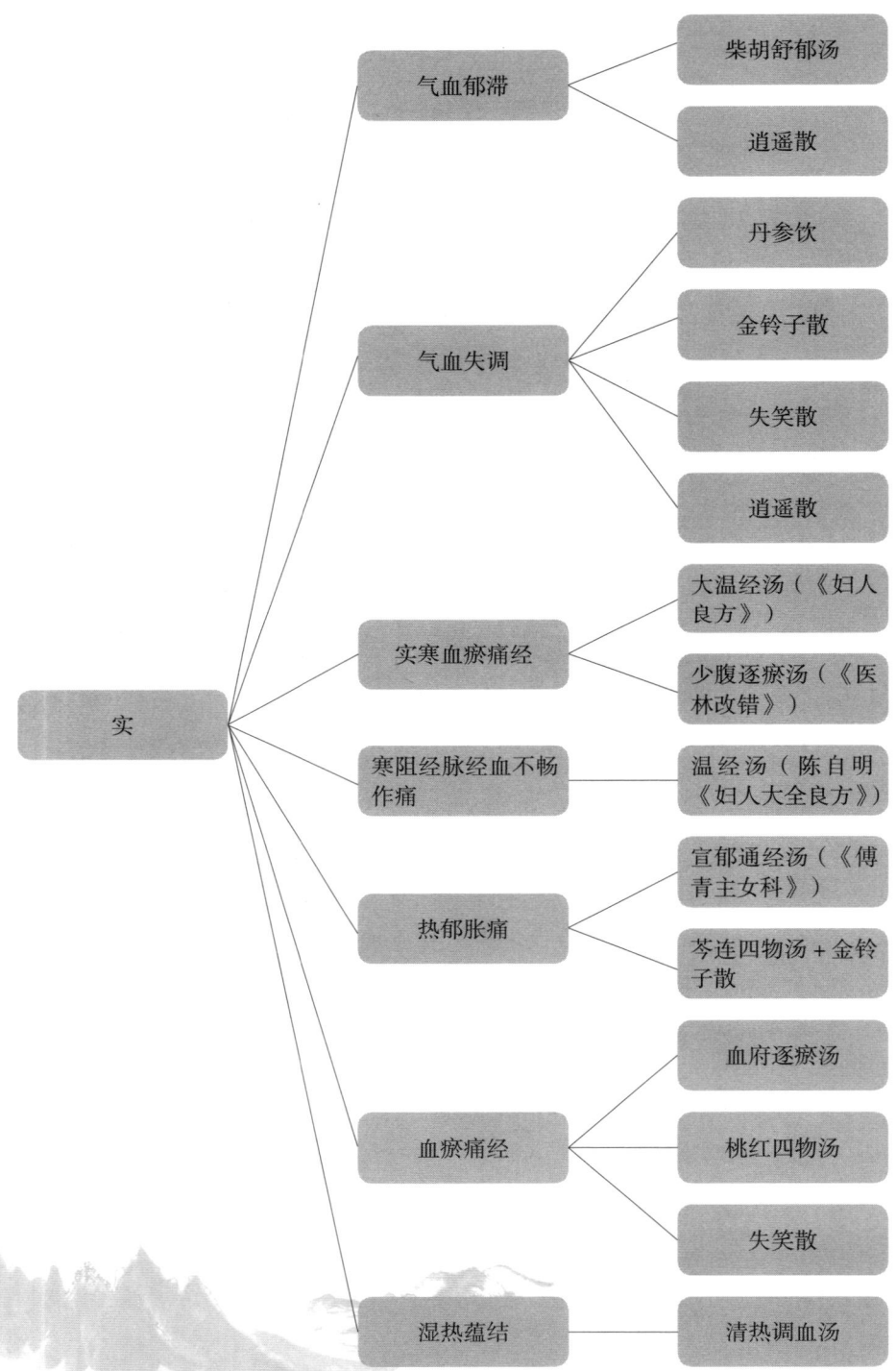

（四）肾虚证

腰脊疼痛，四肢无力，月经量多，疲乏体倦，舌淡，脉细。

（1）调肝汤《傅青主女科》：巴戟天、山茱萸、阿胶、淮山药、当归、白芍、甘草。

功能：调补肝肾、濡养经脉、止虚痛。

适应证：经血行后腰腹酸痛，尤其腰痛更甚于腹痛。

加减：痛甚加乌药，冷痛加桂枝、小茴香，下腹闷痛加党参、黄芪、香附。

（2）当归生姜羊肉汤：当归30g，生姜6g，羊肉。

功能：濡养经脉、养血止痛。本方亦可治疗产后绵乏腹痛。

（五）气血失调证

（1）丹参饮：丹参、檀香、砂仁。

（2）金铃子散：川楝子、延胡索。

（3）逍遥散：当归、白芍、柴胡、茯苓、白术、甘草、薄荷、生姜。

（4）失笑散：生蒲黄、五灵脂。

以上4方调气血、通经脉、祛瘀止痛，适用于气血失调的痛经、经血少者，常与其他方药配合应用。

七、预防与调摄

（1）经期注意保暖，避免受寒及经期感冒。

（2）经期禁食冷饮及寒凉食物。

（3）经期禁游泳、盆浴、冷水浴。

（4）保持阴道清洁与经期卫生。

（5）调畅情志，保持精神舒畅，气机畅达，消除恐惧心理。

第二节　浅谈福州时方治疗绝经前后诸症经验

福州时方乃清代名医陈修园根据福州地域特色编著而成，陈氏云："时方固不逮于经方，而以古法行之，即与经方相表里，亦在乎用之之妙而已。"我师从福州孙氏，循孙氏之法，亦常运用福州时方治疗妇女绝经前后诸症。

绝经前后诸症为妇科常见病、多发病之一，概因妇女绝经前后肾气渐衰、天癸渐竭、冲任二脉虚衰、阴阳失衡而致。《素问·上古天真论》云："女子七岁，肾气盛，齿更发长；二七天癸至，任脉通，太冲脉盛，月事以时下，故有子……七七任脉虚，太冲脉衰少，天癸竭，地道不通，故形坏而无子也。"

精血同源，女子"七七"之年，肾精渐亏，肾水不足以涵养肝木，则见肝肾阴虚或肝阳上亢，以致出现月经紊乱、头晕目眩、耳鸣、腰酸、烘热汗出、足膝疼痛、舌红少苔、脉细数等症；水不涵木，木失条达则见烦躁易怒；若肾水不能上济心火，则心火独亢，心肾不交则见心烦不宁、失眠心悸，甚则情志异常；精血同源，肾阴亏虚，则血虚生风，而见皮肤干燥或瘙痒。绝经之年，肾气渐衰，亦可致肾阳虚惫、火不暖土，脾肾阳虚，则见形寒肢冷、面浮肢肿、小便清长、腰背冷痛、大便溏薄等症。肾藏元阴、元阳，阴损及阳，或阳损及阴，以致阴阳俱损，不能濡养、温煦脏腑，或激发推动身体的正常生理活动，而致诸症丛生。福州孙氏对于治疗该症以补肝肾、调冲任为本，重视肾、肝、脾三脏：肾主藏精，为精血之根本；肝主藏血，精血同源；脾主运化，为气血生化之源。三脏功能调和，则气血自滋，冲任自调，诸病不起。

福州地处东南沿海，地气湿热，发病为湿证、热证居多。绝经之年，天癸渐竭，肾阴渐亏，易化热化燥，故就诊者以肾阴虚有热者多见。治疗该病多以六味地黄丸合二至丸加减，结合孙氏妇科特点，配合福州时方，辨证化裁，疗效显著。肝肾阴虚者，若见头晕目眩加天麻、钩藤、白芍养阴平肝潜阳；若烦躁易怒，加代代花、绿萼梅、玫瑰花三花以柔肝、养肝、清肝；若抑郁善悲，则加李根皮、牡丹皮、白芍以疏肝解郁养肝；烘热汗出加白薇、牡蛎、白芍以滋阴固涩敛汗；膝痛筋挛则加忍冬、木瓜、白芍以利湿养肝舒筋；足跟疼痛则加黑豆、木瓜、白芍以补肾养肝柔筋；全身瘙痒加芋环干、浮萍、白芍以养血疏风止痒；视物昏花加密蒙花、菊花、叶下珠以养肝明目；心神不宁则加百合、白芍、酸枣仁（蜜）以平肝养心宁神等。症见脾肾阳虚者，以《金匮要略》之肾气丸为主或《景岳全书》之右归饮酌加党参、黄芪、仙茅、仙灵脾、茯苓以健脾补肾、益火温阳；阴阳俱虚者，酌加女贞子、稆豆、白芍。

本病核心病机是肾虚，兼及心、肝、脾，属多脏腑功能紊乱、阴阳失调、气血逆乱而引起的一系列复杂的临床症状，治疗一定要辨清阴阳虚实，以补肝肾、调冲任为主法，配合时方遣方用药，以达到预期的治疗效果。

第三节　孙浩铭产后用药经验 4 则

孙浩铭老师是福州市中医院主任医师，是福建省妇科祖传名医，医术精湛，辨证灵活，用药精炼。举产后而言，世俗之见，产后多执温补之法，孙老认为不可偏执于"产后宜温"之说，应随症随人，辨其虚实，毋忘于产后，毋拘于产后，果敢用寒，屡获神效。

兹举随师所见 4 例医案如下。

1. 阳明热结，通腑善用大黄

孙某，女，24 岁，1972 年 6 月 13 日初诊。

患者足月分娩第一胎，产后多服温补食物，6 天后发热无汗、口渴烦躁，脘腹痞满，大便数日未解，小便红赤，舌质红、苔黄燥，脉滑数，体温 38.5℃。治宜泻热通便，方用大黄甘草汤。

处方：大黄 6g，甘草 4g，开水洗后冲服。

药后下腹拘急疼痛，继则下宿便 2～3 次，汗出热渐退，烦躁、痞满、口渴均瘥。再以清热和胃善后，2 剂病愈。

按语　产后血虚津伤，又迭进温补食品，致阴液益亏，粪便数日不下，下窍不通，浊无出路，热聚于胃而发热。急宜"釜底抽薪"之法。若予承气之属，恐产后体虚，不胜峻下，反致病势益深，故取大黄甘草汤两全其美。大黄泻下去实、荡涤肠胃积热，恐下趋太速，加清热甘缓之甘草，以缓大黄之势，完成泻热荡涤之功，而无过激之弊。下窍一通，其热自退。本方取自《金匮要略》，药仅二味，然获捷效，可见孙老用药精炼、独具匠心之处。

2. 口糜盗汗，妙施当归六黄

林某，女，25 岁，1973 年 5 月 30 日初诊。

患者分娩 7 天后，患急性乳腺炎，经西医治疗而愈。两天后口糜丛生，舌中央为针尖状之溃烂点，痛不能食，日夜大汗不止，口渴引饮，夜不能寐，舌质深红，脉细数。治宜滋阴降火，方取当归六黄汤加荠菜。

处方：当归 6g，黄芩 6g，黄连 3g，生地黄 15g，熟地黄 12g，黄芪 12g，黄柏 6g，荠菜 9g。

3 剂后，汗止，舌糜渐退。终以益气养阴善后。

> **按语** 综观脉症，乃一派热盛阴亏之象。邪热燔灼，耗伤心阴，汗为心液，故见大汗不止。势如大伤阴液，心阴益亏。舌为心苗，乃口糜丛生。当归、二地滋阴养血，三黄泻火，取补南泻北之义。更加黄芪益气生津、固卫止汗，使火熄阴复，则汗止、糜退。方中独加荠菜，甘寒无毒，清热泻火，利尿却不伤阴，且使邪火随溺而出。

3. 高热流连，竹叶汤解湿热

孙某，女22岁，1973年11月20日初诊。

患者在福州市第一医院头胎分娩，产后第一天开始发热，持续7天体温不降，体温约39℃。虽用多种抗生素及中药治疗，均未取效，遂请孙老会诊。症见：体温40.3℃，虽高热不恶寒，面赤，语声粗，口干喜热饮，腹胀，大便干，舌质红、苔黄浊腻，脉弦滑数。治以苦寒泄热渗湿之法，拟竹叶石膏汤加减。

处方：鲜竹叶30g，栀子9g，青蒿6g，牡丹皮6g，连翘9g，枯（黄）芩6g，活芦根30g，薏苡仁30g，益母草15g，茵陈9g，碧玉散24g（布包）。

次日会诊：体温38℃，面赤语粗已解，腹胀大减，舌浊见退。上方连服2剂，体温正常，诸恙均解。

> **按语** 本例症属产前积热、外邪传里引动伏热，兼有湿邪，湿热互结为患。患者之父见其发热，自撮炮附、干姜之类试图退热。殊不知里热愈炽，致高热流连不退。急宜苦寒泄热渗湿之法，寒能胜热，苦可燥湿，中病即愈。

4. 肺热臏郁，石膏竟清其源

陈某，女，25岁，1973年8月30日初诊。

患者产后十余天，发热汗出，咳喘不宁，口渴喜饮，舌黄浊，脉滑数。经用竹叶汤合泻白散加减治疗，热稍减。体温38℃，但喘不平，不得着席，唇赤如朱，舌质红、苔黄，脉滑数。治宜清热宣肺、化痰平喘。拟麻杏石甘汤加味。

处方：生麻黄4.5g，苦杏仁4.5g，玉泉散30g，川贝母4.5g，天竺黄9g，竹茹15g，枳壳4.5g。

服1剂后喘稍减，唇红见退，再服3剂，则热退喘平。

> **按语** 本症乃邪热入里，壅遏于肺，肺热臏郁，宣泄失职，故而作喘。方中重用石膏配麻黄以清肺热、宣肺气；合苦杏仁、甘草，佐以川贝母、天竺

黄、竹茹、枳壳清热化痰，共奏宣肺泻热、化痰平喘之效。孙老善用石膏泄里热，鉴于产后患者多畏之如见蛇蝎，故寓于玉泉散中。

第四节 浅谈《傅青主女科》的遣方用药

傅山，明末清初人，原字青竹，后改字青主，《傅青主女科》是其代表作。全书分为带下、血崩、鬼胎（伪胎）、调经、种子、妊娠、小产、难产、正产、产后等类。

傅氏博学，多才多艺，有人称之"博通经史百家，工诗文书画"，尤精于医学医术，并具有高尚医德。其治疗妇产科病重视培补气血，养肝肾，健脾胃，调理奇经，临床注重辨证，理法严谨，遣方实用，用药简易，药性平和，形成独自的风格，为后世临床医家所推崇。正如《傅青主女科·序言》所云："其立方与仲景异……谈症不落古人窠臼，制方不失古人准绳，用药纯和，无一峻品，辨证详明，一目了然。"其创制方如下。

一、月经病

1. 清经散

温经散适用于月经病血热证者。

组成： 牡丹皮、地骨皮、白芍、熟地黄（改用生地黄）、青蒿、茯苓、黄柏。

功效： 滋阴清热，凉血调经。

方中牡丹皮、青蒿、黄柏清热泻火；生地黄、地骨皮养阴清热凉血；白芍柔肝和阴；茯苓行水泻热。全方为清热泻火之剂，但有养阴凉血之品，使热去而阴不伤、血安而经自调。

2. 清肝止淋汤

清肝止淋汤适用于月经病湿热证者或赤带。

组成： 白芍、当归、生地黄、阿胶、黄柏、牡丹皮、牛膝、香附、红枣、黑豆。

功效： 清热利湿，固冲止血。

方中白芍、当归、地黄、黑豆补肾养血柔肝；牡丹皮清肝泻火；香附疏肝解郁；黄柏清热燥湿；牛膝引药下行；阿胶、红枣健脾养血。

3. 逐瘀止血汤

逐瘀止血汤适用于月经病血瘀证者。

组成：大黄、生地黄、归尾、赤芍、牡丹皮、枳壳、龟甲、桃仁。

功效：活血化瘀、固冲止血。

方中生地黄、归尾、赤芍养血止血；桃仁、大黄、牡丹皮活血祛瘀；枳壳行气散结；龟甲养阴止血。

4. 两地汤

两地汤适用于月经病阴虚血热者。

组成：生地黄、地骨皮、玄参、麦冬、阿胶、白芍。

功效：养阴清热，凉血调经。

方中生地黄、玄参、麦冬养阴滋液，壮水以制火；地骨皮泻肾火，清虚热，善止骨蒸潮热；阿胶滋阴补血；白芍养肝柔肝，敛阴和营。全方滋阴壮水，水足则火自平，阴得则阳自秘，而病可愈矣。

5. 清海丸

清海丸适用于月经病阴虚血热者。

组成：熟地黄、地骨皮、山茱萸肉、山药、牡丹皮、五味子、麦冬、白术、白芍、龙骨、桑叶、玄参、沙参、石斛。

功效：养阴生津，清热凉血。

方中熟地黄、白芍养血敛阴；山茱萸滋肾益阴；玄参、牡丹皮、地骨皮养阴生津、清热凉血；桑叶疏风清热；沙参、麦冬、五味子合用，寓生脉散意，有益气养阴之效；伍山药、白术健脾益气，使清热不致伤正，滋阴而不碍脾；配龙骨收敛止血。诸药合用，补阴而无浮动之虑，缩血而无寒凉之苦。使血海清、子宫和、血崩自止。观全方具滋阴降火、清宁血海、益气扶脾、固涩止血诸功。

6. 顺经汤

顺经汤适用于月经病肺肾阴虚者。

组成：当归、熟地黄、沙参、白芍、茯苓、黑荆芥、牡丹皮、牛膝。

功效：滋阴养血，引血归经。

方中当归、白芍养血调经；沙参润肺；熟地黄滋肾养肝；牡丹皮清热凉血；茯苓健脾宁心；黑荆芥引血归经；牛膝引血下行。

7. 健固汤

健固汤适用于月经病肾阳虚者。

组成： 党参、茯苓、巴戟天、薏苡仁、白术。

功效： 健脾益气，补肾温阳。

方中诸药借固护阳气，统摄经血，以助子宫、冲任的固藏，不止血而血自止。

8. 补血解晕汤

补血解晕汤适用于血虚气脱者。

组成： 党参、黄芪、当归、荆芥穗、姜炭。

功效： 益气养血，温经止血。

方中党参、黄芪、当归益气养血；荆芥穗、姜炭温经止血。

9. 调肝汤

调肝汤适用于肝肾亏虚之月经不调或痛经。

组成： 当归、白芍、山茱萸、巴戟天、阿胶、山药、甘草。

功效： 补肾益精，养血健脾。

方中当归、白芍养血柔肝；山茱萸益精气、养肝肾；巴戟天温肾阳、益冲任；阿胶滋阴益血；山药健脾补中。全方补肾益精、养血健脾，以调达肝气而见功。

10. 定经汤

定经汤用于月经病肾虚肝郁者。

组成： 菟丝子（酒炒）、白芍（酒炒）、当归（酒洗）、熟地黄、山药（炒）、茯苓、荆芥穗（炒黑）、柴胡。

功效： 补气养血，疏肝调经。

方中柴胡、荆芥穗疏肝解郁；当归、白芍养血柔肝；菟丝子、熟地黄、山药补肾气、益精血；茯苓健脾行水。全方重在舒肝郁以解肾郁，补肾精以生肝血，使肝肾之气舒而精血旺，则经水自有定期。

11. 固本止崩汤

固本止崩汤用于月经病脾虚证。

组成： 人参、黄芪、白术、熟地黄、当归、炮姜。

功效： 益气养血，固冲止血。

方中人参、白术、黄芪补气培元、固冲摄血；当归、熟地黄滋阴养血；炮姜温中止血。

二、带下病

1. 完带汤

完带汤用于脾虚带下。

组成：白术、山药、人参、白芍、车前子、苍术、陈皮、柴胡、黑荆芥、甘草。

功效：健脾益气，升阳除湿。

方中人参、白术、山药、甘草益气健脾，白术健脾阳，淮山药健脾阴，各药协同为君；苍术、陈皮燥湿健脾、行气和胃；白芍柔肝；轻用柴胡稍佐疏肝解郁，并升阳除湿；黑荆芥入血分，祛风胜湿；车前子利水渗湿。本方为脾、胃、肝三经同治之方，寓补于散之内，寄消于升之中。观其全方，重在一个"湿"字，其补、散、升、消，都是为湿邪开路，补虚而不滞邪，以达健脾益气、升阳除湿止带之效。

2. 易黄汤

易黄汤适用于脾虚湿蕴化热之带下。

组成：山药、芡实、白果、车前子、黄柏。

功效：健脾化湿，清热止带。

方中山药、芡实健脾化湿；白果补任固涩止带；车前子利水渗湿；黄柏清热燥湿。使热去湿化，带下自止。

3. 知柏地黄汤

知柏地黄汤适用于阴虚夹湿之带下。

组成：知母、黄柏、山茱萸、山药、泽泻、牡丹皮、茯苓、熟地黄。

功效：滋肾益阴，清热利湿。

方中熟地黄滋阴补肾；山茱萸温补肝肾、收涩精气；山药健脾滋肾；泽泻清泻肾火；牡丹皮清肝泻火；知母、黄柏清热滋阴泻火。

4. 止带汤

止带汤适用于湿热下注之带下。

组成：猪苓、茯苓、车前子、泽泻、茵陈、赤芍、牡丹皮、黄柏、栀子、牛膝。

功效：清热利湿，佐以解毒杀虫。

方中猪苓、茯苓、车前子、泽泻利水渗湿止带；赤芍、牡丹皮清热凉血活血；黄柏、栀子、茵陈泻火解毒，燥湿止带；牛膝利水，引诸药下行，使湿热清而带下止。

5. 龙胆泻肝汤

龙胆泻肝汤适用于肝经湿热下注之带下。

组成：龙胆草、当归、柴胡、生地黄、木通、车前子、泽泻、甘草。

功效：泻肝清热，佐以解毒杀虫。

方中龙胆草泻肝清热；当归、柴胡、生地黄疏肝清热，凉血活血；木通、车前子、泽泻利水渗湿；甘草调和诸药，达泻肝火清湿热之效。

6. 五味消毒饮

五味消毒饮适用于热毒蕴蒸之带下。

组成：蒲公英、金银花、野菊花、紫花地丁、紫背天葵。

功效：清热解毒。

方中诸药清热解毒，清热毒引起之带下。

三、妊娠病

1. 安奠二天汤

安奠二天汤适用于脾肾虚弱之胎元不固。

组成：人参、熟地黄、白术、山药、山茱萸、炙甘草、杜仲、枸杞子、白扁豆。

功效：健脾益气，补肾填精。

方中人参、白术、熟地黄大补脾肾，并补冲任为君；佐以杜仲、山茱萸、枸杞子补肝肾、益精血为臣；山药、白扁豆、炙甘草健脾束带。全方共奏补肾健脾、养血安胎之功。

2. 温土毓麟汤

温土毓麟汤适用于肾阳虚胎元不固者。

组成：巴戟天、覆盆子、白术、人参、山药。

功效：温肾补肝，益气健脾。

方中巴戟天、覆盆子温肾补肝，使精血相生，以育胞胎；人参、白术、山药益气健脾，以滋化源；共使源盛流畅，则血有所生，胎有所养。

3. 救母丹

救母丹适用于胎儿不下气虚者。

组成：人参、当归、川芎、益母草、赤石脂、荆芥穗（炒黑）。

功效：益气养血，化瘀活血。

方中人参大补元气，以运胎外出；当归、川芎、益母草养血活血，使气行则血行；赤石脂化恶血，使恶血去而胎自下；炒荆芥穗引血归经，使其胎下而不致流血过多。

4. 寿胎丸（《医学衷中参西录》）

寿胎丸适用于妊娠胎动不安、胎萎不长者。

组成：菟丝子、阿胶、桑寄生、续断。

功效：补肾健脾，益气安胎。

方中菟丝子补益肾精，使肾旺而自能荫胎；桑寄生、续断补肝肾、固冲任，使胎气强壮；阿胶滋阴养血，使冲任血旺、胎气自固。四药配合，共奏补肾安胎之功。

四、产后病

1. 肠宁汤

肠宁汤用于产后气血虚腹痛者。

组成：当归、熟地黄、阿胶、人参、山药、续断、麦冬、肉桂、甘草。

功效：益气补血，缓急止痛。

方中当归、熟地黄、阿胶、麦冬养血益阴；人参、淮山药、甘草益气扶脾以生血；续断补肾养肝以益精血；佐肉桂少许，取其温通，使血脉畅行。全方补血益气，血充则胞脉得养、气血流畅、腹痛自除。

2. 加减当归补血汤

加减当归补血汤用于产后血虚血瘀者。

组成：黄芪、当归、三七、桑叶。

功效：益气止血，化瘀止血。

养血方中黄芪、当归益气止血；三七化瘀止血；桑叶疏风止血。

3. 生化汤

生化汤用于产后血瘀腹痛兼血寒者。

组成：当归、川芎、桃仁、炮姜、炙甘草。

功效：活血化瘀，温经止痛。

方中重用当归补血活血、化瘀生新为君；川芎活血行气祛风、桃仁活血祛瘀为臣；炮姜温经散寒、收缩子宫、止痛止血为佐；炙甘草和中、调和诸药为使。

4. 麻黄根汤

麻黄根汤用于产后自汗者。

组成：人参、当归、黄芪、白术、桂枝、甘草、麻黄根、牡蛎、浮小麦。

功效：益气健脾，固涩止汗。

方中黄芪、白术、人参益气健脾固表；当归养血和营；桂枝调和营卫；麻黄根、浮小麦、牡蛎止汗固涩。全方有益气固表、养血和营、止汗固涩之效。

5. 通乳丹

通乳丹用于产后气血两虚、乳汁缺少者。

组成：人参、黄芪、当归、麦冬、通草、桔梗、猪蹄（2个）。

功效：益气健脾，养血通乳。

方中当归、麦冬养血滋液；人参、黄芪补气健脾生血以化乳，又能补气行气以化乳；通草宣络通乳；猪蹄为血肉有情之品，能补益、滋养、通乳；桔梗载诸药入胸乳。全方共奏补气养血、增液通乳之效。

五、不孕症

1. 养精种玉汤

养精种玉汤适用于肾阴虚者。

组成：当归、白芍、熟地黄、山茱萸。

功效：滋肾养血，调补冲任。

方中当归、白芍滋养肝血；熟地黄、山茱萸补益肾精；女贞子、墨旱莲滋阴填精。全方共奏滋阴养血填精之功。

2. 温胞饮

温胞饮用于肾阳不足之不孕。

组成：巴戟天、补骨脂、菟丝子、肉桂、附子、杜仲、白术、山药、芡实、人参。

功效：温肾暖宫，调补冲任。

方中巴戟天、补骨脂、菟丝子、杜仲温肾助阳益气；肉桂、附子补益命门、温肾助阳以化阴；人参、白术益气健脾，以养化源并除湿；山药、芡实补肾涩精而止带。全方共奏温肾助阳暖宫、填精助孕之效。

3. 清骨滋肾汤

清骨滋肾汤适用于阴虚血热之不孕。

组成：地骨皮、牡丹皮、沙参、麦冬、玄参、五味子、白术、石斛。

功效：清肝滋肾，养阴清热。

方中地骨皮清肾中虚火；牡丹皮清肝火；沙参、麦冬、玄参滋阴壮水；五味子敛阴；龟甲滋润填精；白术、石斛健脾以滋其化源。全方具有清火滋水、养阴清热之功。

4. 开郁种玉汤

开郁种玉汤用于肝郁之不孕。

组成：当归、白芍、白术、茯苓、牡丹皮、香附、天花粉。

功效：疏肝解郁，理血调经。

方中当归、白芍养血柔肝；白术、茯苓健脾培土；牡丹皮凉血活血；香附理气解郁调经；天花粉清热生津。

5. 加味补中益气汤

加味补中益气汤用于痰湿之不孕。

组成：人参、黄芪、柴胡、甘草、当归、白术、升麻、陈皮、茯苓、半夏。

功效：益气升阳、化痰调经。

方中人参、黄芪、甘草益气健脾；升麻、柴胡升阳化湿；当归、白术养血健脾；陈皮、茯苓、半夏燥湿化痰。全方共成益气升阳、化痰和血、调经种子之功。

第五节　药膳在妇产科中的应用体会

药膳是指采用一定性味的中药和与之相应的食物搭配调制服用，应用于妇科，以达到未病先防、已病早愈、养生健体、益寿延年的作用。

《黄帝内经》所讲的养生就是通过人体自身规律来保健，这是我国早期的医学理论，药膳也因此而传承下来。五谷杂粮为食之本，不同的食物对人体的保健作用不一样，对不同体质的人又会产生不同的结果。南北两地，因气候不同，食物更是千差万别，这就是很多北方人来南方不适应、南方人去北方不适应的道理。人们通过自身的调节和饮食调整，保持身体健康，就是养生保健的终极目的。

在治疗妇科疾病的过程中，需要一定的饮食辅助调理，以加快疾病痊愈。如患虚寒疾病者，则宜温补食物药膳辅助，而不可再服寒凉之品。

在妇科疾病的恢复过程中，辅以必要的药膳调理，对促进体力的恢复和免疫功能的提高，起着十分重要的作用。

一、月经病

（一）功能失调性子宫出血

功能失调性子宫出血包括崩漏、月经过多、月经先期、经期延长、经间期出血等，临床常见以下几型。

1. 血热型

血热型可见于崩漏、月经过多、月经先期，治宜清热凉血调经。

（1）崩漏：①鲜莲藕、鲜白萝卜、鲜墨旱莲各500g，榨汁频服。每2日1剂。②莲草、白茅根各30g，猪瘦肉50g，加水共煮至肉熟烂，去渣吃肉喝汤。③鲜莲藕、生地黄各30g，粳米100g，将鲜莲藕、生地黄水煎取汁，与粳米共煮粥食用。④芹菜20g，益母草50g，当归10g，鸡蛋2个，将芹菜、益母草、当归加水煎煮2次，去渣取汁，两煎药液混合煮沸，打入鸡蛋搅匀即成。每日1剂，分2次佐餐食，可连续服食。

（2）月经过多：①黄芩100g，陈醋250g，大米60g，冰糖适量。将黄芩放入陈醋中浸泡10日后，滤出焙干研末；另将大米煮成粥后，加入20g黄芩末及冰糖，调匀服食，每日1次，连服5天。②马齿苋25g，鸡蛋2个。将马齿苋捣烂绞汁，取鸡蛋清与药汁混匀，冲入沸水，每日1剂，分2次服。③鲜荠菜90g，蜜枣6枚，加清水3碗煮至1碗，去渣饮用，每日1剂。

（3）经期延长：①芹菜200g，鲜茅根60g。上药洗净，榨汁服用，每日1剂，分2次服。②生地黄、天冬、黄精各30g，粳米适量。将前3味加水煎后去渣取汁，加入粳米煮粥，可常服用。③麦冬、百合各20g，白茅根15g，水煎代茶饮。

2. 血瘀型

血瘀型见于崩漏、月经过多、月经先期、经期延长、经间期出血等，治宜活血化瘀调经。

（1）崩漏：①猪蹄1只，牛膝20g，黄酒适量，炖服，连服10天。②三七10g，鸡肉50g，加适量水煮熟，调入适量盐、黄酒，食肉喝汤。③三七粉3~5g，藕汁50mL，鸡蛋1个。将鸡蛋去壳，加入三七粉、藕汁，调匀煮沸服用，每日1次，连服7日。④山楂30g，红糖适量。山楂水煎后加红糖，代茶饮。

（2）月经先期：①鲜莲藕500g，生侧柏叶100g，蜂蜜15g。将鲜莲藕、生侧柏叶切碎，再用冷开水浸洗后榨汁，加入蜂蜜调匀，文火炖5min，随量饮用。②生三七3g，丹参10g，鸡蛋2个。鸡蛋用针扎小孔，与生三七、丹参加水同煮，蛋熟后吃蛋喝汤，每日1剂。

（3）月经过多：益母草60g，鸡蛋2个。鸡蛋用针扎小孔，与益母草加水同煮，蛋熟后吃蛋喝汤。

（4）经期延长：乌贼骨、山楂各10g，藕片15g，水煎服。

（5）经间期出血：①香附10g，川芎6g，红糖50g，加适量水煎服，每日1剂，分2次早晚空腹服，连用7日为一疗程。②紫珠草200g（干品减半），鸡蛋4个，同放入瓦锅内，待蛋色煮至黑色即成。每次服1个鸡蛋，每日2次，连用100个为一疗程。

3. 湿热型

湿热型见于经期延长、经间期出血，治宜清热利湿。

（1）经期延长：赤小豆30g，薏苡仁30g，粳米100g，煮粥服。

（2）经间期出血：①川芎10g，薏苡仁50g，粳米50g。将川芎用纱布包好，与薏苡仁、粳米同煮粥，每日1剂，分2次服，7天为一疗程。②绿豆50g，薏苡仁30g，猪大肠250g。将绿豆、薏苡仁装入大肠，加少量水，扎紧，加水煮烂，每日1剂，7日为一疗程。

4. 气虚型

气虚型见于崩漏、月经过多、月经先期等，治宜益气调经。

（1）崩漏：①西洋参10g，乳鸽1只，黄芪10g，炖服。②猪肚1个，莲子50g。将莲子装入猪肚中，加水煮熟后，加适量调味品即成，分5日服。③人参5g，核桃肉15g，水煎服。

（2）月经先期：党参15g，绿心豆、红糖各30g，加水煎服，每日1剂，经前连服7天。

（3）月经过多：①乌鸡1只，黄芪50g，党参30g，艾叶1.5g，炖服，加调味即可。②蚌肉 100g，白果肉 15g，黄芪 60g，党参 15g，加水炖服，加调味即可，每日 1 剂，分 2 次服，3～5 天为一疗程。

（4）经期延长：海参 150g，粳米 100g，共煮粥服用，每日 1 剂。

5. **肾虚型**

肾虚型可见于崩漏、月经先期、经间期出血等，治宜补肾调经。

（1）崩漏：①猪腰 2 个，杜仲 30g，核桃肉 30g。将杜仲用武火烧沸，去渣取汁，取药汁煮猪腰与核桃肉，加调味即可食。②羊肉 500g，生地黄 15g，当归 15g，干姜 10g，加水用文火焖熟，加调味即可。③荔枝干果 30g，水煎服。

（2）月经先期：①生地黄 50g，鳖 1 只。将鳖去头，剖去内脏，洗净切块，二者一起加入砂锅内，加水适量，文火炖熟后，加调料即可。②鲜生地黄、枸杞子各 30g，粳米 100g，白糖适量，共煮粥食用。

（3）经间期出血：①熟地黄 150g，粳米 50g，冰糖适量。熟地黄洗净捣烂，和粳米、冰糖入砂锅，加水煮粥食用。②香菇 20 朵，鲜蚌 3 个，葱 2 根，生姜 15g。香菇洗净切丝，鲜蚌洗净取肉，生姜去皮榨汁，葱切粒，用生姜汁、盐、淀粉、米酒拌鲜蚌肉，加入香菇丝、葱粒，文火隔水煮熟即可食用。

（二）痛经

本病临床常分为以下几型。

1. **气血虚弱型** 治宜益气养血调经。

（1）鸡血藤 500g，冰糖 250g。鸡血藤加水煎煮 3～4 次，过滤取汁，用微火浓缩，加冰糖制成稠膏，每次服 15～20g，每日 2 次，经前连服 1 周。

（2）当归 30g，生姜 60g，羊肉 500g，加水共煮即可。

2. **肾气亏损型** 治宜补肾调经。

何首乌（片）20g，鲜猪肝 250g，（水发）木耳 25g，青菜适量。何首乌（片）加水 200mL 煮成 20mL 浓汁，加适量酱油、盐、料酒备用。用素油炒猪肝至八成熟，再倒入何首乌汁炒匀，最后加青菜炒后即成。

3. **气滞血瘀型** 治宜活血调经。

川芎 6g，丹参 12g，鸡蛋 2 个，水煮，饮汤食蛋，每日 1 剂，分 2 次，经前连服 1 周。

4. **湿热郁结型** 治宜清热利湿调经。

薏苡仁 30g，大米 25g，加水至 1000mL 煮粥，每晚 1 次，于经前 1 天开始服，连服 5 天。

5. 寒凝血瘀型 治宜温经暖宫，散寒调经。

（1）桂皮 6g，山楂肉 100g，红糖 3g。上 2 味药加水 500mL 煎煮，去渣取汁，加红糖调服，于月经来潮当天温服，早晚各一次，连服 3 天。

（2）艾叶 30g，大、小茴香各 30g，鸡蛋 2 个。鸡蛋洗净后，与上药同煮，蛋熟后去壳再煮片刻，饮汤食蛋，可经常服。

（三）闭经

本病临床常分为以下几型。

1. 肝肾不足型 治宜补益肝肾调经。

（1）枸杞子 30g，兔肉 250g，共煮加调味即可。

（2）鳖甲 30g，白鸽 1 只。将白鸽去毛及内脏洗净，鳖甲打碎装入白鸽腹内，放入砂锅加适量水，炖熟后加调味品即可食用，隔日服 1 次，连服 7 次。

（3）枸杞子、栗子、核桃仁各 50g，共煮粥服，每日 1 剂。

2. 气血两虚型 治宜补益气血调经。

（1）木瓜 1 个，红枣 20 枚，猪肝 100g。将木瓜切开洗净，与猪肝、红枣置砂锅加水适量，煮熟即食，宜常服。

（2）鸽子 1 只，党参 25g，当归 12g。将鸽子洗净，加党参、当归及适量水煨汤服。

3. 气滞血瘀型 治宜活血祛瘀调经。

（1）黄花菜 24g，当归 24g，猪瘦肉适量。上 2 味药加水煎煮，去渣取汁，药汁加猪肉同煮即可。

（2）桃仁 10g，莲藕 250g。将莲藕切成小块与桃仁加水煮汤，加调味料即可食用。

（3）泽兰 30g，红花 15g，粳米 50g。前 2 味药煎汤去渣，与粳米煮成粥，熟后加适量红糖或黄酒，每日 1 剂，分 2 次温服，5～7 天为一疗程。

4. 寒凝血瘀型 治宜温经散寒，祛瘀调经。

（1）红葱头 120g，猪瘦肉 60g，加水共煮即可。

（2）艾叶 10g，生姜 15g，鸡蛋 2 个，同煮 10min 后，鸡蛋去壳再煮 30min，即可，每日 1 次，连服 1 周。

5. 痰湿阻滞型　治宜化痰祛湿，行滞调经。

（1）大雪梨 30g，川贝母 9g，银耳 18g，冰糖适量，加水同炖 1 小时，分 2 次吃，可常服。

（2）苍术 30g，粳米 30g。苍术加水煎煮后，去渣取汁，粳米加水煮至八分熟，加入药汁共煮食用，每日 1~2 次，常服。

（四）经前期紧张综合征

本病临床常分为以下几型。

1. 阴虚火旺型　治宜滋阴清热调经。

（1）枸杞子 15g，菊花 10g，山药 20g，粳米 100g。先将菊花加水煎服，去渣取汁，入余下 3 味，用文火煮粥，每日 1 剂，早晚空腹食用，经前开始，连用 1 周。

（2）鲜百合 50g，莲子 9g，粳米 100g，蜂蜜 30g，煮粥，经前 1 周佐餐连服，至月经来潮。

2. 肝郁化火型　治宜清肝泻火调经。

菊花 10g，乌龙茶适量，加沸水泡服，每日 1 剂代茶饮。

3. 心胃火旺型　治宜清热泻火调经。

（1）芹菜 100g，小番茄 1 个，雪梨 150g，柠檬 1/5 个，捣烂绞汁饮用。

（2）鲜莲藕 500g，白糖适量，捣汁加糖饮用。

4. 脾肾阳虚型　治宜温肾调经。

（1）芡实、百合各 60g，加水煮熟服用。

（2）薏苡仁 100g，红枣 20 枚，加水煮熟服用。

（3）龙眼肉 25g，空心白莲 10g，芡实 30g，白糖 100g，粳米 100g。

将芡实煮熟去壳，捣碎；粳米加水 1000mL，再加入龙眼肉、芡实、莲子，煮粥，调入白糖即可，每日 1 次。

5. 血瘀型　治宜活血调经。

川芎 15g，白芷 5g，鲢鱼头 200g，放入锅内，加适量水及佐料炖煮，每日 1 剂，连服 1 周。

（五）围绝经期综合征

（1）百合 45g，蜂蜜适量，置锅中用文火煮熟，于睡前 15min，加热服 1 次。

（2）酸枣仁 30g，粳米 60g，羊肉 60g。将酸枣仁用纱布包，羊肉洗净切片，与粳米同入锅，加水 1000mL 煮粥，粥熟后去纱布包，加适量红糖服食。

二、常见女性生殖系统炎症

（一）阴道炎

本病临床常分为以下几型。

1. 湿热下注型 治宜清利湿热。

（1）薏苡仁 30g，赤小豆 30g，共煮粥服，宜常服。

（2）黄花菜 30g，马齿苋 30g，水煮服，吃菜喝汤。

2. 肾阴亏虚型 治宜滋肾养阴。

（1）枸杞子 15g，生地黄 15g，大米 100g。生地黄用纱布包好，同枸杞子、大米一起加水煮熟，每日 1 剂，分 2 次服，10～15 天为一疗程。

（2）薏苡仁 30g，萆薢 10g，粳米 100g，同煮粥，粥熟调入适量冰糖服食，每日 1 次，连服 5～10 天。

（二）宫颈炎

本病临床常见以下两类。

1. 湿热蕴盛 治宜清利湿热。

（1）鸡蛋清 3 个，鲜马齿苋 60g，加水适量炖熟，温食，每日 2 次。

（2）苋菜 50g，大蒜头 1 个，粳米 100g，共煮粥服食。

2. 湿毒内侵 治宜清利湿毒。

蚌肉 45g，白鸡冠花 15g，二者放入陶瓷罐中隔水文火炖至蚌熟，每日 1 次，连服 7～10 天。

（三）盆腔炎

本病临床常见以下三种。

1. 热毒壅盛 治宜清热解毒。

鲜马齿苋 60g，鸡蛋清 3 个；加水适量，盐少许，炖熟服食，每日 1 剂，3～7 天为一疗程。

2. 下焦湿热 治宜清利湿热。

薏苡仁 30g，赤豆 10g，大米 50g，白糖适量。将赤豆与薏苡仁、大米同放锅内，加适量水，煮至粥熟，调入白糖服食，隔日1剂，分2次服，连服5~7剂。

3. 气滞血瘀　治宜行气活血。

桃仁10g，皂角刺10g，大米100g，白糖适量。将桃仁、皂角刺用纱布包好，放入锅内与大米加水同煮粥，粥熟去药包，调入白糖煮沸服食，每日1剂，分2次服。

三、产科常见疾病

（一）先兆流产

本病临床常分以下几型。

1. 肾虚型　治宜补肾安胎。

（1）枸杞子250g，母鸡1只。将母鸡去毛及内脏洗净，与枸杞子同置瓦罐中加水适量，文火炖3h，加适量调味品，吃肉喝汤，每日1剂，分3次服。

（2）鲈鱼250g，苎麻根30g。将鲈鱼去鳞及内脏，洗净切段，苎麻根洗净，与鲈鱼同入瓦煲内，加水适量，用文火煲至鲈鱼熟透，加少许食盐及调味品后食鱼喝汤，每日1次，连服5~7天。

（3）杜仲15g，猪肾1个。将猪肾切开，去筋膜，同椒盐水淹浸除腥气，然后与杜仲同置砂锅中加水煨熟即可，食肾饮汤，每日1剂，分2次服，连服7天为一疗程。

2. 气血两虚型　治宜补气益血安胎。

莲子100g，葡萄干30g。将莲子去心，与葡萄干同入锅中，加水适量，共煮至熟烂即成，每日2次，早、晚佐餐吃莲子、葡萄干，喝汤，连服10日。

3. 血热型　治宜清热安胎。

（1）黑豆90g，米酒30g。将黑豆、米酒置砂锅内，加水适量，用文火煮至黑豆熟烂后服食，每日1次。

（2）活鲤鱼500g，苎麻根30g，糯米50g。鲤鱼去内脏洗净，切片煎汤；苎麻根加水另煎，去渣取汁，入鱼汤中；再加糯米和适量葱、姜、油、盐共煮粥服食，分2次早、晚热服，连服3天。

4. 预防习惯性流产

荔枝叶30g，苎麻根15g，鸡蛋3个。上药与鸡蛋同煮，蛋熟吃蛋饮汤，每日1剂，分3次服。

（二）妊娠剧吐

1. 脾胃虚弱型 治宜健脾止呕。

（1）甘蔗、生姜各适量。将甘蔗、生姜分别榨汁，取甘蔗汁1杯，生姜汁4～5滴混匀，每隔1h服少许。

（2）大枣10g，甘草6g，用开水浸泡30min后，取汁频服。

（3）糯米250g，生姜汁3匙。将炒锅放在文火上，倒入糯米、生姜汁同炒，至糯米爆破，研粉备用。同时每次取1～2汤匙，用开水调服，每日2次，一般5～7次即有效。

2. 肝胃不和型 治宜和胃止呕。

新鲜黄皮果250g，白糖适量；将黄皮果洗净，加盐腌制，晒干备用，每次取15g，用清水一碗半，煮至一碗，加白糖调服。

3. 痰湿阻滞型 治宜化痰止呕。

（1）陈皮10g，鸡蛋2个；将陈皮焙脆后研末，鸡蛋打匀置碗中，调入陈皮末及少许姜、食盐，蒸熟后入适量葱丝服食，每日1次，可连服4～5次。

（2）柚子皮10g，金橘适量。柚子皮煎汤代茶，同时吃金橘。

（三）产褥感染

本病临床常分为以下几型。

1. 感染邪毒 治宜清热解毒。

（1）苦菜100g，金银花20g，蒲公英20g，白萝卜200g。上4味药加适量水共煎煮，待白萝卜熟后起锅去药，吃萝卜饮汤，每日1剂，连服5天。

（2）鲜马齿苋150g，蜂蜜适量。鲜马齿苋榨汁拌蜂蜜服，每日1剂。

2. 血虚型 治宜养气血和营卫。

（1）黑豆500g，生姜50g，当归30g，黄酒适量。将黑豆炒香，生姜焙干，与当归共研成细末，每次15g，每日2次，黄酒送服。

（2）人参7g，鹌鹑蛋2个，米醋100mL。将人参煎汤，去渣取汁，蛋打散，将人参汤与米醋共煮沸，冲入鹌鹑蛋中成蛋花汤，每日1剂，分2～3次温服，连服1周。

（3）党参30g，当归10g，母鸡1只。将母鸡去毛、内脏，洗净，与党参、当归同置砂锅中，加水适量，文火炖熟烂，加适量调料即可，空腹少量多次食用。

3. 血瘀型 治宜活血化瘀。

（1）桃仁10g，白莲藕250g，红糖适量。将桃仁去皮，莲藕洗净切片，放入煲内，加水500mL煮汤，加糖调味，食藕饮汤，每日1次，连服3~7次。

（2）山楂100g，小米500g，白糖150g。将山楂打碎，小米水煎取浓汁，在加入山楂煎煮至熟后，入红糖搅匀，每日1剂，早晚分服，连用3天。

（四）子宫复旧不全

本病临床常分为以下几型。

1. 气虚型 治宜益气养血止血。

（1）红参6g，黄芪30g，小母鸡1只。将小母鸡去毛及内脏洗净，置砂锅内，加入红参、黄芪及水适量，共煮熟后加姜、葱、盐等调味，分次服食。

（2）黄芪50g，当归15g，粳米100g。前2味药加水煎煮2次，去渣取汁，入粳米煮粥服，每日1剂，连服5~7天。

2. 血热型 治宜清热凉血止血。

鲜藕片100g，白糖适量；将藕片捣碎，榨汁调白糖，分次服。

3. 血瘀型 治宜祛瘀止血。

（1）生山楂30g，红糖30g，水煎服，每日1剂，连服3天。

（2）三七10g，童子鸡1只，将童子鸡去毛及内脏，洗净切块，与三七同入锅内煮熟后加适量姜、葱、食盐调味，分次服食。

（五）产后缺乳

本病临床常分为以下几型。

1. 气血两虚型 治宜补气养血。

（1）豆浆1000mL，豌豆200g，赤小豆200g，红糖适量。将上3味置锅内加水共煮熟，调入红糖服食，随时常服。

（2）花生米200g，猪蹄2只。将猪蹄洗净切块，与花生米同置砂锅中，加水适量、食盐少许，共煮至熟烂即可服食，随量常服。

（3）鲜甘薯叶250g，五花肉200g。将甘薯叶洗净，五花肉洗净切片，置砂锅内，加入姜、葱、食盐等炒至肉熟起锅即可，分顿食用，连服3~5天。

（4）金针菜50g，黄豆200g，猪蹄1只。将金针菜、黄豆用清水泡发，将猪蹄洗净，同入锅加水适量共煮熟后加调味品、酒少许，分顿食用，每日1料，连服3~5天。

2. 肝气郁滞型 治宜疏肝理气。

（1）橘叶、青皮各 10g，猪蹄 1 只。猪蹄洗净切块，与橘叶、青皮同入锅中加水适量共煮至猪蹄熟烂，加盐及调味品少许，吃肉喝汤，每日 1 剂。

（2）丝瓜络 15g，佛手 10g，猪蹄筋 250g。将上 3 味洗净，猪蹄筋切段，同入锅内加水适量煮至熟烂，加姜、盐调味，分次吃猪蹄筋喝汤。

（3）佛手 9g，海带 100g，豆浆 500g。将佛手、海带洗净，置砂锅内加入豆浆共煮汤服，宜常服。

3. 各型产后缺乳

（1）漏芦 9g，鸡蛋 2 个。将鸡蛋打碎置碗中，漏芦加水煎煮，去渣取汁，倒入碗中，搅匀，上笼蒸熟吃，每日 1 剂，连服 5 天。

（2）虾肉 100g，黄酒适量。虾肉洗净，同黄酒置瓷罐内加水适量，文火炖熟，用猪蹄汤送服。

（六）不孕症

本病临床常分为以下四型。

1. 肾虚型 治宜补肾填精、养血调经。

（1）山茱萸 15g，枸杞子 25g，粳米 50g，红糖适量。上 4 味同入砂锅，加水 450mL，用文火煮粥，至表面有粥油为度，每日晨起空腹温热顿服。10 天为一个疗程。

（2）核桃仁 50g，鲜韭菜 150g。鲜韭菜洗净切段，核桃仁以香油炸黄，入鲜韭菜段翻炒，调味即可。佐餐或随时食用。

（3）鲜虾 250g，鲜韭菜 100g。先以热油炒虾，加料酒等佐料，再如以洗净切段的韭菜炒至嫩熟，佐餐食，每日 1 次。

（4）补髓汤：猪脊髓 200g，团鱼 250g，调料适量。猪脊髓洗净，团鱼用开水烫死，揭去鳖甲，去内脏，放入锅内，加水、姜、葱、胡椒面，用旺火烧沸后，改用小火煮至团鱼肉熟，再放入猪脊髓，煮熟调味，吃肉喝汤。

2. 肝郁型 治宜疏肝解郁、理血调经。

（1）莱菔子 20g，大米 100g。上 2 味加水 600mL 煮粥服食，每日 1 次，可连服。

（2）鱼鳔 500g，黑芝麻 500g。将鱼鳔切碎，以麦麸炒酥，去麸，黑芝麻另炒后与鱼鳔共研为细末，将一半炼成蜜丸，一半与米糊为丸，夫妇同服，每早各服 15g，用好酒送服。

（3）荔枝橘核茴香粥：荔枝核 15g，小茴香 10g，橘核 15g，粳米 50g。先将荔枝核、橘核、小茴香一起水煎，滤取药液备用；用药液同粳米煮粥。男方随时可服；女方于月经结束一天后开始，早晚各服 1 剂，连服一周；又于下个月经周期再服，连用 3 个月。

3. 瘀滞胞宫型　治宜逐淤荡胞调经。

（1）桃仁 6g，乌贼 15g。将鲜乌贼去骨，皮洗净，与桃仁同入锅内，加水 500mL，炖至乌贼熟透即成，食乌贼喝汤，每日 1 次。

（2）鲜鸡蛋 1 个，藏红花 1.5g。将鲜鸡蛋打一个小口，放入藏红花蒸熟服。经期临后 1 日开始服，每日吃 1 个，连服 9 个，持续 3～4 个月经周期。

4. 痰湿内阻型　治宜燥湿化痰、行滞调经。

（1）炒薏苡仁 30g，陈皮 6g，大米适量。加水共煮粥服食，每日 1 次。

（2）陈皮 6g，乌龙茶少许，开水冲泡，代茶饮。

第六节　配伍拾趣

1. 以芍药为主的二味配伍

柴胡、芍药→疏肝柔肝，镇痛

川楝子、芍药→镇肝止痛

黄芩、芍药→平肝清热，止腹痛，止泻

李根、芍药→止胸腹疼（加用牡丹皮理气）

甘草、芍药→缓急止痛

防风、芍药→抑肝，止肠风泄泻

桑枝、芍药→除全身关节痛

木瓜、芍药→舒经活络止痛

玫瑰花、芍药→镇静安眠

忍冬藤 / 黑豆 } 芍药→祛一身风湿痛

女贞子 / 牡丹皮 } 芍药→平肝凉血

白薇、牡蛎 } 芍药→清虚热，止盗汗

栀子、牡丹皮 } 芍药→清热凉血，退虚热

丹参、黑豆 } 芍药→凉血养血，治血热经水过多

青蒿、栀子、牡丹皮 } 芍药→除骨蒸潮热

天麻、钩藤 } 芍药→镇肝息风，止眩晕

柴胡、甘草、枳壳 } 芍药→疏肝清热，行气止痛

酸枣仁、芍药→平肝镇静安神

陈皮、芍药→调和肝脾，理气止痛

竹茹、芍药→柔肝降逆，清热止呕

青皮、芍药→疏肝理气止痛

秦艽、芍药→舒筋通络，止关节痛

赤芍、芍药→活血养血止痛

桑寄生、芍药→养肾疏筋止腰痛

地骨皮、芍药→治有汗之骨蒸潮热

当归、芍药→平肝养血和血

桂枝、芍药→温经养血，治风湿痹痛

乌梅、芍药→敛阴止痛，治腹痛便血

银柴胡、芍药→滋肝清肺，退虚热

升麻、芍药→托透风毒

石决明、芍药→平肝息风，止眩晕

生地黄、芍药→清热养血滋肝

2. 以杏仁为主的二味配伍

前胡、杏仁→宣肺止咳

厚朴、杏仁→宽胸理气，止咳平喘
紫菀、杏仁→镇咳宣肺
款冬花、杏仁→镇咳宣肺
葶苈子、杏仁→涤热痰，止咳嗽
枇杷叶、杏仁→宣肺止咳
紫苏子、杏仁→降肺气，止咳喘
旋覆花、杏仁→降气止咳平喘
郁金、杏仁→开郁止咳
川贝母、杏仁→润肺止咳化痰
小茴香、杏仁→治疝气冲逆
桑叶、杏仁→祛风热，止咳嗽
牛蒡子、杏仁→降肺气利咽，通肠
桔梗、杏仁→化痰宣肺，利咽止咳
薤白、杏仁→开肺通肠
莱菔子、杏仁→祛痰降气
厚朴、杏仁→止咳，平喘，止呕
麻黄、杏仁→宣肺解表，止咳定喘
防风、杏仁→疏风止咳
香薷、杏仁→宣肺祛暑解表
紫苏叶、杏仁→开肺气，祛风邪

3. 以厚朴为主的二味配伍

草豆蔻、厚朴→燥湿止呕除寒
肉豆蔻、厚朴→除寒止呕，下气行痰，宽肠
草果、厚朴→刚燥行气，温肝截疟
郁金、厚朴→解郁化气
泽兰、厚朴→通经络，消胀满
佩兰、厚朴→化湿行滞散结
牡丹皮、厚朴→散营分之郁热，泻中焦之实满
泽兰、厚朴→化膀胱之湿热之气
半夏、厚朴→燥湿平胃降逆
丹参、厚朴→破气行血

苍术、厚朴→燥湿化浊痰
白鲜皮、厚朴→宣肌表之湿热
前胡、厚朴→降痰化湿
桔梗、厚朴→开郁除满
紫苏子、厚朴→消痰降气
黄连、厚朴→治湿热下痢
黄芩、厚朴→清热燥湿
胡黄连、厚朴→清利湿热，治湿热黄疸、小儿疳积
旋覆花、厚朴→降气化痰，宽中通畅
茵陈、厚朴→行气利湿热
紫草、厚朴→活血化气
瓜蒌、厚朴→降痰火，除实满
金银花、厚朴→解毒化气
茜草、厚朴→活血化气
吴茱萸、厚朴→散寒凝，化滞气
花椒、厚朴→温燥祛寒
滑石、厚朴→清热化气利水
蚕沙、厚朴→化浊升清，燥湿
木香、厚朴→化滞气，解寒凝
紫苏叶、厚朴→疏滞气，行经络
当归、厚朴→化气行血止痛
香薷、厚朴→疏解暑湿之邪
藿香、厚朴→解暑燥湿
香附、厚朴→开郁化气调经
天南星、厚朴→逐风痰，散结气
大黄、厚朴→泻实热，除实满
秦皮、厚朴→化滞气，治热痢
川楝子、厚朴→行滞化气，疏肝止痛
栀子、厚朴→解郁热，下肠火
枳壳、厚朴→行滞化瘀消食
桂枝、厚朴→温经行滞散寒

丁香、厚朴→暖胃降逆
沉香、厚朴→温肾纳气，暖脾化滞
茯苓、厚朴→健脾化气消痰
陈皮、厚朴→理气化痰止呕
青皮、厚朴→行气开郁止痛
竹茹、厚朴→清热行气降逆
淡竹叶、厚朴→清热利湿
山楂、厚朴→消积行气
火麻仁、厚朴→化滞导肠
白扁豆、厚朴→消暑湿，化浊气
麦芽、厚朴→消食化气
莱菔子、厚朴→宽中定喘
生姜、厚朴→宽中降逆，止腹痛

4. 以川贝母为主的二味配伍
半夏、川贝母→化痰止咳
浙贝母、川贝母→化痰开郁
瓜蒌、川贝母→化痰宽胸止痛
胆南星、川贝母→逐风痰，止惊痫
沙参、川贝母→润肺化痰止咳
牛蒡子、川贝母→利咽止咳化痰
前胡、川贝母→止咳化痰定喘
桔梗、川贝母→止咳利咽化痰
紫菀、川贝母→润肺化痰镇咳
款冬花、川贝母→润肺化痰降逆
紫苏子、川贝母→降逆止咳化痰
牡蛎、川贝母→软坚散结化痰
竹茹、川贝母→清热润肺化痰
天花粉、川贝母→润肺化痰生津
郁金、川贝母→开肺化痰
苦杏仁、川贝母→宣肺化痰止咳
桑白皮、川贝母→开肺气，化热痰

枇杷叶、川贝母→宣肺止咳化痰

5. 以黄连为主的二味配伍

吴茱萸、黄连→柔肝制酸止呕

木香、黄连→解毒治痢止痛

香附、黄连→泻火行气，治火郁胸满痛

肉桂、黄连→温阳泻火，治心肾不交

厚朴、黄连→清湿热止泻

生姜、黄连→温胃清热，止呕吐下利

桂枝、黄连→平调寒热，止痛止泻

竹茹、黄连→清热止呕，治胃热上逆之呕吐

乌梅、黄连→治虫痛

半夏、黄连→宽胸止呕，化浊开郁

灯心草、黄连→清心火

淡豆豉、黄连→辛开苦降，清热除烦，理气止泻

第七节　常用时方经验方拾掇

1. 乳结消

组成： 丹参、郁金、牡蛎、浙贝母、川芎、橘核、夏枯草、皂角刺、当归、青皮、王不留行、丝瓜络。

功效： 消癥散结，行气止痛。

主治： 乳房结节，经行乳房胀痛等。

2. 带下方1

组成： 紫花地丁、金银花、蒲公英、黄柏、车前子、椿根皮、鸡冠花、薏苡仁、虎杖、胭脂根、土茯苓。

功效： 清热解毒，利湿止带。

主治： 湿热型带下，如急、慢性盆腔炎引起的白带增多、色黄质稠等。

3. 带下方2

组成： 苍术、黄柏、砂仁、萆薢、土茯苓、薏苡仁、莲须、甘草、鸡冠花、木槿花、一枝黄花。

功效：燥湿止带。

主治：湿浊偏盛引起带下多、质稠、异味。

4. 痛经方 1

组成：川芎、当归、白芍（酒）、白芍（生）、党参、桂枝、香附、延胡索、制吴茱萸、小茴香、川楝子、炙甘草。

功效：行气养血，温经止痛。

主治：虚寒型痛经，腹痛甚剧，得热痛瘥，呕吐、下利、形寒畏冷。

5. 痛经方 2

组成：柴胡、枳壳、赤芍、白芍、玫瑰花、牡丹皮、当归、丹参、香附、甘草、川楝子、青皮。

功效：疏肝理气，养血通经。

主治：气滞型痛经，经行乳房胀痛、小腹疼痛、性情烦躁、经行不畅等。

6. 桃红四物汤（《医垒元戎》）

组成：桃仁、红花、川芎、当归、白芍、熟地黄。

功效：养血调经，活血止痛。

主治：血瘀型痛经，月经过少，月经后期。

加减：痛甚加乳香、没药、延胡索、乌药，量少夹血块多者加三棱、莪术、失笑散。

7. 银红Ⅰ号

组成：金银花、牡丹皮、连翘、天葵子、蒲公英、香附、大血藤、败酱草黄柏、延胡索、野菊花。

功效：清热解毒，行气止痛。

主治：盆腔炎，腹痛腹胀、带下秽臭。

8. 银红Ⅱ号

组成：金银花、大血藤、野菊花、白花蛇舌草、皂角刺、赤芍、橘核、虎杖、连翘、丹参、桃仁、紫花地丁。

功效：清热解毒，消痈散结，行气止痛。

主治：急性盆腔炎，盆腔炎性脓肿伴发热、腹痛拒按。

9. 清热固冲汤（《简明中医妇科学》）

组成：荷叶、侧柏叶、生地黄、炒栀子、墨旱莲、党参、黄芩炭、地榆、马齿苋、山萸肉、艾叶。

功效：清热凉血，固冲止血。

主治：血热型月经先期、月经过多、崩漏、经期延长等。

10. 两地汤（《傅青主女科》）

组成：生地黄、地骨皮、玄参、麦冬、阿胶、白芍。

功效：清热养阴，固冲止血。

适应证：虚热型月经先期，月经过多崩漏。

11. 参芪二至汤

组成：党参、黄芪、当归、白芍、女贞子、墨旱莲、山萸肉、升麻炭、金樱子、芡实、桑椹、贯众。

功效：补脾益气，滋肾养血。

主治：脾肾亏虚引起崩漏、月经过多、月经先期、产后恶露不绝。

加减：血多者加升麻炭、三七。

12. 举元煎（《景岳全书》）

组成：人参、黄芪、白术、升麻、炙甘草。

功效：补中益气，升阳举陷。

适应证：气虚下陷型月经过多、崩漏，胎漏，胎动不安，恶露不绝。

加减：重用人参，酌加阿胶、三七、艾叶以温经、化瘀、补血、生血。

13. 产后伤风饮

组成：透骨草、寒草、黄芪、荆芥、益母草、海风藤。

功效：疏风散寒，温经通络。

主治：产后受风、恶寒、恶风、头身痛、关节疼痛。

加减：汗多者加桂枝、白芍、荞麦，胃脘胀者加厚朴花、山楂，口干者加咸豉柴。

14. 归附汤

组成：川芎、当归、赤芍、牛膝、茺蔚子、白芍、丹参、泽兰、香附、茜根、穞豆、党参。

功效：行气养血，活血调经。

主治：用于气血亏虚、冲任失养的月经不调，如月经量少、月经后期甚则闭经。

15. 功血合剂

组成：益母草、黄芪、当归、茜草、蒲黄、藕节炭、仙鹤草、贯众、

三七、焦山楂、五灵脂。

  功效：活血化瘀，益气止血。

  主治：气虚血瘀型产后恶露不绝、月经不调。

16. 柴胡疏肝散

  组成：柴胡、牡丹皮、白芍、郁金、栀子、香附、茯苓、当归、白芥子、甘草。

  功效：疏肝清热、养血调经。

  主治：肝郁型月经不调、月经过多、月经先后不定期。

17. 大补元煎（《景岳全书》）

  组成：人参、山药、熟地黄、杜仲、当归、山茱萸、枸杞子、炙甘草。

  功效：益气养血、调补冲任。

  主治：气血亏虚、肝肾不足、月经量少、月经后期，甚则闭经。

  加减：酌加川芎、白芍、香附、稽豆助调经。

18. 定经汤（《傅青主女科》）

  组成：柴胡、炒荆芥、当归、白芍、山药、茯苓、菟丝子、熟地黄。

  功效：疏肝补肾、养血调经。

  主治：肝郁肾虚型月经不调、月经过少、月经后期、月经先后不定期。

19. 毓麟珠（《景岳全书》）

  组成：川芎、当归、白芍、熟地黄、党参、白术、茯苓、炙甘草、菟丝子、鹿角霜。

  功效：补益气血，养肾调经。

  主治：脾肾两虚型月经不调、月经量少、月经后期、闭经，甚则不孕。

20. 助孕Ⅰ号

  组成：鹿角霜、紫石英、石楠叶、女贞子、枸杞子、菟丝子、党参、覆盆子、肉苁蓉、锁阳、山茱萸。

  功效：补肾温阳，调补冲任。

  主治：肾阳虚型不孕、腰膝酸冷、月经不调。

21. 助孕Ⅱ号

  组成：女贞子、枸杞子、覆盆子、沙苑子、当归、山茱萸、熟地黄、党参、黄芪、白芍、续断、杜仲、菟丝子。

  功效：补肾益气，调养冲任。

主治：肾气亏虚型不孕，腰膝酸软、头晕耳鸣、月经不定期、量少等。

22. 启宫丸（《医方集解》）

组成：川芎、白术、半夏曲、神曲、香附、茯苓、橘红、甘草。

功效：燥湿化痰，调经。

主治：痰湿阻滞型月经不调、月经过少、不孕症。

加减：可酌加当归、牛膝、枳壳、王不留行。

23. 消癥散

组成：水蛭、夏枯草、牡蛎、桂枝、川芎、莪术、牡丹皮、白花蛇舌草、红花、茯苓、浙贝母、土鳖虫、皂角刺。

功效：行气活血，消癥散结。

主治：气滞血瘀型癥瘕，如妇科肌瘤、卵巢囊肿、巧克力囊肿等。

24. 加减生化汤

组成：当归、益母草、三七、贯众、党参、香附、枳壳、甘草、海螵蛸、黄芪、川芎、桃仁。

功效：活血化瘀，复旧生新。

主治：产后子宫复旧不良、恶露不净、下腹疼痛。

25. 安胎饮

组成：菟丝子、续断、杜仲、桑寄生、砂仁、白术、白芍、党参、苎麻根、甘草、淮山药、山茱萸。

功效：健脾补肾，理气安胎。

主治：脾肾亏虚引起胎漏、胎动不安、腰酸腰痛，或屡孕屡堕、阴道少量出血。

加减：口干烦热者加竹茹、黄芩；阴道出血者加金樱子、芡实、桑椹；伴癥瘕者酌加白花蛇舌草、半边莲；下腹闷痛者酌加川楝子、白芍。

26. 更年安

组成：女贞子、熟地黄、山茱萸、牡丹皮、白芍、浮小麦、酸枣仁、党参、茯神、淮山药、五味子、补骨脂。

功效：补肾健脾，滋阴养心。

主治：更年期潮热汗出、睡眠欠佳、腰膝酸软。

加减：形寒畏冷者，加二仙汤；失眠者，可加合欢皮、首乌藤；筋挛者，可加忍冬藤、乌药、白芍；眩晕者，加天麻、钩藤、白芍；心情烦躁者，加玫瑰花、代代花，甚则加小春花；胸闷胸窒者，加李根皮、牡丹皮、白芍；目干涩者，可加决明子、菊花、密蒙花。

27. 参苓白术散

组成：人参、白术、白扁豆、茯苓、甘草、桔梗、薏苡仁、砂仁。

主治：健脾渗湿，理气消肿。

适应证：经行泄泻，经行浮肿，妊娠水肿，产后浮肿等。

加减：经行浮肿者，加赤小豆、芝麻槁、大腹皮、化橘红、茯苓皮、桂枝、赤小豆、猪苓；尿少、尿赤者，可加荠菜、鱼腥草、车前草、苎麻根；便溏者，加砂仁、芡实、莲子；产后浮肿者，可加咸鲍柴或鲍壳、糯稻根；眩晕者，可加天麻、钩藤、白芍、菊花。

28. 小半夏茯苓汤

组成：生姜、半夏、厚朴（花）、白术、陈皮、砂仁。

功效：和胃理气，化痰止呕。

主治：痰湿阻滞型恶阻。

加减：口干者，加竹茹；脾胃虚弱者，加党参、黄芪；泛酸者，加吴茱萸、黄连、甘草。

29. 丁香柿蒂散

组成：丁香、柿蒂、党参、生姜。

功效：益气温中，降逆止呕。

主治：脾胃虚寒型恶阻，可加党参、黄芪、半夏、甘草。

30. 香砂六君子汤

组成：木香、砂仁、党参、白术、茯苓、半夏、陈皮、甘草、生姜、檀香、丁香。

功效：健脾理气，温胃止呕。

主治：脾胃虚寒型恶阻，痛经伴呕吐者，胎漏、胎动不安。

31. 三花三叶汤

组成：金银花、菊花、葛花、桑叶、枇杷叶（佩兰叶或藿香叶）、薄荷叶。

功效：疏风解表（暑），清热利咽。

主治：风热感冒或暑天感冒，恶寒发热、咽痛、鼻塞流涕等。

第七章 读书心得

第一节 读《傅青主女科》体会

《傅青主女科》为明末清初著名医家傅青主之代表作，是中医妇产科医师学习的经典专著之一。该书辨证详明，制方严谨，用药精当，用于临床疗效显著，对后世具有较深远的影响。作者从脾胃气血入手，论述脾胃气血在人体生理及病理过程中的重要性，同时更注重扶正在治疗学上的应用，在学术思想或临床实际工作中均有极其重要的价值。

一、扶正解郁，善用补法

妇女在临床病证中以郁证为多，故理气解郁是治疗妇科病证的重要一环。自《金匮要略》半夏厚朴汤治妇人咽中如炙脔以来，后世治疗妇人郁证偏重疏肝理气、芳香解郁，但渐而久之，也形成了滥用芳香化燥治疗郁证的弊端。因此，傅青主在借鉴前世医家的基础上，提出了治郁证重在育阴养血、益气健脾的观点，奠定了扶正解郁的治法。

郁证即指肝郁证。肝体阴而用阳，补血养肝法是傅青主治疗月经病用得最多的一种方法。他认为女子以肝为先天，肝主疏泄、藏血，是冲脉之本，具有储藏血液、调节血流的作用，且女子一生以血为用，经、孕、产、乳数伤于血，相对的血不足、气有余；而肝以血为体，以气为用，故月经病主要表现为肝的气血不平衡，从而治疗重在补血养肝，使肝血足、肝气达，以促肝用。在《调经篇》中，经水忽来忽断、时痛时止、经水过多、经前大便下血、年未老经水断、年老经水复行，傅青主均采用补血养肝之法治之。四物汤为补血养肝的代表方，除加味四物汤、加减四物汤外，治经水先期的清经散、两地汤，经水后期的温经摄血汤，经水先后无定期的定经汤，痛经的宣郁通经汤、调肝汤，经前腹痛吐血的顺经汤，以及安老汤、顺经两安汤、益经汤等，均含有四物汤的成分。《调经篇》方剂中出现最多的药物是白芍、熟地黄、当归。

傅青主在调经中，屡用疏肝解郁之法，如经水先后无定期、经水未来腹先痛、行经后少腹疼痛等。肝藏血，主疏泄，喜条达，恶抑郁。若情志失调、肝气郁结而疏泄功能失常，导致气血逆乱，就会出现经期或前或后、量或多或少的病症，其常法为疏肝解郁，常用柴胡、郁金、栀子、荆芥、薄荷等疏肝，但剂量均较轻，其中柴胡最多用3g。如在经水未来腹先疼一症中，傅青主指出是由于肝属木，舒则通畅，郁则不扬，经欲行而肝不应，则抑拂其气而疼生，治疗以宣郁通经汤，重用当归、白芍（各15g）以补肝血，以少量柴胡、郁金（各3g）以疏肝。

傅青主制方，扶正补益之品用量极重，解郁疏泄之品用量甚轻，集轻重于一方的用法，意在"寓补于散之中，寓消于升之内"，"妙在补以通之，散以开之"。此亦为《傅青主女科》临床治疗之特色。

傅青主认为肝郁证的出现及发展与素体阴亏有密切关系。肝阴的亏损会促使肝郁形成，而且，长久肝郁不但体阴愈加耗损，还可导致郁逆化火，故重在滋养阴血而慎用芳香化燥。肝肾同司下焦，肝为肾之子，其为母子之脏。肝藏血，主疏泄；肾藏精，主封藏，肝肾同源，精血互生，肝肾精血可相互为用，肝肾之相火又可以相互影响。肾阴有着涵养肝血的作用，肾阳亦有舒发肝气的作用。反之，肝藏血，肝气条达亦有助于肾生精化髓。故傅氏在治疗妇科诸病中，多处运用肝肾同治法，且常采用补肾疏肝法，以滋补肾精而达平肝疏肝之效。如在经水先后无定期一证中，傅氏指出："夫经水出诸肾，而肝为肾之子，肝郁肾亦郁，殊不知子母关切，子病而母必有顾复之情，肝郁而肾不无缱绻之谊。"肝肾同源而异流，肝阴损伤，必及肾水，所以在滋养阴血的同时，亦重视培植肾阴和滋养肾水。他的这种观点对后世医家影响很大。

此外，肝郁常可克犯脾土。早在《金匮要略》中就提出"见肝之病，知肝传脾，当先实脾"。傅青主对这一观点甚为重视。他在《经前大便下血》篇的批语中说："若大便下血过多，精神短少，人愈消瘦，必系肝气不舒，久郁伤脾，脾伤不能统血。"其补血汤中应用贯仲炭一钱冲服，即是此意。在扶正解郁的学术观点指导下，傅青主在用药配伍和药量上亦有独特的规律。这可以从其治郁证的几张主方中充分认识到，其治郁以扶正为主，既重视保护阴血，又注重益脾气，所以用白芍、当归、熟地黄、人参量重，而理气解郁药次之。柴胡主疏泄，为和解之要药，故常用之，补而不腻，达到调和脾胃、理气解郁的效果,他的这一治疗特点为后学临床治疗虚实夹杂病证有着重要指导作用。

调经重在治肝,治肝重在补肝血,这是《傅青主女科》治法的一大特色。

《黄帝内经》曰:"邪之所凑,其气必虚。"傅青主认为扶正是以补益为基础的,不过不可蛮补气血。傅青主以妇女因经、孕、产、乳累耗于血,继伤于气,进而脏腑受损,冲、任、督、带失调之故,认为治妇科病,每应重于补养而慎于攻伐,故治疗重视扶正求本。如"先期经来只一二点者"有人认为是血热造成,傅青主认为乃"肾中火旺而阴水亏",治疗时不以泄火为主,而"只专补水,水既足则火自消矣",用两地汤为主治疗。方中生地黄、麦冬、玄参、地骨皮、白芍、阿胶均有补水之功,水盛则火自平、经自调。又如"经水忽来忽断时痛时止",是行经之际风寒乘袭,使肝气不疏所致,多属实证,通常治以疏散风寒为主。傅青主则认为"治风先治血,血和风自灭",应用加味四物汤补肝中之血为主,补以和之。方中四物以滋脾胃之阴血;柴胡、牡丹皮以通肝郁;白术、甘草和中,延胡索止痛,以收治疗之功。

傅青主之补,或于气血互求,或补气中顾血,或于益血中护气,两者兼顾得宜。如治疗经水后期的温经摄血汤中用白术;治疗年老经水复行的安老汤中用人参、黄芪、白术;治疗经前大便下血的顺经两安汤中用人参、白术,其旨均在于益气以生血,"气足自能生血而摄血",且傅青主之补,妙在善用补法。如温经摄血汤中加肉桂以祛寒、柴胡以解郁,是补中有散、散不耗气,补中有泄、泄不损阴,补而益之,温而收之,深得补法之妙。安老汤补益肝脾之气,尤重大补肾水,水足可以涵肝木,使肝气自舒,肝舒则脾自得养,使肝藏脾统之功恢复。

二、重视肝、肾、脾

傅青主充分运用脏腑学说,阐明肝、肾、脾三脏对于妇女生理、病理特点的作用,将理论与实践形成一体的独特学派。

(一)肝

肝藏血,冲脉为血海,二者密切关联,在妇女生理、病理上占有重要地位。女子经、带、孕、产皆以血为主。冲脉之血充盈与否,除先天肾精、后天水谷之精的化生外,尤赖于肝的藏血功能,肝血耗伤,往往导致妇女诸多疾病。故其立方遣药始终以保护阴血为重点。

1. 从肾治肝 肝肾同源,子母相生。傅青主在补养肝血方剂中,多加入益肾之类药。如治经水过多、行后复行，用四物汤加山茱萸、续断等；又如治经水先期，经来只一二点者，用两地汤。

2. 补肝益肾　傅青主认为，肝气不舒是导致妇女疾病的重要原因之一，如他在《妊娠子悬胁痛》篇中指出："使肝气不郁，则肝之气不闭，而肝之血必旺……"因此，他在补肝益肾方剂中，常加少量的柴胡、荆芥类，以舒发肝气。

（二）肾

肾藏精，主发育与生殖。所以，肾精、肾气在经、孕、产中起着重要作用。傅青主在《经水后期》和《骨蒸夜热不孕》篇中说："夫经本于肾，而其流五脏六腑之血皆归之。""胞胎上系心包，下系于命门。系命门者通于肾，肾者阴也……况胞胎通于肾……"指出了肾阴的充足与否是月经和滋养胎孕的物质条件，从而在治疗上强调肾精阴化血的重要性。并在其《产后四肢浮肿论》篇中明确的指出"补精以生血"的观点。他把经病、孕病均贵重在肾。比如经水先期量多，谓肾中水火之旺；先期量少，谓肾中火旺水亏。《妊娠口干咽疼》篇中曰："肾水足而胎安，肾水亏而胎动，逐月养胎其实均不离肾水之养。"他不仅重视肾水，对肾气亦很重视。其在《畏寒腹疼小产》篇中曰："摄胎受孕，在于肾脏先天之真气。"又在《妊娠吐泻》篇中指出："夫脾胃之气虚，则胞胎无力，必有崩坠之虑……然胞胎疼痛而究不至下坠者何也，全赖肾气之固也。"在《种子门》中提出的十不孕症中有九症都和肾气有关。故临床用药，大多为气精同补、阴阳兼顾，其处方用药如下。

1. 补肾阴　① 血中补阴。基于精血同源，故在补血的基础上加入补阴之药。如养精种玉汤即为四物汤去川芎加山茱萸。②补中收涩。肾为封藏之本，藏精而不泻。若单以补精养阴而不加固涩，则精不易恢复，故在补阴的同时，加入五味子、芡实、山药等固涩之品，如定经汤等。

2. 补肾阳

（1）温润填精。在温补肾阳处方中，用温润填精之药，若需用姜、附之品，量亦极轻。如温胞饮虽用附子，但量仅三分。

（2）气中补阳。此法和水中补火同为温补肾阳的两大法则，水中补火法创自金匮肾气丸；临床见肾阳虚者，每多有脾气虚的表现，故创立气中补阳之法，纯从阳分着手，代表方如化水种子汤、温胞饮，即加入肉桂、巴戟天、附子之类。

（三）脾

脾主运化、主统血，二者功用正常与否直接影响妇女生理、病理的正常与否。傅青主在继承张景岳等医家重视妇女气血脾胃的理论基础上，其观念有了进一步的发展。他特别强调健补脾胃、运化水湿，促使脾脏统血有权的重要性，这在《傅青主女科》扶正观点中占据重要的地位。其临床治疗特点为以下两点。

1. 从肾治脾，以火暖土 傅氏认为，脾所以健运不衰，有赖于肾阳命火之推动。在《妊娠吐泻腹疼》篇中强调"肾卧能固，则阴火必来生脾"，如经前泄水症之健固汤，处以参、术等，该方健脾补气，加巴戟天温振肾阳；又如援土固胎汤加入附子、肉桂、杜仲等补肾阳药。

2. 治脾调肝，土木相安 脾以气为用，肝以血为本，二者关系密切。脾虚者，每多肝木不舒或太旺，故调肝亦是治脾，如完带汤内以柴胡、白芍调肝。

三、制方严谨，用药纯和

傅青主调经共15方，用药最多11味（2方），最少5味（1方），一般6~8味。诸方主治病证明确，药物用量轻重悬殊，突出主药。如治疗经水先后无定期的定经汤中，菟丝子、白芍、当归用量均为30g，而柴胡只用1.5g。制方用药变化之巧妙，独具风格。方中几乎对每一味药物都有或炒，或蒸，或浸，或洗，或碎等炮制要求。经过这些特定的炮制，使药物在处方中的治疗作用变得更加突出，并能抑制药物对疾病的不良作用。

傅青主处方用药精而不杂，药性纯和。虽然根据需要选用了疏泄、行气、清热及通利等药，但无一味峻猛攻逐、耗损气血之品。其调经的常用药物为当归、白芍、熟地黄、川芎、茯苓、白术、党参、山药、山茱萸、菟丝子、荆芥、柴胡等。他认为"不损天然之气血，便是调经之大法""善医者，只用纯和之品而大病尽除；不善医者立异惊奇，不惟无效，反致百病丛生"。

傅青主学术渊博，医术精湛，临证制方疗效显著，他的清经散、两地汤、温经摄血汤、加味四物汤、顺经汤等方剂流传广泛，对后世医家影响很大。后学者习其法，取其方，用之于临床，疗效显著，效如桴鼓。《傅青主女科》不但继承了前世医家的正确学术观点，而且吸收了同时代许多禁方、时方、单方，运用辨证施治，灵活加减，制订出许多有效的方剂，直到现在，应用这些方剂来治疗妇科病证，仍取得相当效果。

第二节 《素问》读书笔记一则

《素问·生气通天论》曰："阳气者，精则养神，柔则养筋。开阖不得，寒气从之，乃生大偻；陷脉为瘘，留连肉腠；俞气化薄，传为善畏，及为惊骇；营气不从，逆于肉理，乃生痈肿；魄汗未尽，形弱而气烁，穴俞以闭，发为风疟。"

此"阳气者，精则养神，柔则养筋"句，王冰注谓："然阳气者，内化精微养于神气，外为柔耎以固于筋。"吴昆、马莳之注文稍异而义略同，均变"精""柔"二字之词性以释，恐未当；张介宾注谓"神之灵通变化，阳气之精明也；筋之运动便利，阳气之柔和也。故精则养神，柔则养筋"。其望文生训，释"精"为"精明"，释"柔"为"柔和"。然，"阳气"怎么"精明"？怎么"柔和"？实难体认，故其释未确而不足为训。张志聪注谓："阳气者，水谷之精也，故先养于五脏之神。柔者，少阳初生之气也，初出之微阳，而荣养于筋，是以少阳之主筋也。"将"阳气"定为"五谷之精"，将"柔"释为"少阳初生之气"，从而使此"阳气"和"柔"分之为二物，于文则不顺，于理则不通矣。高世栻注谓："精，精粹也；柔，柔和也。上文烦劳精绝，至目盲耳闭而神气散乱，故曰'阳气者，精则养神'，所以申明上文阳气不精而神无所养也。上文大怒气绝，至血宛而伤筋，故曰'阳气者，柔则养筋'，所以申明上文阳气不柔而筋无所养也。"然"阳气"何谓"精粹"？何谓"柔和"？其与张介宾同为望文生训，不足取也。且将此"阳气者，精则养神，柔则养筋"之文用为上段内容之释以作其殿，亦未为是。

上文"阳气者，烦劳则张，精绝，辟积于夏，使人煎厥，目盲不可以视，耳闭不可以听，溃溃乎若坏都，汨汨乎不可止""阳气者，大怒则形气绝，而血宛于上，使人薄厥"两条，是说明躁扰则阳气失常而神、形为病；此文"阳气者，精则养神，柔则养筋"，是说明安静则阳气正常而神、形皆治。此文"精则养神""柔则养筋"两句为对文，乃说明阳气的特性和作用，而"精""柔"二字于此为变文。此之"精"字，乃"靖"之假借。"精""靖"俱谐"青"声，故例得通假，所谓"同声假借"也。《广雅·释诂》曰："靖，安也。"《国语·晋语八》曰："故食谷者，昼选男德以象谷明，宵静女德以伏蛊慝。"

韦昭注："静，安也。"是"靖"训"安"，"静"亦训"安"，二字义同。故可如《说文通训定声·鼎部》所谓"靖，假借为静"也。据此，则"精"为"靖"字之假借，而"靖"与"静"字义同而又可假借为"静"。故《白虎通·情性》曰："精者，静也。"关于"柔"字，《尔雅·释诂下》说："柔，安也。"《广韵·下平声·十八尤》说："柔，安也。"《尚书·尧典》"柔远能迩"句，孔安国传亦谓"柔，安也"。上言"精"字读为"静"而其义训为"安"，此言"柔"字之义亦训"安"，是"精""柔"训"安"义同也。然"安"字之义又训"静"，《方言》卷十曰："安，静也。"《仓颉篇》卷中说："安，静也"，可证。是"静""安"二字可互训，其义则相通也。从而表明了此文"精则养神"者，乃言"静则养神"也；此文"柔则养筋"者，乃言"静则养筋"也。一句话，安静则阳气养神又养筋也。然其一言"精"、一言"柔"者，是变文耳，与《素问·逆调论篇》之上文言"常"、下文言"衣"同例也。惟此"安静"之义，乃谓其不躁动烦劳，与下文"阳密"或"阳秘"之义正同，非谓其静止不动也。

此文"阳气者，精则养神，柔则养筋"之"养"字，似非"补养"之"养"，当训"治"。《周礼·天官冢宰·疾医》曰"以五味五谷五药养其病。"郑玄注："养，犹治也。"是"养"可训"治"无疑。"精""柔"二字为变文而皆训"安静"；"养"训"治"。则此"阳气者，精则养神，柔则养筋"之义，即为"安静则阳气正常而治神治筋"，或者其"养神""养筋"为"神养""筋养"之倒装，即为"安静则阳气正常而神治筋治"也。

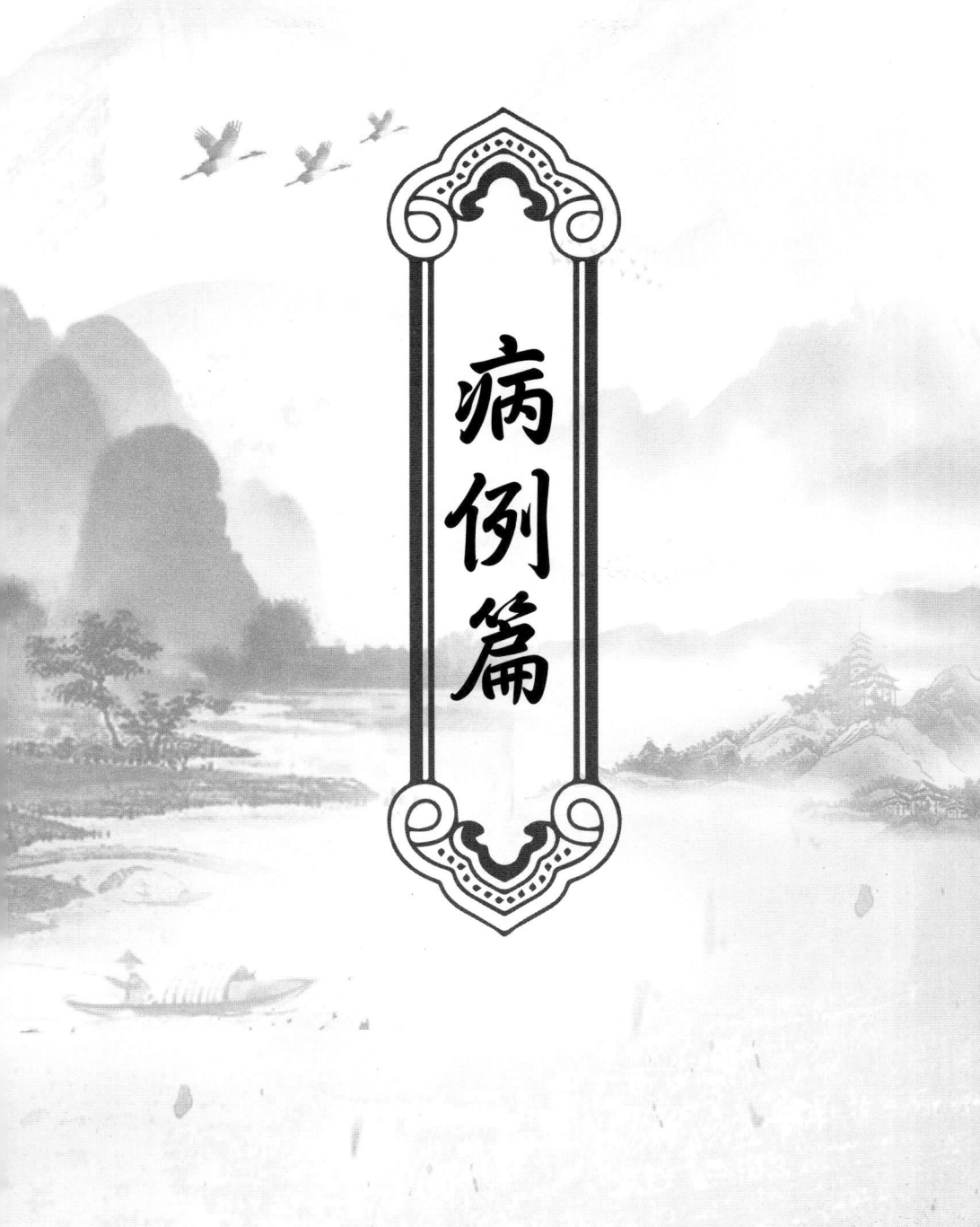
病例篇

第一章 月经病

第一节 月经先期

病例一

赵某，27岁，已婚。

初　诊　2013年4月3日。

主　诉　经期提前10余天，已持续半年。

现病史　患者半年前分娩时大出血，此后月经先期而至，每月均提前10天左右，量少色红，质稠无瘀块，心烦，四肢乏力。现偶感腰酸、下腹闷痛，余无不适，纳可寐安，二便调。

舌　脉　舌苔薄、质红，脉细数。

既往史　平素体健，否认药物、食物过敏史。

月经史　12岁初潮，经期6~7天，周期30天，末次月经2013年3月20日，提前10天，量中等，色红，无血块，无痛经。

婚育史　24岁结婚，半年前足月顺产1子，2年前因"早孕"在外院行"人工流产术"，配偶及子体健，平素工具避孕。

个人史、家族史　无特殊。

妇科检查　外阴发育正常，阴道通畅，见少量淡黄色分泌物；子宫颈光滑；子宫体前位，常大，无压痛；双附件无异常。

中医诊断　月经先期。

西医诊断　功能失调性子宫出血。

治　法　养阴清热，凉血调经。

处　方　阿胶10g　　生地黄20g　　地骨皮15g　　玄参15g
　　　　　　麦冬10g　　白芍10g　　　墨旱莲15g　　女贞子15g

　　　　甘草 5g　　　　山茱萸 15g

每日 1 剂，水煎 2 次，早晚饭后分服。连服 7 剂。

二　诊　2013 年 4 月 10 日。

病　史　末次月经 2013 年 3 月 20 日，月经未提前来潮，但腰酸，下腹闷痛。

舌　脉　舌质红，脉细。

治　法　清热养阴，养血调经。

处　方　上方加炒栀子 6g、当归 4g、黄芩 9g，连服 5 剂。

三　诊　2013 年 4 月 15 日。

病　史　今日月经来潮，仅提前 5 天，下腹闷痛，经量少。

舌　脉　舌红，脉滑。

治　法　养血清热，调理月经。

处　方　川芎 5g　　　当归 9g　　　香附 4g　　　白芍 15g
　　　　　生地黄 15g　　熟地黄 15g　　牡丹皮 6g　　地骨皮 10g
　　　　　茜草 10g　　　甘草 5g

每日 1 剂，水煎 2 次，早晚饭后分服。连服 5 剂。

如是再调理 3 个月，月经周期正常。

按语　月经先期病因病机主要是气虚和血热。两地汤治疗虚热所致之月经先期，疗效甚著。《傅青主女科》有言："先期而来少者，火热而水不足也。"本方善能滋阴清热，养血调经，故为治月经先期常用之主方。方中生地黄、玄参、麦冬养阴滋液，壮水以制火；地骨皮清虚热、泄肾火；阿胶补血止血、滋阴润燥；白芍养血敛阴；二至丸滋补肾阴止血；甘草调和诸药。纵观全方，既有滋阴补血作用，又具清热凉血之功，寓泻于补之中。经前加栀子、当归、黄芩，佐以疏肝清热，经期以四物汤加味，调理月经。如此治疗 3 个月经周期，随访无复发。

病例二

翁某某，女，42 岁。

初　诊　2013 年 2 月 6 日。

主　诉　月经先期 3 个月。

病　　史　近3个月来月经均提前7天，胃脘不适，形体消瘦，腰酸，口干，寐可，纳可，二便如常。

舌　　脉　舌淡红、苔中剥，脉细滑。

既往史　无特殊。

月经史　15岁，经期6天，周期23～30天，量中，无痛经，末次月经为2013年1月28日，现值月经干净后，腰酸，口干。

婚育史　1-0-0-1。

家族史　无特殊。

中医诊断　月经先期。

西医诊断　功能失调性子宫出血。

治　　法　益气养阴，补肾调冲。

处　　方　
党参 15g	黄芪 15g	覆盆子 15g	女贞子 15g
枸杞子 15g	生地黄 15g	菟丝子 15g	熟地黄 15g
陈皮 5g	甘草 5g	山茱萸 15g	天冬 15g

每日1剂，水煎2次，早晚饭后分服。连服10剂。

二　　诊　2013年8月30日。

病　　史　月经先期，腰酸，口干，形体消瘦。末次月经为2013年8月21日，提前7天，B超检查：多发性子宫肌瘤，最大者为3.3cm×3.0cm；右卵巢囊肿，大小为2.5cm×2.1cm。

舌　　脉　舌红、苔薄，脉细。

治　　法　滋阴补肾，清热消癥。

处　　方　
金银花 15g	海藻 15g	土鳖虫 5g	陈皮 5g
党参 15g	茯苓 15g	白花蛇舌草 15g	熟地黄 15g
生地黄 15g	山茱萸 15g	半枝莲 15g	墨旱莲 15g

每日1剂，水煎2次，早晚饭后分服。连服7剂。

三　　诊　2013年9月6日。

病　　史　末次月经为2013年8月21日，月经先期7天，形体消瘦，口干好转，腰酸亦减。

舌　　脉　舌淡红、苔薄黄，脉滑数。

治　　法　滋阴补肾，消癥散结。

处　　方　

熟地黄 15g	鳖甲 15g	皂角刺 15g	牡丹皮 5g
党参 15g	茯苓 15g	夏枯草 15g	牡蛎 18g
生地黄 15g	女贞子 15g	山茱萸 15g	墨旱莲 15g

每日 1 剂，水煎 2 次，早晚饭后分服。连服 10 剂。

四　　诊　2013 年 9 月 16 日。

病　　史　末次月经为 2013 年 8 月 21 日，形体消瘦，胃脘不适。

舌　　脉　舌淡红、苔薄黄，脉滑数。

治　　法　滋阴补肾，清热消癥。

处　　方　

牡丹皮 5g	女贞子 15g	地骨皮 15g	陈皮 5g
党参 15g	茯苓 15g	白花蛇舌草 15g	熟地黄 15g
生地黄 15g	半枝莲 15g	山茱萸 15g	墨旱莲 15g

每日 1 剂，水煎 2 次，早晚饭后分服。连服 7 剂。

五　　诊　2013 年 9 月 21 日。

病　　史　今日月经如期来潮，量中，色鲜红，腰酸，形体消瘦。B 超检查：多发性子宫肌瘤，右卵巢囊肿消除。

舌　　脉　舌淡红、苔薄黄，脉滑数。

治　　法　滋肾养血，调理冲任。

处　　方　

川芎 4g	当归 6g	白芍 10g	女贞子 15g
熟地黄 15g	生地黄 15g	香附 9g	枸杞子 15g
杜仲 15g	续断 15g	党参 15g	菟丝子 15g

每日 1 剂，水煎 2 次，早晚饭后分服。连服 5 剂。

按语　纵观脉证乃气阴两虚之月经先期。患者年届四十余，肾阴虚，虚火内生，热伏冲任，扰动血海，血海不宁，则月经先期；腰为肾之府，可见腰酸；肾水不能上承则见口干，素体气阴两虚则形体消瘦。故治以滋肾养阴，调理冲任，方中生地黄、熟地黄、山茱萸滋肾养阴，壮水以制火，地骨皮、牡丹皮清虚热，泻肾火；杜仲续断、菟丝子补肾壮腰；党参、茯苓健胃以资肾气，佐以半枝莲、白花蛇舌草、土鳖虫、牡蛎、鳖甲、皂角刺消癥散结，合方共奏资肾阴，清虚热，散癥结之功效，水足则热自平，则封藏之责正常，月经如期而至。

第二节 月经后期

病例一

潘某，女，26岁，已婚。

初　诊　2018年11月14日。

主　诉　月经推迟1年余。

现病史　1年多前开始月经推迟，多延长半个月至一个月，需服药才能行经，畏寒肢冷，手心出汗，手稍冰凉。

舌　脉　舌淡红、苔白腻，脉寸关细滑、尺弱。

既往史　无特殊。

月经史　12岁初潮，经期7天，周期20～60天不等，末次月经为2018年11月3日，之前月经量少，此次量可，色暗红，血块未见，行经前腰酸、腹胀、乳房胀痛、外阴瘙痒。

婚育史　结婚2年，0-0-0-0。

辅助检查　性激素六项：PRL 14.04ng/mL，LH 7.53IU/L，FSH 5.14IU/L，P 0.35ng/mL，T 58.85ng/mL，E2 43.27pg/mL。白带常规：清洁度4度，白细胞（+++），衣原体、支原体（-）。TCT：子宫颈炎。14日妇科彩超：子宫内膜厚度为6mm，右侧卵泡大小为6mm×5mm，左侧卵泡大小为6mm×5mm。19日妇科彩超：子宫内膜厚度为6.8mm，右侧卵泡大小为6mm×5mm，左侧卵泡大小为18mm×16mm，13mm×13mm。

中医诊断　月经后期。

西医诊断　月经不规则。

治　法　健脾补肾，调理冲任。

处　方　
当归6g	白芍12g	淫羊藿15g	黄芪15g
党参15g	锁阳10g	女贞子15g	枸杞子15g
菟丝子15g	鹿角霜15g	山茱萸15g	石楠藤15g

每日 1 剂，水煎 2 次，早晚饭后分服。连服 10 剂。

二　诊　2018 年 11 月 29 日。

病　史　末次月经为 2018 年 11 月 3 日，现值经前期乳房胀，下腹胀痛。

舌　脉　舌红，脉细。

辅助检查　（2018 年 11 月 22 日）妇科彩超：子宫体前位，大小为 44mm×35mm×43mm，内膜厚度为 7mm，左附件有 26mm×23mm、21mm×18mm 囊肿。

治　法　疏肝理气，调经止痛。

处　方　

柴胡 9g	白芍 15g	郁金 9g	当归 6g
丝瓜络 12g	甘草 5g	瓜蒌皮 18g	川楝子 10g
制香附 6g	牡丹皮 5g	茯苓 12g	

每日 1 剂，水煎 2 次，早晚饭后分服。连服 5 剂。

三　诊　2018 年 12 月 6 日。

病　史　停经 34 天，乳房胀，下腹胀闷，腰酸胀，尿早孕拒检。

舌　脉　舌暗，脉滑。

治　法　调理气血，补养冲任。

处　方　

川芎 5g	当归 6g	白芍 12g	续断 15g
杜仲 15g	菟丝子 15g	党参 15g	茯苓 15g
甘草 5g			

每日 1 剂，水煎 2 次，早晚饭后分服。连服 4 剂。

嘱 7 天后尿早孕检查。

四　诊　2018 年 12 月 20 日。

病　史　停经 47 天，乳房胀，腰酸胀，下腹闷痛。

舌　脉　舌暗，脉细滑。

辅助检查　尿早孕（+）。β-HCG 35355.11U/mL。P 17.83ng/mL。

诊　断　早孕。

治　法　健脾补肾，理气安胎。

处　方　

紫苏梗 6g	砂仁^{后入} 5g	白芍 15g	川楝子 15g
牡丹皮 5g	李根皮 10g	杜仲 15g	续断 15g
桑寄生 15g	白术 10g	甘草 5g	

每日1剂，水煎2次，早晚饭后分服。连服5剂。

五　诊　2018年12月25日。

病　史　停经53天。

辅助检查　妇科彩超：孕囊25.3mm×15.3mm，胚芽7.00mm（约6W+4d）。符合正常妊娠。

病例二

潘某某，27岁，已婚。

初　诊　2017年11月20日。

主　诉　月经推迟1年多，结婚2年未孕。

现病史　1年多前开始月经推迟半月至一个月。结婚2年未孕，末次月经2017年11月3日，量少，至2017年11月8日量增加，色暗红，血块多。辰下形寒畏冷，腰酸背楚。

舌　脉　舌淡红、苔白腻，脉寸关细滑、尺弱。

月经史　12岁初潮，经期7天，28～60天一潮，行经前腰酸腹胀、乳房胀痛。

婚育史　0-0-0-0。

既往史　无特殊。

辅助检查　妇科彩超：子宫体前位，大小为40mm×45mm×43mm，内膜6mm，多囊卵巢。

中医诊断　月经后期；不孕症。

西医诊断　月经不规则；原发不孕。

治　法　益气温阳，养血调冲。

处　方　
党参15g	黄芪15g	锁阳10g	淫羊藿15g
川芎5g	当归6g	女贞子15g	山茱萸15g
枸杞子15g	菟丝子15g	鹿角霜12g	覆盆子15g

每日1剂，水煎2次，早晚饭后分服。连服7剂。

二　诊　11月27日。

病　史　已届经前期，乳房胀，下腹胀痛，腰酸背楚。

舌　脉　舌浊、质红，脉细。

治　法　养肝理气。补肾调冲。

处　方　夏枯草 10g　　白芍 12g　　丝瓜络 9g　　甘草 5 g

　　　　　枸杞子 15g　　茯苓 15g　　女贞子 15g　　砂仁 5g

　　　　　牡丹皮 5g　　杜仲 15g　　淮山药 12g

每日 1 剂，水煎 2 次，早晚饭后分服。连服 7 剂。

三　诊　12 月 8 日。

病　史　停经 35 天，乳房胀，腰酸。尿早孕拒检，自诉未同房。

舌　脉　舌浊，脉滑。

治　法　理气养血，调理冲任。

处　方　续断 15 g　　杜仲 15g　　砂仁 5g　　茯苓 15g

　　　　　淮山药 15g　　菟丝子 15g　　女贞子 15g　　白芍 15g

　　　　　当归 9g　　夏枯草 15g　　川芎 5g　　甘草 5g

每日 1 剂，水煎 2 次，早晚饭后分服。连服 7 剂。

嘱 7 天后复查。

四　诊　12 月 19 日。

病　史　停经 46 天，乳房胀，下腹闷痛，腰酸背楚。

舌　脉　舌浊，脉滑。

辅助检查　尿早孕（+）。β-HCG 35280. IU/L，P 15.6ng/mL。

中医诊断　胎动不安。

西医诊断　先兆流产。

治　法　健脾补肾，安胎固妊。

处　方　（1）中药。

　　　　　党参 15g　　黄芪 15g　　白芍 15g　　菟丝子 15g

　　　　　杜仲 15g　　续断 15g　　白术 9g　　桑寄生 15g

　　　　　淮山药 15g　　甘草 5g

每日 1 剂，水煎 2 次，早晚饭后分服。连服 5 剂。

（2）地屈孕酮 10mg，1 天 2 次，连服 5 天。

（3）建议复查 P、β-HCG。

五　诊　12 月 25 日。

病　史　停经 52 天，腰酸腹痛瘥。

辅助检查　B 超检查：孕囊 26.5mm×16.5mm，胚芽 7.00cm（约 6w+4d）见胎心胎动。

守上法继续保胎。

按语　按患者病症分析，缘于肾气不足，冲任亏虚，血海不能按时满溢而月经后期；冲任亏虚，亦不能摄精成孕；肾阳不足，胞宫虚寒，月经迟发，不能触发氤氲乐育之气以摄精成孕而致不孕。故治疗以益气温阳，填精益血为主。方中菟丝子、枸杞子、女贞子、山茱萸补益肝肾，调补冲任；党参、黄芪、川芎、当归健脾益气，养血调经；锁阳、石楠藤、鹿角霜、淫羊藿温补肾阳，填精助孕。经前乳房胀、下腹胀痛等肝气郁结，治宜疏肝柔肝，理气止痛，方以柴胡疏肝汤加减理气养血。待气血和畅，肾气充实，胞宫得以温煦，则种子自然成功。再以益气安胎善后。

病例三

邵某，女，27 岁。

初　诊　2017 年 12 月 8 日。

主　诉　月经延后 10 余年。

病　史　月经延后 10 余年，每隔 40 天至 3 个月一潮。末次月经为 2017 年 11 月 10 日。现已届月经预期，乳房微胀。

舌　脉　舌苔薄，脉滑。

月经史　12 岁初潮，经期 4~6 天，每隔 40 天至 3 个月一潮。

家族史　父母兄弟姐妹均健康。

过敏史　无。

中医诊断　月经后期。

西医诊断　月经不规则。

治　法　调理冲任，养血调经。

处　方　
党参 15g	黄芪 15g	女贞子 15g	枸杞子 15g
菟丝子 15g	当归 9g	醋香附 10g	川芎 5g
丹参 15g	海螵蛸 15g	鹿角胶 10g	茺蔚子 15g

每日 1 剂，水煎 2 次，早晚饭后分服。连服 7 剂。

二　诊　12 月 19 日。

病　史　今日行经，未愆期，腰酸，经量少，下腹胀。

舌　脉　舌薄，脉细。

治　法　行气活血，补肾调经。

处　方　党参 15g　　黄芪 15g　　当归 9g　　鹿角胶 10g

　　　　　茯苓 15g　　丹参 15g　　川芎 5g　　覆盆子 15g

　　　　　牛膝 15g　　红花 6g　　醋香附 10g　　小茴香 6g

　　　　　益母草 15g

每日 1 剂，水煎 2 次，早晚饭后分服。连服 5 剂。

三　诊　12 月 24 日。

病　史　月经新净，腰酸。

舌　脉　苔腻，脉细。

治　法　健脾补肾，养血调经。

处　方　党参 15g　　女贞子 15g　　枸杞子 15g　　黄芪 15g

　　　　　菟丝子 15g　　鹿角胶 10g　　当归 6g　　川芎 6g

　　　　　覆盆子 15g　　山茱萸 15g　　肉苁蓉 10g　　生地黄 10g

每日 1 剂，水煎 2 次，早晚饭后分服。连服 10 剂。

四　诊　2018 年 1 月 13 日。

病　史　上次月经 12 月 19 日，今已届经前期，无不适。

舌　脉　舌脉如前。

治　法　仍守上法。

处　方　党参 15g　　枸杞子 15g　　黄芪 15g　　菟丝子 15g

　　　　　当归 9g　　覆盆子 15g　　鹿角胶 10g　　醋香附 10g

　　　　　丹参 15g　　红花 6g　　川芎 6g　　茺蔚子 15g

每日 1 剂，水煎 2 次，早晚饭后分服。连服 7 剂。

五　诊　2018 年 1 月 20 日。

病　史　停经 31 天，余无不适。

舌　脉　舌薄，脉濡。

治　　法　仍守上法。

处　　方　重上方继服 7 剂。

六　　诊　2018 年 1 月 27 日。

病　　史　月经 2018 年 1 月 25 日来潮，退后 6 天，乳房微胀，量少。

舌　　脉　舌薄，脉细弦。

治　　法　行气养血，补益脾肾。

处　　方
党参 15g	枸杞子 15g	黄芪 15g	鹿角胶 10g
当归 9g	覆盆子 15g	醋香附 10g	丹参 15g
川芎 6g	熟地黄 15g	白芍 15g	肉苁蓉 10g

每日 1 剂，水煎 2 次，早晚饭后分服。连服 7 剂。

七　　诊　2018 年 9 月 25 日。

病　　史　2018 年 8 月结婚，末次月经 2018 年 8 月 25 日。（2018 年 9 月 19 日）B 超检查：子宫体大小为 4.6cm×3.6cm×4.5cm，内膜厚 1.08cm，左附件肿物 7.8cm×2.5cm×1.6cm，有带状回声分隔，右附件区含液性包块，大小为 7.3cm×3.9cm×4.4cm，输卵管积液。尿早孕（−）。

舌　　脉　舌薄，脉细。

中医诊断　肠覃。

西医诊断　卵巢囊肿。

治　　法　益气活血，化痰散结。

处　　方　（1）中药。

党参 15g	茯苓 15g	黄芪 15g	皂角刺 10g
当归 9g	桂枝 6g	香附 10g	白花蛇舌草 15g
川芎 6g	丹参 15g	牛膝 15g	夏枯草 15g

每日 1 剂，水煎 2 次，早晚饭后分服。连服 7 剂。

（2）保留灌肠。

丹参 30g	红花 12g	赤小豆 30g	香附 10g
枳壳 12g	鳖甲 12g	夏枯草 20g	莪术 10g

浓煎 150mL，保留灌肠。配合微波理疗。

八　诊　2018 年 10 月 23 日。

病　史　日前感冒，今咳嗽已愈，但感燥热，末次月经 2018 年 10 月 2 日。

舌　脉　舌浊，脉细。

治　法　补肾健脾，滋益养血。

处　方　（1）中药。

党参 15g	女贞子 15g	枸杞子 15g	黄芪 15g
当归 9g	山茱萸 15g	菟丝子 15g	熟地黄 15g
杜仲 15g	夏枯草 10g	杭白芍 15g	生地黄 15g

每日 1 剂，水煎 2 次，早晚饭后分服。连服 7 剂。

（2）保留灌肠方同上。

九　诊　2018 年 11 月 3 日。

病　史　停经 32 天，近日感冒，咽痛鼻塞，发热，语声重浊。末次月经 2018 年 10 月 2 日。

舌　脉　舌薄，脉浮数。

辅助检查　尿早孕（+），BBT 上升已 10 天。β-HCG 57MIU/L，P 13.56ng/mL。

诊　断　妊娠感冒。

治　法　疏风解表，清热利咽。

处　方　（1）中药。

杜仲 15g	麻黄 6g	黄芩 9g	苦杏仁 4g
兰花参 10g	桔梗 9g	甘草 5g	板蓝根 15g
牛蒡子 15g	金银花 15g	连翘 10g	枇杷叶 10g

每日 1 剂，水煎 2 次，早晚饭后分服。连服 5 剂。

（2）西药：地屈孕酮 10mg，每日 2 次，连服 7 天。

十　诊　2018 年 11 月 13 日。

病　史　末次月经 2018 年 10 月 2 日，已停经 42 天，纳呆欲呕，腰酸。

辅助检查　（2018 年 11 月 10 日）β-HCG 1025.28MIU/L，P 17.5ng/mL。

治　法　健脾补肾，和胃安胎。

处　方　（1）中药。

党参 15g	黄芪 15g	茯苓 10g	陈皮 5g

菟丝子 15g　　　杜仲 25g　　　续断 25g　　　紫苏梗 5g
　　桑寄生 15g　　　砂仁^{后入} 6g　　山药 15g　　　白术 12g

每日 1 剂，水煎 2 次，早晚饭后分服。连服 7 剂。

（2）西药：地屈孕酮 10mg，每日 2 次，连服 7 天。

十一诊　2018 年 11 月 20 日。

病　史　停经 49 天，呕吐食物，腰酸。

辅助检查　β-HCG：24837MIU/L。P：22.4ng/mL。

舌　脉　舌薄腻，脉滑。

治　法　健脾补肾，安胎止呕。

处　方　党参 15g　　　黄芪 15g　　　菟丝子 15g　　杜仲 25g
　　　　　续断 25g　　　陈皮 5g　　　桑寄生 15g　　砂仁 6^{后入}g
　　　　　山药 15g　　　白术 12g　　　姜半夏 9g　　　竹茹 10g

每日 1 剂，水煎 2 次，早晚饭后分服。连服 4 剂。

十二诊　2018 年 11 月 24 日。

病　史　停经 53 天，呕吐腰酸。

舌　脉　舌淡，脉滑。

辅助检查　P：28.75ng/ml。B 超检查：宫内孕囊 1.9cm×3.5cm×4.0cm，胚芽 0.3cm，见胎心，双侧卵巢囊性肿物，左附件肿物 4.5cm×3.5cm×3.0cm，2.9cm×1.8cm×1.4.cm，无回声，边界清；右附件肿物 8.2cm×5.6cm×6.9cm，无回声，有带状回声分隔。

守上方，继续保胎治疗。足月后患者产一男婴。

病例四

李某，26 岁，已婚。

初　诊　2017 年 9 月 21 日。

主　诉　停经 2 月余，结婚一年未孕。

现病史　形体肥胖，12 岁月经初潮，经期约 5 天，但多延后，周期 30～90 天不定，末次月经 7 月 17 日。家族史及个人史无特殊。

舌　脉　舌薄黄，脉细。

辅助检查 B超检查：子宫 4.3cm×3.2cm×4.1cm；子宫内膜厚 0.5cm；双侧多囊卵巢。

中医诊断 月经后期。

西医诊断 月经不规则。

治　法 健脾补肾，养血调经。

处　方　女贞子 15g　　川芎 5g　　覆盆子 15g　　鹿角霜 15g
　　　　　茯苓 15g　　　当归 6g　　淮牛膝 12g　　枸杞子 15g
　　　　　党参 15g　　　白芍 10g　　生地黄 15g　　熟地黄 15g

每日 1 剂，水煎 2 次，早晚饭后分服。连服 7 剂。

二　诊 2017 年 9 月 28 日。

病　史 停经 2 月余，口干，下额痤疮，余无不适。

舌　脉 舌质红，脉细弦。

治　法 行气活血，调冲通经。

处　方　川芎 5g　　　当归 10g　　生地黄 15g　　熟地黄 15g
　　　　　赤芍 15g　　　白芍 15g　　覆盆子 15g　　牛膝 15g
　　　　　海螵蛸 15g　　女贞子 15g　枸杞子 15g　　香附 9g

每日 1 剂，水煎 2 次，早晚饭后分服。连服 7 剂。

三　诊 2017 年 10 月 12 日。

病　史 停经已近 3 个月，下额痤疮见瘥，乳房微胀，下腹不适。尿妊娠试验拒绝（未同房）。

舌　脉 同上。

治　法 行气活血，调理月经。

处　方　桃仁 6g　　　红花 6g　　川芎 5g　　　当归 10g
　　　　　赤芍 12g　　　白芍 12g　　丹参 15g　　生地黄 15g
　　　　　淫羊藿 10g　　香附 9g　　茺蔚子 15g

每日 1 剂，水煎 2 次，早晚饭后分服。连服 7 剂。

四　诊 2017 年 10 月 26 日。

病　史 停经 3 个月，于 10 月 17 日月经来潮，现月经干净，乳房胀痛，面部痤疮见瘥，口干。

舌　脉　舌质偏红，脉细滑。

治　法　柔肝滋肾，调理冲任。

处　方　
覆盆子 15g	生地黄 15g	熟地黄 15g	金银花 10g
女贞子 15g	菟丝子 15g	枸杞子 15g	牛膝 10g
夏枯草 15g	白芍 12g	太子参 15g	甘草 5g
山茱萸 15g			

每日 1 剂，水煎 2 次，早晚饭后分服。连服 10 剂。

五　诊　2017 年 11 月 7 日。

病　史　月经第 20 天，面部痤疮见瘥，大便正常，余无不适。

舌　脉　舌淡薄，脉细滑。

治　法　补益肝肾，调理冲任。

处　方
鹿角霜 15g	党参 15g	当归 10g	山茱萸 15g
生地黄 15g	熟地黄 15g	茯苓 15g	女贞子 15g
桑椹 15g	白芍 15g	锁阳 6g	枸杞子 15g
沙苑子 10g			

每日 1 剂，水煎 2 次，早晚饭后分服。连服 10 剂。

六　诊　2017 年 12 月 14 日。

病　史　停经近 2 个月，乳房微胀，面部仍见少量痤疮，腰酸。

舌　脉　舌浊，脉滑。

辅助检查　尿妊娠试验（－）。B 超检查：子宫内膜厚 0.73cm，子宫附件正常。

治　法　健脾补肾，养血调经。

处　方
党参 15g	茯苓 15g	香附 10g	黄芪 15g
当归 10g	川芎 9g	砂仁^{后入} 5g	续断 15g
杜仲 15g	牛膝 10g	生地黄 15g	熟地黄 15g
鹿角胶 6g			

每日 1 剂，水煎 2 次，早晚饭后分服。连服 7 剂。

七　诊　2017 年 12 月 21 日。

病　史　停经 2 个多月，下利频繁，嗜睡。

舌　脉　舌尖红，脉细。

治　法　健脾理气，消食止泻。

处　方

木香 6g	砂仁^{后入} 5g	党参 15g	黄芪 12g
白术 9g	茯苓 10g	芡实 15g	白扁豆 15g
淮山药 15g	甘草 5g	麦芽 15g	谷芽 15g

每日 1 剂，水煎 2 次，早晚饭后分服。连服 7 剂。

八　诊　2017 年 12 月 28 日。

病　史　停经 72 天，嗜睡，欲呕，乳房微胀，下腹不适。

舌　脉　舌质红，脉细。

辅助检查　尿早孕（+）。β-HCG 510.18IU/l。P＞40ng/mL。B 超检查：宫内见孕囊；双附件（-）。

诊　断　早孕。

治　法　健脾安胎，理气止呕。

处　方

党参 15g	半夏 9g	白芍 15g	菟丝子 15g
砂仁^{后入} 5g	竹茹 15g	杜仲 15g	续断 15g
桑寄生 15g	白术 9g	淮山药 15g	甘草 5g

每日 1 剂，水煎 2 次，早晚饭后分服。连服 7 剂。

九　诊　2018 年 1 月 4 日。

病　史　停经 80 天，血检提示 β-HCG 为 45748.03IU/mL；P＞40ng/mL；B 超检查示宫内孕囊，见胚芽、胎心。符合正常妊娠。

按语　该患者月经愆期已久，缘于肾虚精血亏少，冲任亏虚，血海不能按时满盈。脾虚化源不足，营血亏虚，故频频出现月经后期。治当予健脾益气，使化源充盛，冲任血海满盈；肾为月经之主导、冲任之本、气血之根，肾气旺，肾精足，则任通冲盛，气血调和，月经正常；精壮经调，适时利导，则自然胎孕而成。故该患者当以健脾补肾，养血调冲，月候如常，则胎孕无虞。

病例五

连某，22岁，未婚。

初 诊 2013年4月17日。

主 诉 月经后期8年。

现病史 14岁月经初潮后月经均推后9天，量少，时值经前第3天，乳房胀痛，寐可，二便如常。

舌 脉 舌淡红、苔薄，脉细。

月经史 14岁初潮，经期5天，周期39天，量少，无痛经，末次月经为2013年4月15日。

中医诊断 月经后期。

西医诊断 月经不规则。

治 法 理气活血，养血调经。

处 方
川芎5g	香附9g	当归10g	生地黄15g
熟地黄15g	丹参15g	赤芍15g	红花4g
夏枯草15g	益母草15g	女贞子15g	枸杞子15g
茺蔚子15g	王不留行15g		

每日1剂，水煎2次，早晚饭后分服。连服7剂。

二 诊 2013年4月26日。

病 史 4月15日月经来潮，量少，今正值经间期出血，少量点滴，血检提示睾酮升高。

舌 脉 舌淡红、苔薄，脉细。

治 法 健脾补肾，养血固冲。

处 方
党参15g	黄芪15g	女贞子15g	覆盆子15g
枸杞子15g	山茱萸15g	熟地黄15g	金樱子12g
茯苓30g	菟丝子15g	墨旱莲15g	桑椹10g

每日1剂，水煎2次，早晚饭后分服。连服7剂。

三 诊 2013年5月5日。

病 史 已近经期，乳房胀痛。仍防月经后期，量少。

舌 脉 舌淡红、苔薄，脉弦细。

治　法　健脾补肾，养血调经。

处　方　党参 15g　　黄芪 15g　　女贞子 15g　　覆盆子 15g

　　　　　枸杞子 15g　菟丝子 15g　熟地黄 15g　　丹参 15g

　　　　　当归 4g　　香附 9g　　红花 6g　　　川芎 6g

　　　　　川牛膝 15g

每日 1 剂，水煎 2 次，早晚饭后分服。连服 10 剂。

四　诊　2013 年 6 月 20 日。

病　史　今日经潮，较上月仅推后 5 天，但量仍少，略感腰酸。

舌　脉　舌红、苔薄，脉细。

处　方　守上方去女贞子、枸杞子，加鸡血藤 15g。

每日 1 剂，水煎 2 次，早晚饭后分服。连服 10 剂。

继续按上法治疗 3 个月月经周期基本正常，月经量亦增加。

按语　妇人以血为本，气血充盛、血海满盈，月经方能如期来潮。月经后期常伴经量少，应以健脾补肾，养血调经为主。健脾气，使气血生化正常，方取八珍汤为主；肾为月经之主导，补肾气，方取六味地黄丸或五子衍宗丸加减。故而健脾补肾、养血调冲乃调经之关键。

病例六

王某，24 岁，未婚。

初　诊　2012 年 11 月 14 日。

主　诉　月经后期 12 年

病　史　12 岁月经初潮后经期均推后 10 天，痛经，面部痤疮，寐可，纳可，二便如常。

舌　脉　舌淡红、苔薄，脉细弦。

检　查　2012 年 11 月 6 日查血性激素，PRL↑。CA125 53.75U/mL。

月经史　12 岁初潮，经期 5～6 天，周期约 40 天，量少，痛经，末次月经 11 月 5 日。

中医诊断　月经后期；痛经。

西医诊断　高泌乳素血症；痛经。

治　法　健脾养血，补肾调经。

处　方　党参 15g　　　黄芪 15g　　　山茱萸 15g　　　覆盆子 15g
　　　　枸杞子 15g　　熟地黄 15g　　菟丝子 15g　　　女贞子 15g
　　　　当归 4g　　　　紫河车 4g　　炒麦芽 30g
每日 1 剂，水煎 2 次，早晚饭后分服。连服 7 剂。

二　诊　2012 年 11 月 21 日。
病　史　药后胃脘胀痛。
舌　脉　舌淡红、苔薄，脉细软。
治　法　健脾理气，温胃止痛。
处　方　党参 15g　　　香附 9g　　　　女贞子 15g　　丹参 15g
　　　　黄芪 15g　　　砂仁^{后入} 5g　　覆盆子 15g　　白芍 15g
　　　　麦芽 20g　　　甘草 5g　　　　檀香 5g
每日 1 剂，水煎 2 次，早晚饭后分服。连服 7 剂。

三　诊　2012 年 12 月 5 日。
病　史　药后胃脘胀痛见瘥，现已届经期，腰酸，下腹坠痛。
舌　脉　舌淡红、苔薄，脉弦细。
治　法　益气活血，调经止痛。
处　方　党参 15g　　　黄芪 15g　　　丹参 15g　　　当归 6g
　　　　香附 9g　　　　红花 6g　　　川芎 5g　　　　赤芍 15g
　　　　桃仁 5g　　　　枳壳 9g　　　延胡索 15g　　海螵蛸 15g
每日 1 剂，水煎 2 次，早晚饭后分服。连服 7 剂。

四　诊　2012 年 12 月 12 日。
病　史　月经退后 7 天仍未潮，腰酸，下腹坠痛。
舌　脉　舌淡红、苔薄，脉细弦。
治　法　行气活血，调经止痛。
处　方　党参 15g　　　黄芪 15g　　　丹参 15g　　　当归 10g
　　　　香附 9g　　　　乌药 10g　　　川芎 5g　　　　桃仁 5g
　　　　延胡索 15g　　甘草 6g　　　　红花 6g　　　　白芍 15g
每日 1 剂，水煎 2 次，早晚饭后分服。连服 7 剂。

五　诊　2012 年 12 月 26 日。

病　史　药后痛经稍瘥，腰酸，末次月经 12 月 15 日经量中等。

舌　脉　舌淡红、苔薄，脉细。

治　法　健脾理气，补肾调经。

处　方　党参 15g　　覆盆子 15g　　女贞子 15g　　锁阳 10g

　　　　　黄芪 15g　　丹参 15g　　　川芎 5g　　　女贞子 15g

　　　　　香附 9g　　　白芍 15g　　　麦芽 30g　　　当归 10g

每日 1 剂，水煎 2 次，早晚饭后分服。连服 7 剂。

六　诊　2013 年 1 月 3 日。

病　史　药后胃脘不适，纳差。

舌　脉　舌淡红、苔薄，脉细软。

治　法　健脾理气，养血调经。

处　方　党参 15g　　覆盆子 15g　　当归 10g　　木香 5g

　　　　　香附 9g　　　小茴香 5g　　 佛手 6g　　 麦芽 30g

　　　　　陈皮 5g　　　吴茱萸 5g　　 黄芪 15g　　甘草 5g

每日 1 剂，水煎 2 次，早晚饭后分服。连服 7 剂。

七　诊　2012 年 1 月 9 日。

病　史　末次月经 2012 年 12 月 15 日，现已届经前期，自觉乳房胀痛，下腹闷痛，腰酸，肢冷。

舌　脉　舌淡红、苔薄，脉弦。

治　法　理气活血，温经止痛。

处　方　党参 15g　　丹参 15g　　延胡索 15g　　吴茱萸 5g

　　　　　黄芪 15g　　红花 4g　　　香附 9g　　　炮附子 3g

　　　　　白芍 12g　　川芎 6g　　　当归 10g　　 夏枯草 15g

　　　　　甘草 5g

每日 1 剂，水煎 2 次，早晚饭后分服。连服 7 剂。

八　诊　2012 年 1 月 16 日。

病　史　服上方后月经于今日准时来潮，痛经明显缓解。

治　　法　在上述方药基础上加减巩固治疗一月而愈。

> **按语**　月经后期常与月经过少并见,可发展为闭经或不孕。常见虚证居多,予以补脾肾、养气血、调冲任每获良效,本患者亦然。经前予以理气养血、温经止痛,经后补脾肾、养气血,痛经渐愈,月经如期来潮。美中不足的是,治疗一月未复查泌乳素是否恢复正常。

病例七

余某,27岁,已婚。

初　　诊　2016年9月21日。

主　　诉　停经2月余。

现病史　月经12岁初潮,历5天,周期30天至3个月不定,末次月经7月17日,现停经2月余。

舌　　脉　舌薄黄,脉细。

个人史　无特殊。

婚育史　0-0-0-0。

辅助检查　彩超检查:子宫4.3cm×3.2cm×4.1cm,子宫内膜厚0.5cm,多囊卵巢。

中医诊断　月经后期。

西医诊断　月经失调。

治　　法　调理气血,补益肝肾。

处　　方

女贞子15g	枸杞子15g	覆盆子15g	菟丝子15g
党参15g	熟地黄15g	鹿角霜15g	肉苁蓉15g
川芎5g	当归9g	海螵蛸10g	香附6g

每日1剂,水煎2次,早晚饭后分服。连服10剂。

二　　诊　2016年10月5日。

病　　史　月经尚未来潮,测尿妊娠试验(-),下颌部痤疮,大便通畅。

舌　　脉　舌薄,脉细。

治　　法　调理气血,补益肝肾。

处　　方　(1)中药。

| 女贞子15g | 覆盆子15g | 川芎5g | 当归10g |

续断 15g　　　鹿角霜 15g　　　白芍 15g　　　香附 4g
枸杞子 15g　　菟丝子 15g　　熟地黄 15g　　生地黄 15g

每日 1 剂，水煎 2 次，早晚饭后分服。连服 7 剂。

（2）西药：地屈孕酮 10mg，每日 3 次，连服 5 天。

三　诊　2016 年 11 月 2 日。

病　史　停经 3 个月余，下腹闷痛，服地屈孕酮 5 天未行经，末次月经 7 月 17 日。

辅助检查　尿妊娠试验：弱阳性。β-HCG 38.08IU/L。彩超检查：子宫附件（-），内膜 1.3cm。

停药观察 3 天后复查。

四　诊　2016 年 11 月 10 日。

病　史　停经近 4 个月，测尿妊娠试验弱阳性，现下腹痛，无腰酸，口干，纳寐可，二便调。

舌　脉　舌淡，脉滑。

辅助检查　彩超检查：左侧附件区混合性包块（宫外孕包块）；陶氏窝积液。

中医诊断　异位妊娠（未破损期）。

西医诊断　左侧输卵管妊娠。

处　理　转西医手术治疗（2016 年 11 月 11 日）

2016 年 12 月至 2017 年 5 月，患者月经推后 50～60 天，中药均以补脾肾、调冲任、养气血、调经助孕治疗 5 个月，月经周期逐渐恢复正常。

五　诊　2017 年 6 月 5 日。

病　史　末次月经 5 月 26 日，现值经后，腰酸肢楚。

舌　脉　舌薄黄，脉细滑。

辅助检查　（2017 年 6 月 2 日）彩超检查：左侧卵泡 1.0cm×0.8cm，子宫内膜厚 0.5cm。（2017 年 6 月 5 日）彩超检查：左侧卵泡 1.2cm×1.1cm，子宫内膜厚 0.58cm。

治　法　补肝肾，调冲任。

处　方　肉苁蓉 15g　　覆盆子 15g　　当归 6g　　　女贞子 15g
　　　　　生地黄 15g　　熟地黄 15g　　牡丹皮 5g　　山茱萸 15g
　　　　　党参 15g　　　枸杞子 15g　　桑椹 10g　　　菟丝子 15g

每日 1 剂，水煎 2 次，早晚饭后分服。连服 5 剂。

六　诊　2017 年 6 月 9 日。

病　史　月经第 15 天，腰酸肢楚，下腹不适。

辅助检查　（2017 年 6 月 7 日）彩超检查：右侧卵泡 1.9cm×1.9cm。
　　　　　　（2017 年 6 月 8 日）彩超检查：右侧卵泡 2.1cm×2.0cm。
　　　　　　（2017 年 6 月 9 日）彩超检查：卵泡已排。

治　法　健脾补肾，调冲助孕。

处　方　党参 15g　　　黄芪 15g　　　淮山药 15g　　砂仁^{后入} 5g
　　　　　续断 15g　　　杜仲 15g　　　枸杞子 15g　　女贞子 15g
　　　　　当归 4g　　　　白芍 10g　　　菟丝子 15g　　甘草 6g

每日 1 剂，水煎 2 次，早晚饭后分服。连服 10 剂。

七　诊　2017 年 6 月 29 日。

病　史　末次月经 5 月 26 日，停经 33 天，乳房胀痛，腰背酸痛。

舌　脉　舌薄，脉细滑。

辅助检查　β-HCG 510.18IU/L，P＞40ng/mL。

诊　断　早早孕，宫外孕待排。

治　法　健脾补肾，固孕安胎观察。

处　方　党参 15g　　　黄芪 15g　　　淮山药 15g　　砂仁 5g
　　　　　续断 15g　　　杜仲 15g　　　枸杞子 15g　　川芎 4g
　　　　　当归 4g　　　　白芍 10g　　　菟丝子 15g　　甘草 6g

3 天后复查。

八　诊　2017 年 7 月 2 日。

病　史　末次月经 5 月 26 日，停经 36 天，尾椎骨痛。

舌　脉　舌薄，脉细滑。

辅助检查　β-HCG 2960.05IU/L，P＞40ng/mL，E2＞482pg/ml。彩超检

查：子宫内早孕。

治　法　健脾补肾，养血安胎。

处　方

续断 15g	杜仲 15g	菟丝子 15g	白术 10g
枸杞子 15g	当归 5g	淮山药 15g	党参 15g
黄芪 15g	白芍 15g	砂仁^{后入} 5g	甘草 5g

每日 1 剂，水煎 2 次，早晚饭后分服。连服 10 剂。

九　诊　2017 年 7 月 13 日。

病　史　末次月经 5 月 26 日，停经 49 天，腰背酸楚。

舌　脉　舌燥，脉细。

辅助检查　（2017 年 7 月 12 日）β-HCG 45748.03IU/L，P＞40ng/mL，E2＞81.00pg/mL。彩超检查：子宫内早孕。

治　法　健脾补肾，益气安胎。

处　方　中药：守上方 6 剂，每日 1 剂，水煎服。

十　诊　2017 年 7 月 19 日。

病　史　末次月经 5 月 26 日，停经 55 天。

舌　脉　舌淡红、苔薄黄，脉细滑。

辅助检查　β-HCG 135402.03IU/L，P＞40ng/ml。彩超检查：子宫增大，切面 6.5cm×5.7cm×6.1cm，宫内探及回声区 29.3mm×18mm，囊内可见卵黄囊、胚芽回声及原始心管搏动，胚芽约 7mm，符合正常孕育。

按语　患者素来月经后期，诚如《医学正传·妇人科》所言"月水全赖肾水施化，肾水既乏，则经血自以干涸"。肾为月经生成之主导，肾为气血之根，冲为血海，肾为冲任之本；脾为气血生化之源，冲为血海，以健脾补肾，调理气血冲任治疗，患者虽停经 2 个月余受孕，诊断为异位妊娠而转西医手术。术后近半年，中药均以调理气血、冲任，补益肝肾治疗，月经逐渐恢复正常。同时也为后期怀孕奠定基础。此后 1 个月，经期以理气养血调经，经后以健脾补肾，调冲助孕治疗成功受孕。再以健脾补肾，固妊安胎治疗月余，彩超检查符合正常孕育。

病例八

张某某，17 岁，未婚。

初　诊　2018 年 6 月 16 日。

主　诉　月经后期 2 年。

现病史　月经后期伴量少，面部痤疮 2 年。多次查血睾酮升高。

舌　脉　舌淡红、苔薄，脉滑。

月经史　12 岁初潮，经期 2～3 天，周期 30～60 天，量少，无痛经，末次月经 2018 年 6 月 8 日。

中医诊断　月经后期。

西医诊断　月经不规则。

治　法　补肾养血，活血调经。

处　方　
女贞子 15g	枸杞子 15g	牛膝 15g	覆盆子 15g
川芎 5g	鹿角胶 10g	生地黄 15g	熟地黄 15g
赤芍 15g	菟丝子 15g	香附 6g	当归 10g

每日 1 剂，水煎 2 次，早晚饭后分服。连服 7 剂。

二　诊　2018 年 7 月 5 日。

病　史　现值经前期。

治　法　补肾养血，调理冲任。

处　方　
川芎 5g	香附 9g	当归 10g	生地黄 15g
丹参 15g	赤芍 15g	红花 4g	枸杞子 15g
泽兰 15g	覆盆子 15g	鹿角胶 10g	茺蔚子 15g

每日 1 剂，频服。

按语　患者年方十七，肾气未充，天癸未成熟，冲任亏虚血海不能按时满盈，月经后期而至，量少。四诊合参，当属肾虚证，治疗当以补肾益精，养血调经贯穿始终。方中以覆盆子、枸杞子、女贞子、鹿角胶、生地黄、熟地黄等补肾填精，以香附、川芎、当归、丹参、赤芍、红花、泽兰、茺蔚子等理气活血调冲，使任通冲盛，月经以时下，如是治疗 3 个月经周期，月经恢复正常。

病例九

程某某，26岁，已婚。

初　诊　2018年5月1日。

主　诉　月经后期，甚至半年一潮，已近10年，现停经近5个月。

病　史　结婚一年未孕，颜面及四肢浮肿，日晡眩晕，手心热。痛经史（-）。13岁月经初潮，历时5天，不规则，自初潮后每30～50天一潮，甚至半年一潮，2017年6～9月服炔雌醇环丙孕酮片3个月，未见改善，末次月经为2018年1月10日，上次月经2017年8月26日。

舌　脉　舌腻，脉滑数。

检　查　尿早孕（-）。

中医诊断　月经后期。

西医诊断　月经不规则。

治　法　益气滋阴，养血调经。

处　方
茯苓 30g	党参 25g	黄芪 15g	牡丹皮 6g
川芎 5g	当归 10g	泽兰 15g	牛膝 15g
丹参 15g	熟地黄 15g	白芍 15g	香附 10g

每日1剂，水煎2次，早晚饭后分服。连服10剂。

二　诊　2018年5月23日。

病　史　月经于11日来潮，浮肿稍瘥，腹胀腰酸，手心热已消。

舌　脉　舌腻，脉濡。

治　法　健脾补肾，利水消肿。

处　方
茯苓 30g	薏苡仁 20g	白术 10g	淫羊藿 15g
党参 15g	芝麻楷 15g	桂枝 6g	化橘红 6g
赤小豆 15g	大腹皮 15g	黄芪 15g	甘草 6g

每日1剂，水煎2次，早晚饭后分服。频服。

三　诊　2018年9月12日。

病　史　末次月经：8月31日，停经3个多月方行经，药后浮肿见瘥，腹胀腰酸，便秘，寐欠。

舌　　脉　舌质腻,脉濡。

治　　法　益气养血,调经消肿。

处　　方　党参15g　　　黄芪15g　　　大腹皮15g　　桂枝4g
　　　　　　　赤小豆30g　　川芎5g　　　　薏苡仁15g　　香附10g
　　　　　　　补骨脂10g　　首乌藤15g　　合欢皮15g　　当归10g

每日1剂,水煎2次,早晚饭后分服。频服。

四　　诊　2018年10月16日。

病　　史　停经47天,全身浮肿复现,神疲乏力,腰背酸楚。

舌　　脉　舌薄腻,脉细软。

治　　法　健脾补肾,调理气血。

处　　方　茯苓30g　　　党参25g　　　黄芪15g　　　桂枝9g
　　　　　　　川芎5g　　　 当归10g　　　醋香附10g　　牛膝10g
　　　　　　　赤小豆15g　　覆盆子20g　　续断15g　　　狗脊15g

每日1剂,水煎2次,早晚饭后分服。连服10剂。

五　　诊　2018年10月30日。

病　　史　停经49天,于月经10月18日来潮,心悸心慌,神疲寐差,脸部微肿。

舌　　脉　舌质淡,脉细数。

治　　法　健脾补肾,宁心安神。

处　　方　党参25g　　　黄芪15g　　　桂枝9g　　　覆盆子15g
　　　　　　　续断15g　　　远志10g　　　山药15g　　鹿角霜15g
　　　　　　　赤小豆15g　　茯神15g　　　酸枣仁15g　化橘红6g

每日1剂,水煎2次,早晚饭后分服。连服10剂。

六　　诊　2018年12月1日。

病　　史　月经于11月22日来潮,推后4天,仅早晚颜面浮肿及四肢微肿,头重多梦,晨起烘热。

舌　　脉　舌薄浊,脉滑。

治　　法　健脾补肾,养阴平肝。

处　方　党参 25g　　　黄芪 15g　　　覆盆子 15g　　　白术 10g
　　　　鹿角霜 15g　　菟丝子 15g　　枸杞子 15g　　　白芍 15g
　　　　茯神 20g　　　化橘红 6g　　 山茱萸 15g　　　赤小豆 20g

每日 1 剂，水煎 2 次，早晚饭后分服。连服 10 剂。

七　诊　2019 年 2 月 12 日。

病　史　药后月经分别于 2019 年 1 月 1 日及 2 月 4 日正常来潮，晨起浮肿，伴神疲便溏。

舌　脉　舌腻，脉细。

治　法　健脾补肾，利水消肿。

处　方　党参 25g　　　菟丝子 15g　　赤小豆 15g　　　黄芪 20g
　　　　桂枝 6g　　　 淫羊藿 15g　　鹿角霜 15g　　　茯苓 20g
　　　　甘草 5g　　　 化橘红 10g　　大腹皮 15g　　　白术 10g

每日 1 剂，水煎 2 次，早晚饭后分服。连服 10 剂。

八　诊　2019 年 4 月 20 日。

病　史　末次月经 3 月 10 日，现已停经 40 天，颜面轻微浮肿，下腹闷痛，胃脘不适。

舌　脉　舌薄，脉细滑。

检　查　尿妊娠试验（+）；血检 P 19.40IU/L；β-HCG 7004.92ng/mL。

治　法　健脾补肾，理气安胎。

处　方　党参 15g　　　黄芪 15g　　　枸杞子 15g　　　菟丝子 15g
　　　　杜仲 25g　　　续断 15g　　　莲子 15g　　　　桑寄生 15g
　　　　黄芩 10g　　　赤小豆 15g　　砂仁^{后入} 6g　　漂白术 10g

每日 1 剂，水煎 2 次，早晚饭后分服。连服 10 剂。

于 5 月 20 日 B 超检查示胎孕 8 周，见胚芽，胎心正常。

按语　综观脉证，患者月经后期，伴全身浮肿，乃脾肾两虚所致。脾虚则运化失职，营血亏虚，冲任不足，血海不能按时满盈，故月经后期；肾虚精血亏少，冲任不足，血海不能按时满盈而后期；脾肾两虚，水湿不化，泛溢肌肤，则见全身浮肿。经 10 个多月的健脾补肾、调理气血、利水消肿治疗，浮肿消退，月经周期恢复正常，任通冲盛，适时和合，便成胎孕。

病例十

高某，女，29岁，已婚。

初　诊　2017年5月3日。

主　诉　月经推后7月余。

现病史　月经12岁初潮，历时6天，周期多推后。近7个月来月经推后约2月，量偏少，色红，末次月经3月8日，现停经2月余，自测尿妊娠试验（-）。现面部痤疮，烦躁，便秘。

舌　脉　舌浊，脉滑。

既往史　霉菌性阴道炎病史。

婚育史　结婚3年，0-0-1-0，2012年流产1次。

辅助检查　B超检查：子宫内膜厚0.5cm，双侧卵巢多囊样改变。

中医诊断　月经后期。

西医诊断　月经失调。

治　法　疏肝理气，养血调经。

处　方　牡丹皮15g　　丹参15g　　　牛膝15g　　　沙苑子15g
　　　　　　白芍15g　　　女贞子15g　　枸杞子15g　　绿萼梅9g
　　　　　　赤芍15g　　　生地黄15g　　熟地黄15g　　覆盆子15g

每日1剂，水煎2次，早晚饭后分服。连服10剂。

二　诊　2017年5月12日。

病　史　月经尚未来潮，面部痤疮，烦躁，腰痛。

舌　脉　舌浊，脉弦。

辅助检查　尿妊娠试验（-）。彩超检查：子宫内膜厚8.7mm，盆腔积液26mm×13mm，双侧卵巢呈多囊样改变。

治　法　滋肾柔肝，养血调经。

处　方　牡丹皮15g　　丹参15g　　　牛膝15g　　　赤芍15g
　　　　　　白芍15g　　　女贞子15g　　枸杞子15g　　黑豆15g
　　　　　　覆盆子15g　　绿萼梅9g　　　川芎5g　　　　当归6g
　　　　　　生地黄15g　　熟地黄15g

每日1剂，水煎2次，早晚饭后分服。连服10剂。

三　诊　2017 年 5 月 22 日。

病　史　月经未来潮，乳房微胀，面部痤疮，BBT>36.5℃。

舌　脉　舌薄，脉滑。

治　法　疏肝理气，养血调经。

处　方　（1）中药。

牡丹皮 6g	玫瑰 6g	丝瓜络 10g	牛膝 15g
川芎 5g	当归 6g	丹参 15g	生地黄 15g
熟地黄 15g	赤芍 15g	白芍 15g	续断 15g

每日 1 剂，水煎 2 次，早晚饭后分服。连服 10 剂。

（2）西药：地屈孕酮 10mg，每日 2 次，连服 5 天。

四　诊　2017 年 5 月 31 日。

病　史　末次月经为 5 月 28 日，量多，面部痤疮稍瘥，现值月经第 4 天。

辅助检查　性激素六项：P 0.18ng/mL，T 0.23ng/mL，FSH 5.26IU/L，LH 3.10IU/L，PRL 7.86ng/mL，E2 18pg/mL。

舌　脉　舌薄，脉滑。

治　法　清热凉血，行气调经。

处　方

柴胡 9g	赤芍 15g	白芍 15g	枳壳 9g
牡丹皮 9g	郁金 9g	香附 9g	茜草 15g
黄芩 10g	牛膝 15g	当归 10g	甘草 5g

每日 1 剂，水煎 2 次，早晚饭后分服。连服 7 剂。

五　诊　2017 年 6 月 5 日。

病　史　现值经后，面部痤疮稍瘥。

舌　脉　舌薄，脉细。

辅助检查　白带常规：清洁度 2 度，霉菌（-），滴虫（-）。

治　法　清热凉血，调理冲任。

处　方

女贞子 15g	枸杞子 15g	覆盆子 15g	菟丝子 15g
黑豆 15g	桑椹 15g	山茱萸 15g	生地黄 15g
熟地黄 15g	牡丹皮 5g	茯苓 15g	杜仲 15g

每日 1 剂，水煎 2 次，早晚饭后分服。连服 7 剂。

守上法酌情加减调理 2 个月，观察子宫内膜及卵泡改变，子宫内膜从 0.5cm 稍增厚至 0.8cm 左右，未见优势卵泡，面部痤疮减少，7 月 5 日月经来潮，仅推后 7 天。

六　诊　2017 年 8 月 14 日。

病　史　停经 40 天，面部痤疮已瘥，昨晚下腹闷痛，腰酸痛，带下清稀。

舌　脉　舌浊，脉细。

辅助检查　白带常规：霉菌（−），滴虫（−），清洁度 2 度。

血　查　β-HCG：192.41 IU/L。

中医诊断　胎动不安；异位妊娠待排。

西医诊断　早早孕；宫外孕待排。

治　法　补肾固任，清热安胎。

处　方　（1）中药：

芍药 15g	甘草 6g	菟丝子 25g	白术 9g
砂仁^{后入} 5g	续断 15g	杜仲 15g	党参 15g
黄芩 9g	桑寄生 15g	芡实 15g	苎麻根 30g

每日 1 剂，水煎 2 次，早晚饭后分服。连服 7 剂。

（2）西药：黄体酮 20mg 肌内注射 qd×5 天。

七　诊　2017 年 8 月 19 日。

病　史　停经 45 天，面部痤疮，下腹闷痛，腰酸如折，大便溏薄，每日 3 次。

舌　脉　舌苔厚，脉细滑。

辅助检查　β-HCG 925.7IU/L。P 33.34ng/mL。

治　法　固任安胎，健脾理气。

处　方　中药守上方，4 剂，每日 1 剂，水煎服。

八　诊　2017 年 8 月 23 日。

病　史　停经 49 天，下腹闷痛，腰背酸痛。

舌　脉　舌薄，脉弦滑。

辅助检查　β-HCG 5507.21IU/L。P 34.63ng/mL。彩超：宫内早孕，孕囊 0.7cm×0.3cm×0.9cm。

治　　法　　健脾理气，固任安胎。

处　　方　　中药守上方 10 剂，每日 1 剂，水煎服。

九　　诊　　2017 年 9 月 4 日。

病　　史　　妊娠 2 月，下腹及腰痛隐隐。

舌　　脉　　舌浊，脉滑。

辅助检查　　β–HCG 86260.26IU/L。P 29.44ng/mL。E2 751pg/mL。

处　　方　　中药守上方 7 剂，每日 1 剂，水煎服。

十　　诊　　2017 年 9 月 11 日。

病　　史　　妊娠 2 月余，腹痛腰酸均瘥。

舌　　脉　　舌浊，脉滑。

辅助检查　　β–HCG 163541IU/L。P 30.95ng/mL，E2 827pg/mL。彩超：孕囊 35mm×16mm，胚芽 16mm，见胎心，符合正常妊娠。

病例十一

欧某某，23 岁，已婚。

初　　诊　　2013 年 10 月 29 日。

主　　诉　　月经推后 2 年，结婚 2 年未避孕未孕。

现病史　　末次月经 9 月 11 日，历 6 天，量偏少，色暗红，乳房胀痛。辰下停经 48 天，乳房胀痛，腰酸痛。尿检无早孕。

舌　　脉　　舌淡黄、苔浊腻，脉细。

月经史　　15 岁月经初潮，经期退后，多 60～70 天一潮，历 6 天，量偏少，色暗红，无腹痛、乳房胀痛。曾在莆田医院治疗未效。

既往史　　无流产史。

中医诊断　　月经后期；不孕症。

西医诊断　　月经不调；原发不孕。

治　　法　　行气养血，调理月经。

处　　方　　川芎 5g　　　当归 6g　　　丹参 15g　　　鹿衔草 15g

茯苓 12g　　　牛膝 12g　　　香附 9g　　　海螵蛸 12g

　　　　生地黄 10g　　　赤芍 12g　　　　白芍 12g

每日 1 剂，水煎 2 次，早晚饭后分服。连服 7 剂。

二　诊　2013 年 11 月 7 日。

病　史　药后 7 天，于 11 月 5 日月经来潮，量少色暗红，腰酸痛。

舌　脉　舌薄，脉细滑。

治　法　行气活血，补益肝肾。

处　方　川芎 5g　　　当归 6g　　　丹参 15g　　　赤芍 12g

　　　　茺蔚子 9g　　香附 9g　　　穞豆 15g　　　益母草 15g

　　　　女贞子 15g　枸杞子 15g　续断 15g　　　白芍 12g

每日 1 剂，水煎 2 次，早晚饭后分服。连服 7 剂。

三　诊　2013 年 11 月 9 日。

病　史　月经新净。

舌　脉　舌薄，脉细滑。

治　法　益气养血，补益肝肾。

处　方　女贞子 15g　生地黄 15g　熟地黄 15g　枸杞子 15g

　　　　当归 6g　　　覆盆子 15g　党参 15g　　　菟丝子 15g

　　　　白芍 12g　　山茱萸 12g　淫羊藿 12g

每日 1 剂，水煎 2 次，早晚饭后分服。连服 10 剂，并嘱患者测 BBT。

四　诊　2013 年 11 月 27 日。

病　史　证无变化，BBT 持续 36.8℃左右。

舌　脉　舌淡黄，脉细滑。

治　法　补益肝肾，调理冲任。

处　方　（1）中药。

　　　　女贞子 15g　枸杞子 15g　覆盆子 15g　杜仲 15g

　　　　山茱萸 12g　白术 9g　　菟丝子 15g　续断 15g

　　　　桑寄生 15g　山药 15g　　生地黄 15g　熟地黄 15g

每日 1 剂，水煎 2 次，早晚饭后分服。连服 7 剂，并嘱患者测 BBT。

（2）西药：地屈孕酮 10mg，每日 2 次，连服 7 天。

五　诊　2013 年 12 月 10 日。

病　史　停经 36 天，无腹痛，偶感腰酸、神疲。BBT 持续 37℃左右，尿妊娠试验弱阳性。

舌　脉　舌薄，脉细滑。

中医诊断　胎元不固。

西医诊断　先兆流产。

治　法　补脾肾，安胎元。

处　方　（1）中药：

菟丝子 25g	白术 9g	党参 15g	黄芪 15g
枸杞子 12g	续断 15g	杜仲 15g	桑寄生 15g

每日 1 剂，水煎 2 次，早晚饭后分服。连服 10 剂。

（2）西药：地屈孕酮 10mg，每日 2 次，连服 7 天。

7 天后彩超检查示子宫内早孕。继续保胎护理 2 个月。10 个月后，告曰喜得一子。

病例十二

周某某，女，30 岁，已婚。

初　诊　2017 年 7 月 15 日。

主　诉　停经 3 月余。

现病史　10 岁月经初潮，历 7 天，平素月经多愆期，少则 40 天，甚则数月来潮，末次月经 4 月 7 日，量少即净。

舌　脉　舌质红，脉细。

个人史　无特殊。

婚育史　结婚 3 年，0-0-1-0。

辅助检查　彩超检查：子宫内膜厚 0.5cm，子宫 51mm×40mm×33mm，左侧多囊卵巢改变。

中医诊断　月经后期。

西医诊断　月经不调。

治　法　补益肝肾，调理气血。

处　方	女贞子 15g	枸杞子 15g	覆盆子 15g	茺蔚子 10g
	泽兰 15g	川芎 5g	当归 9g	菟丝子 15g

　　　　牛膝 12g　　　　香附 6g　　　　党参 15g　　　　鹿角胶 10g

每日 1 剂，水煎 2 次，早晚饭后分服。连服 10 剂。

二　诊　2017 年 8 月 12 日。

病　史　月经尚未来潮，乳房胀痛，下腹不适，测尿妊娠试验（－）。

舌　脉　舌淡，脉细。

治　法　益气养血，调理月经。

处　方　川芎 5g　　　　当归 10g　　　香附 9g　　　　泽兰 15g
　　　　　海螵蛸 15g　　　白芍 10g　　　牛膝 12g　　　丹参 15g
　　　　　党参 15g　　　　黄芪 15g

每日 1 剂，水煎 2 次，早晚饭后分服。连服 10 剂。

三　诊　2017 年 9 月 9 日。

病　史　末次月经 8 月 29 日至 9 月 5 日，推后 14 天，量多，痛经，心悸、心慌，寐差。

舌　脉　舌薄，脉细滑。

治　法　补益心脾，调理冲任。

处　方　党参 15g　　　　黄芪 15g　　　当归 6g　　　　白芍 15g
　　　　　茯神 15g　　　　远志 6g　　　　女贞子 15g　　鹿角霜 15g
　　　　　枸杞子 15g　　　淫羊藿 15g　　熟地黄 15g　　肉苁蓉 15g

每日 1 剂，水煎 2 次，早晚饭后分服。连服 10 剂。

四　诊　2017 年 9 月 30 日。

病　史　带下清亮透明，经间期少量出血 3 天，色淡红，纳呆，便溏。

舌　脉　舌淡，脉细。

治　法　健脾补肾，调理冲任。

处　方　续断 15g　　　　杜仲 15g　　　菟丝子 15g　　茯苓 15g
　　　　　党参 15g　　　　白术 9g　　　　山茱萸 15g　　墨旱莲 15g
　　　　　砂仁^{后入} 5g　　　淮山药 15g　　女贞子 15g　　芡实 15g

每日 1 剂，水煎 2 次，早晚饭后分服。连服 10 剂。

五　诊　2017 年 10 月 14 日。

病　史　停经 45 天，乳房微胀，矢气，嗜睡，便溏，自测尿妊娠试验（-）。

舌　脉　舌淡，脉细。

治　法　调理冲任，养血调经。

处　方　川芎 5g　　当归 10g　　香附 9g　　泽兰 15g

党参 15g　　白芍 10g　　牛膝 12g　　丹参 15g

黄芪 15g　　海螵蛸 15g

每日 1 剂，水煎 2 次，早晚饭后分服。连服 10 剂。

经后以补肾健脾、调理冲任为主。

经 4 个月月经周期治疗，分别于 2017 年 10 月 28 日、11 月 26 日、12 月 24 日，以及 2018 年 1 月 27 日，月经如期来潮。

六　诊　2018 年 3 月 2 日。

病　史　末次月经为 2018 年 1 月 27 日，今阴道见少量暗红色出血，咽干，多梦，大便溏薄。

舌　脉　舌薄，脉细。

辅助检查　彩超检查：左侧卵泡 1.9cm×2.7cm，子宫内膜厚 0.9cm。

治　法　益气补肾，调冲促排。

处　方　女贞子 15g　　墨旱莲 15g　　山茱萸 15g　　熟地黄炭 12g

党参 15g　　路路通 6g　　五味子 6g　　茯苓 15g

砂仁_{后入} 5g　　菟丝子 15g　　淮山药 15g

每日 1 剂，水煎 2 次，早晚饭后分服。连服 7 剂。

七　诊　2018 年 3 月 10 日。

病　史　阴道出血已止，基础体温＞36.5℃　已 5 天。

舌　脉　舌薄，脉细。

治　法　健脾补肾，调理冲任。

处　方　女贞子 15g　　墨旱莲 15g　　山茱萸 15g　　茯苓 15g

党参 15g　　续断 15g　　杜仲 15g　　枸杞子 15g

砂仁_{后入} 5g　　菟丝子 15g　　淮山药 15g

每日 1 剂，水煎 2 次，早晚饭后分服。连服 10 剂，并嘱患者测 BBT。

八　　诊　2018年4月3日。

病　　史　停经35天，下腹胀痛，乳房微胀，矢气。

舌　　脉　舌薄，脉细。

辅助检查　β-HCG 1678IU/L。

诊　　断　早孕；宫外孕待排。

治　　法　理气健脾，补肾安胎。

处　　方　佛手10g　　苏罗子6g　　白芍10g　　砂仁^{后入}5g

陈皮5g　　党参15g　　续断15g　　杜仲15g

菟丝子15g　　桑寄生15g　　淮山药15g　　甘草5g

每日1剂，水煎2次，早晚饭后分服。连服10剂。

九　　诊　2018年4月13日。

病　　史　停经46天，喜呕，嗜睡，纳呆，神疲，腰酸。

舌　　脉　舌薄，脉细滑。

辅助检查　彩超检查：宫内早孕。

治　　法　理气健脾，补肾安胎。

处　　方　党参15g　　黄芪15g　　菟丝子15g　　白术10g

竹茹15g　　杜仲15g　　淮山药15g　　续断15g

砂仁^{后入}5g　　半夏9g　　甘草5g

每日1剂，水煎2次，早晚饭后分服。连服10剂。

病例十三

朱某某，27岁，已婚。

初　　诊　2013年6月27日。

主　　诉　结婚2年，月经周期延长8～10天，量少，未避孕未孕。

病　　史　12岁月经初潮，30～50天一周期。近期又延长8～10天，量少历4天干净，伴口干、腰酸。末次月经6月6日。

舌　　脉　舌薄黄，脉滑。

中医诊断　月经后期；不孕症。

西医诊断　月经不调；原发性不孕症。

治　　法　补益肝肾，调理冲任。

处　方　女贞子 15g　　枸杞子 15g　　菟丝子 15g　　麦冬 15g
　　　　　天冬 15g　　　龟甲 9g　　　　山茱萸 15g　　白芍 10g
　　　　　党参 15g　　　当归 4g　　　　生地黄 15g　　熟地黄 15g

每日 1 剂，水煎 2 次，早晚饭后分服。连服 7 剂。

二　诊　2013 年 7 月 5 日。

病　史　已届经期，阴道出血，量极少，色淡褐，伴下腹部不适、口干，BBT：36.6℃。

舌　脉　舌苔红、苔薄，脉滑。

治　法　补益肝肾，滋阴养血。

处　方　女贞子 15g　　菟丝子 15g　　石枣 15g　　　生地黄 15g
　　　　　熟地黄 15g　　黄芩炭 6g　　　白术 9g　　　　杜仲 15g
　　　　　续断 12g　　　杭白芍 9g

每日 1 剂，水煎 2 次，早晚饭后分服。连服 7 剂。并嘱患者测 BBT。

三　诊　2013 年 7 月 12 日。

病　史　停经 36 天，昨日腹痛剧烈，并排出肉状物后痛减，出血量多于平日月经，今日仍觉下腹坠痛、腰酸痛。

舌　脉　同前。

治　法　虑其为暗产，予以化瘀止血。

处　方　益母草 20g　　桃仁 4g　　　　蒲黄 6g　　　　当归 4g
　　　　　海螵蛸 12g　　山楂炭 15g　　　藕片 15g　　　　茜根 30g
　　　　　红花 6g　　　　三七^{冲} 6g

每日 1 剂，水煎 2 次，早晚饭后分服。连服 5 剂。

四　诊　2013 年 8 月 26 日。

病　史　自 7 月 12 日暗产后尚未转经，今日阴道少量出血，量少色暗，2 天即止，至今未同房，乳房胀，口干。

舌　脉　舌薄、尖红，脉细滑。

治　法　补气活血、调理月经。

处　方　川芎 5g　　　　当归 6g　　　　赤芍 15g　　　　白芍 15g

　　　　夏枯草 10g　　　丹参 15g　　　香附 9g　　　益母草 15g
　　　　海螵蛸 12g　　　党参 15g　　　黄芪 15g　　　绿枳壳 5g

每日 1 剂，水煎 2 次，早晚饭后分服。连服 5 剂。

五　诊　2013 年 9 月 15 日。

病　史　9 月 2 日月经来潮，量多，色鲜红，下腹闷痛，但经期缩短为 7 天，口干。

舌　脉　舌薄黄，脉细。

治　法　补益肝肾、滋养精血。

处　方　女贞子 15g　　　枸杞子 15g　　　覆盆子 15g　　　川石斛 15g
　　　　天冬 15g　　　菟丝子 15g　　　肉苁蓉 10g　　　石枣 15g
　　　　生地黄 15g　　　熟地黄 15g　　　黄花金龟 15g　　　杭白芍 9g

每日 1 剂，水煎 2 次，早晚饭后分服。连服 10 剂。

六　诊　2013 年 10 月 26 日。

病　史　10 月 15 日经潮，推后 13 天，历 8 天经净。至今 BBT：36.3℃。

治　法　仍守上方继服 10 剂。

七　诊　2013 年 11 月 9 日。

病　史　末次月经为 10 月 15 日，昨起（提前 6 天）阴道点滴出血，便秘口干，肠鸣，下腹不适。

治　法　滋养肝肾、调理气血。

处　方　（1）中药：
　　　　女贞子 15g　　　墨旱莲 15g　　　山茱萸 15g　　　白芍 9g
　　　　天冬 15g　　　生地黄 15g　　　熟地黄 15g　　　火麻仁 15g
　　　　香附 4g　　　当归 4g　　　穞豆 15g

每日 1 剂，水煎 2 次，早晚饭后分服。连服 5 剂。

（2）西药：黄体酮肌注，20mg，qd，3 天。

八　诊　2013 年 11 月 26 日。

病　史　11 月 15 日行经，量少，历 6 天经净，大便转正常，口干见好。

舌　脉　舌薄腻，脉细。

治　法　补益肝肾，调养精血。

处　方　女贞子 15g　　墨旱莲 15g　　山茱萸 15g　　生地黄 15g
　　　　　　枸杞子 15g　　菟丝子 15g　　覆盆子 15g　　天冬 15g
　　　　　　龟甲 20g　　　熟地黄 15g

每日 1 剂，水煎 2 次，早晚饭后分服。连服 10 剂。

九　诊　2013 年 12 月 12 日。

病　史　已届经前期，未见阴道出血，无腰酸，口干见瘥。BBT：36.8℃ 已持续 14 天。尿妊娠试验极弱阳性。

舌　脉　舌薄，脉滑。

诊　断　早早孕；宫外孕待排。

治　法　健脾肝肾，固妊安胎。

处　方　（1）中药：

　　　　　　党参 15g　　　黄芪 15g　　　白术 9g　　　菟丝子 15g
　　　　　　苎麻根 15g　　黄芩 9g　　　续断 15g　　　杜仲 15g
　　　　　　黑豆 15g　　　桑寄生 15g

每日 1 剂，水煎 2 次，早晚饭后分服。连服 7 剂。并嘱再测 BBT。

西药：黄体酮肌注，20mg，qd×3 天。

十　诊　2013 年 12 月 24 日。

病　史　停经 39 天。

辅助检查　彩超：宫内早孕。

治　法　守上法以保胎善后。

病例十四

卢某某，32 岁，已婚。

初　诊　2013 年 3 月 21 日。

主　诉　结婚 7 年未孕，现已停经 3 个月。

病　史　19 岁月经初潮，经期多推后 2～3 个月，甚则闭经，需服药方能行经，量少色淡。末次月经 2012 年 12 月。辰下腰酸楚，食欲、睡眠欠佳，烦躁口干。尿早孕（−）。

舌　脉　舌薄黄，脉细滑。

中医诊断　月经后期；不孕症。

西医诊断　（1）月经不调；原发性不孕症。

治　法　行气养血、调理月经。

处　方　　川芎 5g　　　当归 9g　　　赤芍 12g　　　海螵蛸 15g
　　　　　　牡丹皮 5g　　茯苓 12g　　益母草 15g　　茺蔚子 12g
　　　　　　香附 9g　　　怀牛膝 12g　炒栀子 6g　　　白芍 12g

每日 1 剂，水煎 2 次，早晚分服。连服 7 剂。

二　诊　2013 年 4 月 6 日。

病　史　停经 3 个月，月经于 3 月 29 日来潮，量少色淡，下腹闷痛，腰酸痛，口干，纳寐尚可，二便自调。

舌　脉　如前。

治　法　健脾补肾，养血调冲。

处　方　　鹿角胶 9g　　白芍 12g　　覆盆子 10g　　菟丝子 15g
　　　　　　路党参 15g　天冬 15g　　女贞子 15g　　枸杞子 15g
　　　　　　生地黄 15g　熟地黄 15g　当归 5g　　　　川芎 3g

上方调理 3 个月，月经渐趋正常。

三　诊　2013 年 8 月 26 日。

病　史　末次月经 7 月 15 日，现已停经 40 天，辰下恶心呕吐，纳呆嗜酸，胃脘不适，腰酸，乳房胀。查尿妊娠试验（+）。

舌　脉　舌质淡红，脉细软。

诊　断　早孕；宫外孕待排。

治　法　健脾和胃、补肾安胎。

处　方　　党参 15g　　黄芪 15g　　白术 9g　　　　菟丝子 15g
　　　　　　续断 15g　　杜仲 15g　　砂仁^后入 3g　　桑寄生 15g
　　　　　　淮山药 15g　陈皮 3g

每日 1 剂，水煎 2 次，早晚分服。连服 7 剂。

四　诊　2013 年 9 月 6 日。

病　史　停经 50 天，恶心呕吐，腰脊酸楚。

辅助检查　彩超检查：宫内早孕 7 周。

病例十五

何某，女，31 岁。

初　诊　2013 年 4 月 19 日。

主　诉　月经后期 10 余年，备孕二胎已 3 个月。

病　史　月经后期，常推后 7~10 天，神疲腰酸，寐可，纳可，大便正常。

舌　脉　舌淡红、苔薄，脉虚弦。

既往史　无特殊。

月经史　13 岁，经期 3~4 天，周期 37~40 天，量中，痛经（+），末次月经为 2013 年 3 月 29 日。

婚育史　1-0-0-1。

家族史　无特殊。

中医诊断　月经后期。

西医诊断　月经不规则。

治　法　补肾健脾，调冲养血。

处　方　
党参 15g	黄芪 15g	山茱萸 15g	覆盆子 15g
当归 4g	枸杞子 15g	菟丝子 15g	淫羊藿 15g
生地黄 15g	熟地 15g	女贞子 15g	鹿角霜 15g

每日 1 剂，水煎 2 次，早晚饭后分服。连服 7 剂。

二　诊　2013 年 4 月 26 日。

病　史　已届月经预期，自觉乳房胀痛，下腹疼痛，腰酸。

舌　脉　舌淡、苔薄，脉细弦。

治　法　益气养血，调经止痛。

处　方　
党参 15g	黄芪 15g	橘核 10g	女贞子 15g
香附 10g	菟丝子 15g	熟地黄 15g	川芎 4g
当归 9g	夏枯草 15g	延胡索 12g	小茴香 5g

每日 1 剂，水煎 2 次，早晚饭后分服。连服 7 剂。

三　诊　2013年5月15日。

病　史　服药后月经于2013年4月29日如期来潮，痛经好转，下腹隐痛，现感腰酸。

舌　脉　舌淡红苔薄。

治　法　补肾健脾，调养气血。

处　方　党参15g　　黄芪15g　　山茱萸15g　　覆盆子15g
　　　　　　杜仲15g　　熟地黄15g　枸杞子15g　　菟丝子15g
　　　　　　白芍15g　　当归4g　　女贞子15g　　鹿角霜15g

每日1剂，水煎2次，早晚饭后分服，频服。

按语　纵观脉证患者乃肾虚肝郁之月经后期，肾虚则精血亏少，冲任亏虚，血海不能按时满盈，月经愆期10年伴腰酸；肾虚水不涵木，则肝气郁结，经行乳房胀痛，伴痛经。故而经前予以舒肝理气，活血调经，经后予以补肾健脾，调理冲任。如是调理3个月，月经正常，痛经亦愈。俟气血和畅，任通冲盛，肾气充沛，则胎孕指日可待。

病例十六

林某某，女，40岁。

初　诊　2019年7月4日。

主　诉　停经3月余。

病　史　末次月经：3月29日，停经3个月余，神疲腰酸。

生育史　已育一子，已10岁。

舌　脉　舌薄，脉细。

检　查　B超检查：子宫4.4cm×3.1cm×4.3cm，子宫内膜厚0.6cm。

中医诊断　月经后期。

西医诊断　月经不调。

治　法　补肾调冲，行气养血。

处　方　党参15g　　枸杞子15g　覆盆子15g　　菟丝子18g
　　　　　　当归6g　　　黄芪15g　　淫羊藿15g　　鹿角胶12g
　　　　　　川芎5g　　　丹参15g　　女贞子15g　　醋香附9g

每日1剂，水煎2次，早晚饭后分服。连服14剂。

二　诊　2017 年 7 月 20 日。

病　史　药后腰酸见瘥，乳房微胀，下腹不适。

舌　脉　舌薄，脉细弦。

治　法　理气养血，调理冲任。

处　方　川芎 9g　　　当归 10g　　　香附 10g　　　夏枯草 15g
　　　　　丝瓜络 10g　　海螵蛸 15g　　泽兰 15g　　　覆盆子 15g
　　　　　淫羊藿 10g　　枸杞子 15g　　鹿角胶 10g

每日 1 剂，水煎 2 次，早晚饭后分服。连服 10 剂。

三　诊　2017 年 8 月 2 日。

病　史　药后腰酸见瘥，乳房胀痛，下腹闷痛，是月经将至之兆。

治　法　行气活血，调理冲任。

处　方　川芎 9g　　　当归 10g　　　香附 10g　　　夏枯草 15g
　　　　　赤芍 15g　　　白芍 15g　　　柴胡 6g　　　枳壳 10g
　　　　　牛膝 15g　　　丹参 15g　　　鹿角胶 12g　　海螵蛸 15g

每日 1 剂，水煎 2 次，早晚饭后分服。连服 7 剂。

四　诊　2017 年 9 月 21 日。

病　史　停经 4 个月于 8 月 10 日月经来潮，现又停经 41 天，无不适。

舌　脉　舌薄，脉细弦。

辅助检查　B 超检查：宫体后位，4.5cm×3.3cm×4.3cm，子宫内膜厚 0.7cm，右侧卵泡 1.8cm×1.4cm，陶氏窝无回声区 3.7cm×2.4cm。

治　法　健脾补肾，调养冲任。

处　方　当归 10g　　　枸杞子 15g　　淫羊藿 10g　　鹿角胶 12g
　　　　　党参 15g　　　黄芪 15g　　　肉苁蓉 10g　　白芍 15g
　　　　　熟地黄 15g　　女贞子 15g　　覆盆子 15g　　沙苑子 15g

每日 1 剂，水煎 2 次，早晚饭后分服。连服 10 剂。

五　诊　2017 年 10 月 3 日。

病　史　停经 53 天，近日感乳房胀痛，烦躁，腰酸腹痛，尿早孕阴性。

舌　脉　舌薄，脉滑。

治　　法　行气活血，调理月经。

处　　方　川芎 9g　　当归 10g　　香附 10g　　赤芍 15g
　　　　　　柴胡 10g　　枳壳 10g　　茺蔚子 15g　丹参 15g
　　　　　　益母草 15g　海螵蛸 30g　白芍 15g　　牡丹皮 6g

每日 1 剂，水煎 2 次，早晚饭后分服。连服 7 剂。

六　　诊　2017 年 10 月 10 日。
病　　史　停经 2 个月于 10 月 8 日月经来潮，现值第 3 天，量少色暗，腰酸。
舌　　脉　舌脉如前。
处　　方　上方去柴胡、茺蔚子加鹿角胶 10g。

每日 1 剂，水煎 2 次，早晚饭后分服。连服 7 剂。

按语　患者已届不惑之年，肾气渐亏，冲任亏虚，血海蓄溢失常，故月经后期，月经量少，平素多以补肾健脾，益气养血为要，经期再行气活血，调理冲任。如是治疗 3 个疗程，月经周期虽延后，但均在 7 天左右。

第三节　经期延长

病例一

江某，女，26 岁，未婚。

初　　诊　2017 年 5 月 29 日。
主　　诉　经期延长已历 2 年。
现病史　2 年前出现经期延长，最长可至 21 天，量常，色红，伴血块，行经前 2 日小腹坠痛，程度较重，腰酸，无乳房胀痛，曾不规则服用中药（具体不详），症状有所缓解，但仍反复。辰下：月经经期延长，量可，色红，伴血块，行经前小腹坠痛，腰酸，纳寐可，二便尚调。
舌　　脉　舌淡红、苔薄白腻，舌下络脉色暗形粗，脉细。
月经史　13 岁初潮，经期 7～21 天，周期 28～30 天，末次月经 5 月 20 日至今。
中医诊断　经期延长。

西医诊断　排卵性功能失调性子宫出血。

治　　法　行气活血，补肾固冲。

处　　方　麸炒枳壳 6g　　川芎 5g　　当归 10g　　金银花 12g

　　　　　　海螵蛸 15g　　藕片 15g　　香附 10g　　茯苓 15g

　　　　　　鹿角霜 15g　　茜草 10g　　黄芪 15g　　党参 15g

每日 1 剂，水煎 2 次，早晚饭后分服，连服 7 剂。

二　诊　2017 年 6 月 29 日。

病　　史　药后 6 月 20 日行经，期减至 8 天，量常，色红，伴血块，行经前 2 日仍有小腹坠痛，但程度较前减轻，腰酸亦减。

舌　　脉　舌淡红、苔薄白，舌下络脉色暗形粗，脉细。

治　　法　健脾补肾，养血固冲。

处　　方　麸炒枳壳 6g　　川芎 4g　　当归 6g　　艾叶 5g

　　　　　　山茱萸 15g　　白芍 15g　　香附 6g　　旱莲草 15g

　　　　　　鹿角霜 15g　　黄芪 15g　　党参 15g　　桑椹 10g

每日 1 剂，水煎 2 次，早晚饭后分服，连服 7 剂。

三　诊　2017 年 7 月 29 日。

病　　史　药后 7 月 19 日行经，经期缩短至 8 天，量常，色红，伴血块，小腹闷痛，腰酸减轻。

舌　　脉　舌淡红、苔薄白，脉细。

治　　法　健脾理气，补肾养血。

处　　方　枳壳 6g　　川芎 4g　　当归 6g　　山茱萸 15g

　　　　　　白芍 15g　　女贞子 15g　　墨旱莲 15g　　黄芪 15g

　　　　　　续断 15g　　党参 15g　　鹿角霜 15g

每日 1 剂，水煎 2 次，早晚饭后分服，频服。

复诊随访，患者月经经期维持于 7～8 天。

病例二

刘某，女，26 岁，已婚。

初　诊　2015 年 2 月 10 日。

主　　诉　经期延长半年。

现病史　近半年来月经周期基本正常，经来量少，经血鲜红，夹少量血块，但经期延长淋漓 10 余日方净；时感头昏疲乏，曾求诊外院予中西药治疗，效果欠佳。辰下：阴道少量出血，色鲜红，无血块，偶感下腹闷痛，腰酸，头昏疲乏，面色不华，手足心热，纳可寐安，二便调。

既往史　平素体健，否认药物、食物过敏史。

月经史　14 岁初潮，经期 6～7 天，周期 30 天，末次月经 2 月 8 日，量中等，色红，无血块，无痛经。

婚育史　24 岁结婚，一年前足月顺产 1 子，配偶及孩子体健，工具避孕。

个人史、家族史　无特殊。

舌　　脉　舌质淡、苔剥，脉弦细。

中医诊断　经期延长。

西医诊断　排卵功能失调性子宫出血。

治　　法　益气养血，清热养阴。

处　　方

阿胶^{烊冲} 10g	茜草 10g	麦冬 15g	生地黄 15g
熟地黄 15g	牡丹皮 5g	川芎 5g	香附 10g
党参 15g	白芍 20g	当归 10g	女贞子 24g

每日 1 剂，水煎 2 次分服，连服 7 剂。

二　诊　2015 年 2 月 18 日。

病　　史　月经初净，历时 9 天。现仍感头昏乏力，腰酸，手足心热。

舌　　脉　舌质淡、苔剥，脉细。

治　　法　养阴清热，补肾固冲。

处　　方

女贞子 15g	墨旱莲 15g	白芍 15g	熟地黄 15g
生地黄 15g	山茱萸 15g	党参 15g	牡丹皮 6g
阿胶^{烊冲} 10g	地骨皮 15g	续断 15g	甘草 5g

每日 1 剂，水煎 2 次分服，连服 7 剂。

三　诊　2015 年 3 月 14 日。

病　　史　3 月 10 日月经来潮，量中等，色红，无血块，头昏乏力，腰酸。

舌　　脉　舌质淡、苔剥，脉细。

治　法　益气养血，清热养阴。

处　方　女贞子 15g　　墨旱莲 15g　　白芍 15g　　熟地黄 15g
　　　　　　川芎 5g　　　　山茱萸 15g　　党参 15g　　当归 6g
　　　　　　阿胶^{烊冲} 10g　海螵蛸 10g　　香附 5g　　甘草 5g

每日 1 剂，水煎 2 次分服，连服 7 剂。

四　诊　2015 年 3 月 23 日。

病　史　月经期历时 7 天干净，但神疲，腰酸，手足心热。

舌　脉　舌淡，苔薄，脉细。

治　法　养阴清热，补肾固冲善后。

处　方　女贞子 15g　　墨旱莲 15g　　白芍 15g　　熟地黄 15g
　　　　　　川芎 5g　　　　山茱萸 15g　　党参 15g　　当归 6g
　　　　　　阿胶^{烊冲} 10g　续断 15g　　　甘草 5g　　生地黄 10g

每日 1 剂，水煎 2 次分服，连服 7 剂。

继续治疗 2 个月后随访月经期正常。

【按语】　本病证型属气阴两虚，由于阴虚内热，扰动血海以致经期延长。《沈氏女科辑要笺正》：经事延长，淋漓不断，下元固摄无权，虚像显然。如腰酸、手足心热。出血日久，血虚耗气则气虚头昏乏力，神疲舌淡。方中生地黄、熟地黄清热凉血、滋阴壮水；牡丹皮、白芍养血敛阴；麦冬、地骨皮清热凉血、养阴生津；二至丸合山茱萸、续断补肾养阴，固冲止血；参芪四物汤合阿胶益气固摄，补血止血。纵观全方，既有益气摄血，又有滋阴清热，凉血固冲功效，滋阴不滞血，止血不留瘀。

病例三

王某某，32 岁，已婚。

初　诊　2013 年 5 月 5 日。

主　诉　经期延长 7 年。

现病史　末次月经 4 月 23 日，量多，今已 12 天仍淋漓不净，肢酸，神疲，寐可，纳可，大便正常。

舌　脉　舌淡红、苔薄黄，脉滑。

既往史　子宫肌瘤史。

月经史 15岁初潮，经期约10天，周期30天，无痛经，末次月经为4月23日。

婚育史 1-0-1-1。

中医诊断 经期延长；癥瘕。

西医诊断 排卵性功能失调性子宫出血；子宫肌瘤。

治　法 健脾益气，化瘀止血。

处　方 党参15g　　黄芪15g　　枳壳10g　　女贞子15g
　　　　　山茱萸15g　墨旱莲15g　三七6g　　仙鹤草15g
　　　　　马齿苋15g　海螵蛸15g　藕节15g　　半边莲15g

每日1剂，水煎2次，早晚饭后分服。连服5剂。

二　诊 2013年5月10日。

病　史 末次月经4月23日至5月5日，历时13天，带下异味质稠。

舌　脉 舌淡红、苔浊，脉细数。

治　法 清利湿热，益气消癥。

处　方 金银花15g　连翘15g　　马齿苋15g　陈皮5g
　　　　　甘草5g　　茯苓15g　　山慈菇15g　党参15g
　　　　　黄柏6g　　半边莲15g　鲜胭脂根15g　薏苡仁15g

每日1剂，水煎2次，早晚饭后分服。连服7剂。

三　诊 2013年5月31日。

病　史 末次月经为5月23日至今，周期正常，经期已8天，量多色鲜红。

舌　脉 舌红、苔薄黄，脉细。

治　法 健脾益气，清热止血。

处　方 党参15g　　黄芪15g　　女贞子15g　山茱萸15g
　　　　　墨旱莲15g　生地黄炭15g　贯众炭15g　仙鹤草15g
　　　　　马齿苋15g　紫珠草15g　金银花15g　大乌豆15g

每日1剂，水煎2次，早晚饭后分服。连服7剂。

四　诊 2013年6月7日。

病　史 药后月经干净，但神疲，带下异味质稠。

舌　脉　舌淡红、苔薄浊，脉细。
治　法　清利湿热，益气消癥。
处　方　金银花 15g　　连翘 15g　　马齿苋 15g　　陈皮 5g
　　　　车前草 10g　　茯苓 15g　　黄芪 15g　　　党参 15g
　　　　黄柏 6g　　　 土茯苓 15g　 土鳖虫 9g　　 牡蛎 18g
　　　　半边莲 15g

每日 1 剂，水煎 2 次，早晚饭后分服。连服 10 剂。

五　诊　2013 年 6 月 30 日。
病　史　月经 5 月 22 日至 29 日来潮，经量正常，经期正常，无腹痛。
舌　脉　舌淡红、苔薄浊，脉细。
治　法　健脾益气，养血消癥，佐以清热利湿。
处　方　金银花 15g　　当归 10g　　川芎 5g　　　香附 5g
　　　　车前草 10g　　茯苓 15g　　黄芪 15g　　　党参 15g
　　　　山慈菇 10g　　土鳖虫 9g　　鳖甲 6g　　　夏枯草 15g

频服善后。

按语 该患者每次均因经期延长 8～10 天而就诊。究其原因，皆因癥瘕所致。瘀血阻于胞宫、冲任，新血难安，故经行时间延长，鉴于月经量多日久则气血亏虚。故以健脾益气、化瘀消癥施治。瘀血日久，蕴而化热，下注带脉则带下多伴异味，再以清利湿热理带下。故平素治疗以养气血、消癥瘕为正确治法，经前以益气养血、调理冲任乃为预防经期延长上工之法。

病例四

郑某某，32 岁，已婚。

初　诊　2013 年 4 月 19 日。
主　诉　月经淋漓不净 5 年。
现病史　产后 5 年，经常熬夜，月经周期 25 天，经期 12 天，经量多，失眠，腰痛，易上火，咽痛，寐可，纳可，大便正常。
舌　脉　舌淡红、苔薄，脉细。
既往史　宫颈炎史。
月经史　15 岁初潮，经期 12 天，周期 25 天，量中等，无痛经。末次月经 3 月 28 日。

婚育史 1-0-1-1。

中医诊断 经期延长。

西医诊断 功能失调性子宫出血。

治　法 滋肾固冲，清热凉血。

处　方　　女贞子 15g　　　覆盆子 15g　　　麦冬 15g　　　山茱萸 15g

　　　　　　熟地黄 15g　　　菟丝子 15g　　　茯苓 30g　　　生地黄 15g

　　　　　　地骨皮 10g　　　金银花 15g　　　玄参 15g　　　白芍 15g

每日 1 剂，水煎 2 次，早晚饭后分服，连服 7 剂。

二　诊 2013 年 4 月 26 日。

病　史 已届经期，腹痛腰痛，带下多。

舌　脉 舌淡红、苔薄，脉细。

治　法 理气活血，调理冲任。

处　方　　川芎 5g　　　　香附 9g　　　　当归 10g　　　益母草 15g

　　　　　　赤芍 15g　　　　白芍 10g　　　丹参 15g　　　女贞子 15g

　　　　　　枸杞子 15g　　　茜草 15g　　　枳壳 10g　　　海螵蛸 15g

每日 1 剂，水煎 2 次，早晚饭后分服，连服 7 剂。

三　诊 2013 年 5 月 5 日。

病　史 末次月经为 4 月 27 日，现经潮已 8 天，咽痛，腰痛。

舌　脉 舌淡红、苔薄黄，脉细。

治　法 滋肾养阴，凉血止血。

处　方　　女贞子 15g　　　枸杞子 15g　　　山茱萸 15g　　生地黄 15g

　　　　　　马齿苋 15g　　　熟地黄 15g　　　仙鹤草 15g　　金银花 15g

　　　　　　墨旱莲 15g　　　连翘 12g　　　　炒栀子 6g　　　玄参 15g

每日 1 剂，水煎 2 次，早晚饭后分服，连服 7 剂。

四　诊 2013 年 5 月 31 日。

病　史 末次月经为 5 月 22 日，提前 5 天，少量出血至今，腰酸，咽痛。

舌　脉 舌红、苔薄黄，脉细滑。

治　疗　清热凉血，固冲止血。

处　方　枸杞子 15g　　熟地黄 15g　　马齿苋 15g　　山茱萸 15g
　　　　墨旱莲 15g　　仙鹤草 15g　　紫珠草 15g　　侧柏叶 15g
　　　　地骨皮 15g　　血余炭 15g　　生地黄炭 15g　黄芩炭 9g

每日 1 剂，水煎 2 次，早晚饭后分服，连服 7 天。

五　诊　2013 年 6 月 30 日。

病　史　月经 6 月 22 日来潮，历 7 天，月经量正常。惟感腰酸呕干。

舌　脉　舌红、苔薄黄，脉细滑。

治　法　滋肾养阴，凉血固冲。

处　方　女贞子 15g　　枸杞子 15g　　山茱萸 15g　　生地黄 15g
　　　　马齿苋 15g　　熟地黄 15g　　仙鹤草 15g　　金银花 15g
　　　　墨旱莲 15g　　连翘 12g　　　炒栀子 6g　　　牡丹皮 5g

每日 1 剂，水煎 2 次，早晚饭后分服，连服 7 剂。

按语　月经周期 25 天，经期 12 天，虽淋漓延长但仍结束月经，故应以经期延长为病名。患者一诊时适值经后期，故以补肾养血、凉血治本；二诊值经前期，以当归理气活血、缩短经期为要；三诊、四诊值经期延长未止，当予清热凉血、固冲止血为要。待经期正常，则以滋肾养阴，凉血固冲固本。虽病证相同，但周期用药各不相同，殊途同归，方能获效。

第四节　月经过少

病例一

黄某某，30 岁，已婚。

初　诊　2013 年 7 月 31 日。

主　诉　月经量少一年，未避孕一年未孕。

现病史　月经量少一年，结婚 2 年，避孕一年后再未避孕一年。14 岁月经初潮，周期 30～35 天，经期 3 天，今日月经来潮，量少，色暗红，无痛经。

舌　脉　舌淡红，脉细滑。

中医诊断 月经过少；不孕症。

西医诊断 月经不调；原发性不孕症。

治　　法 补养气血，调理月经。

处　　方 　川芎 5g　　　当归 6g　　　赤芍 5g　　　丹参 15g
　　　　　　　穞豆 15g　　　香附 9g　　　益母草 15g　　熟地黄 15g
　　　　　　　女贞子 15g　　海螵蛸 15g　　白芍 15g

每日 1 剂，水煎 2 次，早晚饭后分服，连服 7 天。

二　诊　2013 年 8 月 11 日。

病　　史 末次月经为 7 月 31 日至 8 月 2 日，量少，色转鲜红，历 4 天干净，现已届经后第 12 天，偶感腰背酸楚。

舌　脉 如旧。

治　　法 补益肝肾，调理冲任。

处　　方 　女贞子 15g　　枸杞子 15g　　覆盆子 15g　　菟丝子 15g
　　　　　　　党参 15g　　　淫羊藿 15g　　黄花金龟 15g　鹿角霜 15g
　　　　　　　石枣 15g　　　生地黄 15g　　熟地黄 15g

每日 1 剂，水煎 2 次，早晚饭后分服，连服 7 天。

三　诊　2013 年 8 月 18 日。

病　　史 经后 18 天，腰酸稍瘥。

舌　脉 如前。

治　　法 补益肝肾，益气养血。

处　　方 　女贞子 15g　　枸杞子 15g　　覆盆子 15g　　菟丝子 15g
　　　　　　　党参 15g　　　生地黄 15g　　熟地黄 15g　　当归（身）4g
　　　　　　　杭白芍 12g　　续断 15g　　　怀山药 15g

每日 1 剂，水煎 2 次，早晚饭后分服，连服 7 天。

四　诊　2013 年 9 月 1 日。

病　　史 末次月经 7 月 31 日，现停经 32 天，自查尿妊娠试验（+），无腰酸肢楚，但全身浮热。

舌　脉 舌质红、苔薄，脉细滑，两尺脉弱。

诊　　断　种子成功。

治　　法　健脾补肾，固妊安胎。

处　　方　党参15g　　　黄芪15g　　　续断15g　　　杜仲15g
　　　　　　桑寄生15g　　菟丝子15g　　白术9g　　　苎麻根15g
　　　　　　黄芩6g　　　 黑豆15g　　　白芍15g　　　甘草5g

每日1剂，水煎2次，早晚饭后分服，连服7天。

五　　诊　2013年9月10日。

病　　史　停经41天，阴道少量出血2天，色淡，腰背酸楚，口干纳呆，全身浮热，大便硬结。

舌　　脉　舌红、苔薄，脉细滑，两尺脉弱。

中医诊断　胎动不安。

西医诊断　先兆流产。

治　　法　滋肾安胎、固妊止血。

处　　方　菟丝子15g　　枸杞子15g　　续断15g　　杜仲15g
　　　　　　苎麻根30g　　山茱萸15g　　墨旱莲15g　黄芩9g
　　　　　　生地榆15g　　杭白芍15g　　甘草5g

每日1剂，水煎2次，早晚饭后分服，连服7天。

嘱择期B超检查排除宫外孕。

六　　诊　2013年9月17日。

病　　史　妊娠47天，药后阴道出血已止，腰背酸楚，口干纳呆，全身浮热，大便硬结。

辅助检查　B超检查：子宫内早孕。

舌　　脉　舌红、苔薄，脉细滑，两尺脉弱。

治　　法　滋肾安胎、固妊止血。

处　　方　守上方继以安胎善后。

病例二

王某某，31岁，已婚。

初　　诊　2013年2月22日。

主　　诉　月经量少一年。

病　　史　一年前因胎儿停育行诊刮术清宫。现月经量少色暗淡，伴经行腹痛，失眠，胃脘不适，食欲不振。末次月经 2 月 1 日。

舌　　脉　舌淡，脉细滑。

既 往 史　素有甲状腺功能亢进史，已停药一年多。

中医诊断　月经过少。

西医诊断　月经失调。

治　　法　补气养血，温经止痛。

处　　方
党参 15g	黄芪 15g	香附 6g	小茴香 4.5g
川芎 5g	当归 6g	茯苓 15g	檀香 4.5g
淮山药 12g	砂仁^{后入} 5g	甘草 5g	

每日 1 剂，水煎 2 次，早晚饭后分服，连服 7 天。

二　诊　2013 年 3 月 10 日。

病　　史　末次月经为 3 月 1 日，量稍增，色转鲜红，痛经减，神疲纳呆、胃脘不适、失眠仍见，腰微酸。

舌　　脉　舌淡，脉细。

治　　法　健脾补肾，养血调经。

处　　方
福参 15g	淫羊藿 9g	茯神 15g	淮山药 15g
黄芪 15g	菟丝子 15g	巴戟天 15g	陈皮 5g
甘草 5g	川芎 5g	当归 10g	白术 10g

每日 1 剂，水煎 2 次，早晚饭后分服，连服 10 剂。

三　诊　2013 年 4 月 28 日。

病　　史　末次月经为 4 月 26 日，量稍增，痛经解，但烦躁失眠、纳谷不馨。

舌　　脉　舌淡黄，脉弦细。

治　　法　疏肝养血，宁心安神。

处　　方
柴胡 6g	赤芍 10g	白芍 10g	郁金 6g
香附 6g	当归 9g	酸枣仁 15g	砂仁^{后入} 5g
丹参 15g	穞豆 15g	合欢皮 10g	川芎 5g
甘草 5g			

每日 1 剂，水煎 2 次，早晚饭后分服，连服 7 剂。

四　诊　2013 年 6 月 21 日。

病　史　末次月经为 5 月 26 日，经量稍增，痛经已瘥，神疲腰酸。

舌　脉　舌淡，脉细。

治　法　健脾补肾，养血调经。

处　方　福参 15g　　淫羊藿 9g　　茯苓 15g　　淮山药 15g
　　　　　黄芪 15g　　菟丝子 15g　　狗脊 15g　　陈皮 5g
　　　　　甘草 5g　　　川芎 5g　　　当归 10g　　香附 6g

如是按此法调理 4 个月。

五　诊　2013 年 11 月 21 日。

病　史　末次月经为 10 月 17 日，已停经 35 天，纳呆，呕吐清涎，胃脘闷痛，腰微酸。检查尿妊娠试验（+）。

治　法　健脾和胃，理气安胎。

处　方　方药以丁香柿蒂散合寿胎丸加减保胎收功。

嘱择期 B 超检查排除宫外孕。

病例三

叶某某，29 岁，已婚。

初　诊　2013 年 2 月 5 日。

主　诉　月经量少一年多，结婚一年多未孕。

病　史　末次月经为 1 月 29 日，量少，仅 3 天结束，伴痛经，恶寒下利，下腹疼痛，喜温喜按，血块下后痛经减轻，腰背酸痛。现值经后，下腹闷痛，腰酸。血查风疹、疱疹病毒 IgM 均为阳性。

舌　脉　舌苔浊、质淡红，脉弦细。

月经史　14 岁月经初潮，经期 4～5 天，周期 28～30 天。

婚育史　婚前曾流产一次。

中医诊断　月经过少；不孕症。

西医诊断　月经失调；原发性不孕症。

治　法　补肾温阳，益气养血。

处　方　鹿角霜 15g　　　石楠藤 15g　　　紫石英 15g　　　党参 15g
　　　　　黄芪 12g　　　　女贞子 15g　　　酒白芍 12g　　　当归 4g
　　　　　菟丝子 15g　　　枸杞子 15g　　　白茯苓 15g

每日 1 剂，水煎 2 次，早晚饭后分服，连服 10 剂。

二　诊　2013 年 3 月 2 日。

病　史　昨日经潮，量少，下腹剧痛，下利呕吐，形寒畏冷，腰背酸痛。

舌　脉　舌浊，脉虚弦。

治　法　温经散寒，养血止痛。

处　方　川芎 5g　　　　当归 10g　　　　白芍 15g　　　　炒白芍 15g
　　　　　党参 15g　　　　干姜 4g　　　　 桂枝 6g　　　　 甘草 6g
　　　　　炙甘草 6g　　　 丹参 15g　　　　细辛 4g　　　　 泡吴茱萸 4g
　　　　　延胡索 10g　　　制香附 9g

每日 1 剂，水煎 2 次，早晚饭后分服，连服 5 剂。

三　诊　2013 年 3 月 13 日。

病　史　药后痛经见瘥，经量中等，历 4 天干净。现值经后形寒畏冷。

治　法　补肾养血，调理冲任。

处　方　鹿角霜 15g　　　石楠藤 15g　　　紫石英 15g　　　党参 15g
　　　　　黄芪 12g　　　　女贞子 15g　　　酒白芍 12g　　　当归 4g
　　　　　菟丝子 15g　　　枸杞子 15g　　　淫羊藿 12g

如是经期以温经散寒、活血止痛；经后以补肾养血，调理冲任为治。
4 个月后，月经正常，痛经获愈，腰背酸痛亦解。

四　诊　2013 年 9 月 1 日。

病　史　末次月经为 7 月 31 日，现已停经 32 天，腰酸如折。BBT：36.9℃，14 天，自测尿妊娠试验弱阳性。

舌　脉　舌薄，脉细软。

诊　断　早孕；宫外孕待排。

治　法　补益肾气，固妊安胎。

处　方　续断 15g　　　　桑寄生 15g　　　淮山药 15g　　　党参 15g

黄芪 12g　　　漂白术 15g　　　酒白芍 12g　　　当归 4g
菟丝子 15g　　　枸杞子 15g　　　炒杜仲 12g

择期 B 超检查示宫内早孕。上方频服调养 2 个月收功。血查风疹、疱疹病毒 IgM 均转阴。

病例四

张某某，女，28 岁。

初　诊　2013 年 4 月 19 日。

主　诉　月经量少 2 月。

病　史　月经量少 2 月，经期仅 2 天，神疲，腰痛头晕，寐可纳可，大便正常。末次月经为 2013 年 4 月 7 日。

舌　脉　舌淡红，苔薄，脉细。

既往史　无特殊。

月经史　15 岁，2～4/30 天，量少，痛经（－）。

婚育史　0-0-0-0，结婚近一年。

家族史　无特殊。

中医诊断　月经过少。

西医诊断　月经稀少。

治　法　补肾益气，养血调经。

处　方　党参 15g　　　黄芪 15g　　　山茱萸 15g　　　女贞子 15g
　　　　　川芎 6g　　　熟地黄 15g　　　当归 6g　　　枸杞子 15g
　　　　　穞豆 15g　　　白芍 10g　　　杜仲 15g　　　鹿角胶 12g

每日 1 剂，水煎 2 次，早晚饭后分服。连服 10 剂。

二　诊　2013 年 5 月 5 日。

病　史　同前，5 月 2 日月经来潮，口干。

舌　脉　舌淡红、苔薄，脉细。

治　法　补气填精，养血调经。

处　方　香附 6g　　　鸡血藤 15g　　　党参 15g　　　紫河车 3g
　　　　　当归 10g　　　女贞子 15g　　　川芎 5g　　　菟丝子 15g
　　　　　熟地黄 15g　　　海螵蛸 15g　　　黄芪 15g　　　沙苑子 15g

每日 1 剂，水煎 2 次，早晚饭后分服。连服 7 剂。

三　诊　2013 年 5 月 31 日。

病　史　病史同前，月经如期而至，末次月经为 2013 年 5 月 30 日，月经量增，色鲜红，自觉"上火"。口干咽干。

舌　脉　舌淡红、苔薄，脉细。

治　法　滋补肝肾，养血调经。

处　方　党参 15g　　川芎 5g　　覆盆子 15g　　香附 9g
　　　　　枸杞子 15g　生地黄 15g　菟丝子 15g　　熟地黄 15g
　　　　　天冬 15g　　麦冬 10g　　当归 10g　　　白芍 12g

每日 1 剂，水煎 2 次，早晚饭后分服。连服 10 剂。

按语　患者素体肾气不足，营血亏虚，冲任不充，血海不能按时满盈以致月经量少。方中鹿角胶、紫河车为血肉有情之品，补肾填精，五子衍宗丸化裁合生地黄、熟地黄滋补肝肾，乃补血贵在滋水之意；参芪大补元气，气生则血长，川芎、当归、白芍、稽豆养血活血调经。诸药合用补气养血，濡养肾精养，肾藏精，精血同源又互生，月候如常。

病例五

陈某，28 岁，已婚。

初　诊　2013 年 5 月 4 日。

主　诉　不良妊娠清宫术后月经量少 3 个月。

病　史　婚后不良妊娠 2 次，均因稽留流产而行清宫术，末次流产于 3 个月前。现月经周期 28 天左右，无痛经，但经量减少，色暗，经期仅 3 天左右，经前乳房胀痛，腰背酸痛，末次月经：4 月 8 日。辰下已届经期，乳房胀痛，腰酸痛，烦躁。

舌　脉　舌薄黄，脉弦细。

中医诊断　月经过少。

西医诊断　月经失调。

治　法　疏肝理气，养血调经。

处　方　柴胡 6g　　橘核 6g　　绿萼梅 6g　　月季花 9g
　　　　　牡丹皮 6g　当归 10g　炒栀子 6g　　丹参 15g

　　　　　香附 6g　　　　　川芎 5g　　　　　赤芍 10g　　　　　白芍 10g
　　　　　玫瑰花 6g

每日 1 剂，水煎 2 次，早晚饭后分服。连服 7 剂。

二　诊　2013 年 6 月 14 日。

病　史　末次月经 6 月 2 日，药后乳房胀痛见瘥，烦躁亦减，惟月经量仍少，仅 3 天。

舌　脉　舌薄，脉细。

治　法　补养肝肾，调理气血。

处　方　党参 15g　　　　黄芪 15g　　　　当归 6g　　　　生地黄 15g
　　　　　女贞子 15g　　　枸杞子 15g　　　白芍 12g　　　覆盆子 15g
　　　　　沙苑子 12g　　　鹿角霜 10g　　　菟丝子 15g　　熟地黄 15g

每日 1 剂，水煎 2 次，早晚饭后分服。连服 7 剂。

嘱患者避孕 3～6 个月，先将月经调理正常再孕。

三　诊　2013 年 10 月 31 日。

病　史　经调理 4 个月后，月经量稍增，经期 4 天，色转鲜红。

末次月经　10 月 22 日，乳房胀，现值经后，乳胀未减。

舌　脉　舌薄，脉弦细。

治　法　补养肝肾，疏通乳络。

处　方　鹿角霜 15g　　　淫羊藿 6g　　　丝瓜络 3 寸　　青皮 6g
　　　　　夏枯草 15g　　　生地黄 15g　　　熟地黄 15g　　女贞子 15g
　　　　　枸杞子 15g　　　覆盆子 15g　　　菟丝子 12g　　路通子 12g
　　　　　橘核 9g

每日 1 剂，水煎 2 次，早晚饭后分服。连服 7 剂。

四　诊　2013 年 11 月 7 日。

病　史　昨起带下伴血，量少，色鲜红，下腹不适，腰酸，口微干。

舌　脉　舌淡黄，脉弦。

治　法　正值氤氲期，滋肾养阴，凉血固冲。

处　方　女贞子 15g　　　墨旱莲 15g　　　桑椹 10g　　　白术 9g

| 生地黄 12g | 熟地黄 15g | 五味子 5g | 续断 15g |
| 枸杞子 15g | 苎麻根 12g | 山茱萸 15g | |

每日 1 剂，水煎 2 次，早晚饭后分服，连服 5 剂。

五　诊　2013 年 12 月 10 日。

病　史　停经 49 天，再次感到乳胀、泛恶、腰酸，经检查已受孕。

舌　脉　舌薄，脉细滑。

治　法　补肾安胎调理善后以收功。

处　方
竹茹 15g	杜仲 15g	白芍 10g	砂仁^{后入} 5g
半夏 6g	熟地黄 15g	白术 9g	续断 15g
橘络 3g	黄芩 6g	山药 15g	菟丝子 15g

每日 1 剂，水煎 2 次，早晚饭后分服。连服 10 剂。

按语　患者因久未受孕，肝气郁而不畅，症见烦躁、乳房胀痛，肝气郁甚，以致冲任不能相资，无以摄精成孕，或孕后冲任亏虚，胎结不实。不良妊娠清宫术后，损伤肾气，故致腰痛、月经量少、色暗。治疗原则：经前以疏肝行气，养血调经。方药如柴胡疏肝汤化裁；经后补肝肾，养气血，调冲任如参芪四物汤合五子衍宗丸方加减。前后历半年，方才受孕。

病例六

邱某，29 岁，已婚。

初　诊　2013 年 11 月 16 日。

主　诉　难免流产术后月经量少 7 个月。

病　史　13 岁月经初潮，周期 28 天，经期 5 天，量少，伴痛经，经前乳房胀痛，7 个月前因难免流产行清宫术后未再孕。常感腰酸神疲。末次月经 11 月 15 日。辰下：现值月经第 2 天，乳房胀痛，下腹闷痛，月经量少，色淡。

舌　脉　舌淡紫，舌边有齿痕，脉细。

中医诊断　月经过少。

西医诊断　月经失调。

治　法　时值经期，行气活血，调经止痛。

处　方
| 川芎 5g | 当归 9g | 红花 4g | 小茴香^{后入} 5g |
| 延胡索 15g | 白芍 15g | 炒白芍 15g | 甘草 6g |

　　　　炙甘草 6g　　　益母草 15g　　　丹参 12g　　　香附 9g
　　　　川楝子 12g

每日 1 剂，水煎 2 次，早晚饭后分服。连服 7 剂。

二　诊　2013 年 11 月 23 日。
病　史　月经新净，乳房胀痛，下腹疼痛已解，仍感腰酸神疲。
舌　脉　舌淡黄，脉细滑。
治　法　补益肝肾，调养精血。
处　方　女贞子 15g　　　生地黄 15g　　　熟地黄 15g　　　菟丝子 15g
　　　　天花粉 10g　　　枸杞子 15g　　　覆盆子 15g　　　山茱萸 15g
　　　　党参 15g　　　续断 15g　　　丝瓜络 9g　　　当归中 6g

每日 1 剂，水煎 2 次，早晚饭后分服。连服 7 剂。
嘱患者自测基础体温。

三　诊　2013 年 12 月 3 日。
病　史　药后腰酸见瘥，精神转佳，自测 BBT：36.8℃。
舌　脉　舌淡，脉细滑。
处　方　同上法，守上方继服 10 剂。

四　诊　2013 年 12 月 13 日。
病　史　于月经第 28 天阴道少量出褐色血已两天，腰酸如折，精神紧张，自测 BBT 上升已 10 余天，均在 37℃ 左右，自测尿妊娠试验弱阳性。
治　法　补肾安胎，固妊止血。
处　方　菟丝子 25g　　　续断 15g　　　杜仲 15g　　　阿胶^{烊冲}15g
　　　　党参 15g　　　黄芪 15g　　　石枣 15g　　　仙鹤草 15g
　　　　桑寄生 15g　　　莲子 15g　　　苎麻根 15g

每日 1 剂，水煎 2 次，早晚饭后分服。连服 5 剂。
西药：黄体酮 20mg 肌内注射，qd×3 天；并嘱待月经预期再检查。

五　诊　2013 年 12 月 17 日。
病　史　停经 32 天，阴道出血已止，BBT>37℃ 已 15 天，腰酸神疲，尿妊娠试验阳性。

舌　脉　舌淡，脉细滑。

治　法　益气补肾，固妊安胎。

处　方　（1）中药：前方去仙鹤草、苎麻根、阿胶，加白术 9g、黄芩 6g，连服 7 剂。

（2）西药：黄体酮 20mg 肌内注射，qd×7 天。

六　诊　2013 年 12 月 25 日。

病　史　怀孕 40 天，腰酸已瘥，阴道出血已止，基础体温持续维持在 37℃左右。

治　法　守上法继以安胎为务，并建议择期检查，以防宫外孕。

按语　患者 7 个月前因难免流产行清宫术后未再孕，经补肝肾、调理气血冲任后得以怀孕。《叶氏女科证治·安胎（下）暗产须知》曰："惟一月堕胎，人皆不知有胎，但谓不孕，不知其已受孕而堕也。"考虑患者系初孕，胎元不固，且有自然流产史，故予黄体酮 20mg 每日一次肌肉注射，中药继以补肾气、安胎元为治。

病例七

陈某某，女，42 岁。

初　诊　2018 年 1 月 16 日。

主　诉　月经量少 4 个月。

现病史　月经量少 4 个月，腰痛不适。结婚 2 年未孕。

婚育史　0-0-1-0，2017 年 2 月因胎停行清宫术。

月经史　初潮 17 岁，经期 3～4 天，周期 28～35 天，末次月经 2018 年 1 月 13 日，量少仅 2 天。

舌　脉　舌薄，脉细。

治　法　调理气血，补益肝肾。

处　方

川芎 5g	当归 10g	香附 10g	丹参 15g
赤芍 15g	鹿角霜 15g	女贞子 15g	白芍 10g
狗脊 15g	杜仲 15g	枸杞子 15g	续断 15g

每日 1 剂，水煎 2 次，早晚饭后分服。连服 7 剂。

二　诊　2018 年 1 月 30 日。
现病史　时值氤氲期，舌脉同前。
治　法　健脾补肾，调理冲任。
处　方　女贞子 15g　　狗脊 15g　　覆盆子 15g　　熟地黄 15g
　　　　　　山茱萸 15g　　党参 15g　　淫羊藿 10g　　当归 10g
　　　　　　鹿角霜 15g　　白芍 12g　　菟丝子 15g　　黄芪 15g
每日 1 剂，水煎 2 次，早晚饭后分服。连服 7 剂。

三　诊　2018 年 2 月 6 日。
病　史　已届月经预期，下腹闷痛，乳房微胀，腰背酸痛。
舌　脉　舌薄脉细。
治　法　益气养血，调理冲任。
处　方　川芎 5g　　　夏枯草 10g　　白芍 15g　　　熟地黄 15g
　　　　　　香附 6g　　　鸡血藤 15g　　牛膝 15g　　　杜仲 15g
　　　　　　续断 15g　　　海螵蛸 10g　　当归 10g
每日 1 剂，水煎 2 次，早晚饭后分服。连服 7 剂。

四　诊　2018 年 2 月 13 日。
病　史　今日月经如期来潮，量少，下腹坠痛，腰背酸痛。
舌　脉　舌薄脉滑。
治　法　行气活血，补肾调经。
处　方　川芎 5g　　　当归 10g　　　赤芍 15g　　　白芍 15g
　　　　　　党参 15g　　　黄芪 15g　　　丹参 15g　　　香附 9g
　　　　　　甘草 6g　　　狗脊 15g　　　红花 5g　　　海螵蛸 15g
每日 1 剂，水煎 2 次，早晚饭后分服。连服 7 剂。

五　诊　2018 年 2 月 26 日。
病　史　药后腰背酸痛明显见瘥。
舌　脉　舌薄浊，脉细。
治　法　益气养血，调补冲任。
处　方　党参 15g　　　女贞子 15g　　覆盆子 15g　　荷叶 10g

　　　　　锁阳 10g　　　淫羊藿 15g　　　鹿角霜 15g　　　熟地黄 15g
　　　　　黄芪 15g　　　枸杞子 15g　　　山茱萸 15g　　　白术 10g
　　每日 1 剂，水煎 2 次，早晚饭后分服。连服 10 剂。

六　诊　2018 年 3 月 20 日。

病　史　末次月经 2018 年 2 月 13 日，停经 37 天，下腹坠痛似月经将至之兆，腰酸如折，伴口苦口淡。

舌　脉　舌薄，脉细滑。

辅助检查　尿早孕（+），P 14.2ng/mL，血 β-HCG 1861.64IU/L。

治　法　健脾补肾，固妊安胎。

处　方　党参 25g　　　黄芪 25g　　　升麻 4g　　　熟地黄 15g
　　　　　白芍 15g　　　砂仁^{后入} 5g　　甘草 5g　　　淮山药 15g
　　　　　杜仲 15g　　　续断 15g

每日 1 剂，水煎 2 次，早晚饭后分服。连服 7 剂。

西药：地屈孕酮 10mg，bid，7 天。

七　诊　2018 年 3 月 27 日。

病　史　妊娠 43 天，腰酸神疲稍差，欲呕纳呆，口苦。

舌　脉　舌薄，脉细滑，两尺弱。

守上方继续安胎，方药同上加白术 10g，7 剂。

八　诊　2018 年 4 月 3 日。

病　史　妊娠 50 天，阴道少量出现，淋漓不尽，伴腰酸，泛恶纳呆。

舌　脉　同上。

辅助检查　妇科彩超：宫内孕囊 3.1cm×1.6cm×3.7cm，胚芽 0.8cm，见胎心。P 19ng/mL，血 β-HCG 170297IU/L。

中药予以安胎止血，和胃止呕，上方加莲房 15g，黄芩炭 9g，苎麻根 15g，10 剂。西药同上。

九　诊　2018 年 4 月 17 日。

病　史　妊娠近 2 月，阴道出血止，唯仍感腰酸。

辅助检查 妇科彩超：宫内早孕 6.5cm×1.6cm×7.1cm，胚芽 2.5cm，见胎心，符合正常妊娠。

中药予以补肾安胎善后。

|按语| 患者年届不惑，又因胎停行清宫术，肾气益虚，精血不足，冲任血海亏虚，而致经量减少；肾虚则腰痛；治法以补益肝肾为主。药如女贞子、枸杞子、白芍、熟地黄、山茱萸补肾养肝；杜仲、狗脊、菟丝子、鹿角胶、覆盆子温肾阳，补肾气；党参、黄芪健脾益气；白芍、当归补血调经，在经期内酌加活血药，如泽兰、丹参、海螵蛸，祛瘀生新以血行通畅。如此治疗2个月，冲任血海充盛，则可摄精成孕。

病例八

曹某某，女，37岁。

初　诊 2017年7月12日。

主　诉 月经量少1年余，未再孕3年。

病　史 正值经期第二天，月经量少，性激素六项正常。辰下：月经量极少，色暗，无血块，伴小腹胀痛，腰酸肢楚。

舌　脉 舌淡，脉濡。

月经史 初潮18岁，月经周期28～30，行经7天，末次月经2017年7月11日。

婚育史 2-0-3-2，7年前行"引产术"，术后发现"女性盆腔炎"，反复发作。

中医诊断 月经过少；不孕。

西医诊断 月经失调；继发性不孕。

治　法 行气活血，补肾调经。

处　方
川芎 6g	当归 9g	赤芍 15g	白芍 15g
熟地黄 15g	鹿角霜 15g	丹参 15g	黄芪 15g
党参 15g	海螵蛸 20g	香附 9g	枳壳 9g

每日1剂，水煎2次，早晚饭后分服。连服6剂。

二　诊 2017年7月18日。

病　史 现值经后，腰微酸，余无不适。

舌　脉　同前。

治　法　健脾益气，养血助孕。

处　方
女贞子 15g	枸杞子 15g	熟地黄 15g	覆盆子 15g
菟丝子 15g	党参 15g	黄芪 15g	砂仁^{后入} 6g
山茱萸 15g	鹿角霜 15g	当归 10g	沙苑子 15g

每日 1 剂，水煎 2 次，早晚饭后分服。连服 7 剂。

三　诊　2017 年 7 月 24 日。

病　史　现值月经第 13 天，腰酸见好，舌脉如前。

辅助检查　B 超检查：卵泡 1.5cm×1.7cm，内膜 0.8cm。

治　法　健脾补肾，促排助孕。

处　方
女贞子 15g	熟地黄 15g	菟丝子 15g	覆盆子 15g
枸杞子 15g	党参 15g	黄芪 15g	香附 9g
山茱萸 15g	丹参 15g	路路通 15g	当归 6g

每日 1 剂，水煎 2 次，早晚饭后分服。连服 2 剂。

四　诊　2017 年 7 月 26 日。

病　史　现值月经第 15 天，无不适。

舌　脉　如前。

辅助检查　B 超检查：卵泡 2.1mm×1.7cm，内膜 0.9cm。

处　方　照上方 2 剂。

五　诊　2017 年 7 月 28 日。

病　史　现值月经第 17 天，无不适，舌脉如前。

辅助检查　B 超检查：卵泡已排，内膜 1.41cm。

治　法　健脾补肾，养血助孕。

处　方
女贞子 15g	党参 15g	菟丝子 15g	山药 15g
枸杞子 15g	黄芪 15g	熟地黄 15g	砂仁^{后入} 6g
山茱萸 15g	续断 15g	鹿角霜 15g	杜仲 15g

每日 1 剂，水煎 2 次，早晚饭后分服。连服 7 剂。

六　诊　2017 年 8 月 5 日。

病　史　月经第 25 日。

辅助检查　血 β-HCG 64.17IU/L。

处　方　守上方继服 2 剂观察。

七　诊　2017 年 8 月 7 日。

病　史　月经第 27 日。血 β-HCG 152IU/L。P 19ng/mL。

诊　断　早孕；异位妊娠待排？

治　法　补肾养血，固妊安胎观察。

处　方

杜仲 15g	枸杞子 15g	党参 15g	黄芪 15g
白术 15g	桑寄生 15g	续断 15g	白芍 15g
菟丝子 15g	甘草 6g	黄芩 6g	

每日 1 剂，水煎 2 次，早晚饭后分服。连服 10 剂。

八　诊　2017 年 8 月 16 日。

辅助检查　复查血 β-HCG 6040.16IU/L。P 27.99ng/mL。

按上方继服 7 剂再检查。

7 天后复查 B 超提示宫内早孕。

【按语】患者生育 2 女，行清宫术 3 次，以致肾气不足，精血不充，冲任血海亏虚，精血化缘不足而经血量少，肾虚则腰酸肢楚；经期少腹胀痛乃肝郁气滞之象，故经前以四君养血活血加枳壳、香附疏肝行气、海螵蛸、丹参活血调经；经后以菟丝子、女贞子补益肾气；枸杞子、山茱萸、熟地黄滋肾养肝；党参、黄芪健脾益气；当归补血调经；香附、丹参、路路通通络促排。待受孕之后再以寿胎丸加减补肾安胎。

第五节　月经过多

杨某，24 岁，已婚。

初　诊　2013 年 9 月 17 日。

主　　诉　月经量多1年。

病　　史　停经40天，于2013年8月10日自测尿早孕阳性，因疲劳后阴道出血量多，伴腹痛并见一肉状物排出，9天后血止。2013年9月9日月经来潮，量多，迄今9天尚未干净，腰酸痛，小腹闷痛，大便秘结。

舌　　脉　舌薄黄，脉滑。

中医诊断　月经过多。

西医诊断　月经失调。

治　　法　清热凉血，固冲止血。

处　　方　生地黄15g　　熟地黄炭15g　　地骨皮15g　　藕节15g
　　　　　　侧柏叶15g　　地榆15g　　　棕榈炭10g　　黑豆15g
　　　　　　莲房12g　　　马齿苋15g　　山茱萸12g　　贯众12g

每日1剂，水煎2次，早晚饭后分服，连服5剂。

二　　诊　2013年9月24日。

病　　史　药后阴道出血已止，唯腰酸常见，伴便结。

舌　　脉　舌黄燥、舌尖红，脉滑。

治　　法　清热凉血，滋肾养阴。

处　　方　牡丹皮6g　　　生地黄15g　　熟地黄15g　　地骨皮12g
　　　　　　黑豆15g　　　马齿苋15g　　山茱萸12g　　火麻仁15g
　　　　　　白芍10g　　　甘草梢5g　　　烫狗脊15g　　续断15g

每日1剂，水煎2次，早晚饭后分服，连服7剂。

三　　诊　2013年10月12日。

病　　史　2013年10月9日月经来潮，量少，乳房胀，伴咽痛、鼻塞流涕。

舌　　脉　舌淡黄，脉细。

治　　法　疏风清热，佐以调经。

处　　方　金银花15g　　连翘15g　　　荆芥9g　　　紫苏叶9g
　　　　　　薄荷9g　　　　丹参10g　　　当归6g　　　香附6g
　　　　　　益母草10g　　牛蒡子10g　　甘草5g

每日1剂，水煎2次，早晚饭后分服，连服4剂。

嘱患者避孕3～6个月，先调理月经以免再次流产。

四　诊　2013 年 10 月 24 日。

病　史　感冒已愈，唯口干便秘。

舌　脉　舌黄浊，脉细。

治　法　滋肾养阴，清热止血。

处　方　生地黄 15g　　熟地黄 15g　　活芦根 12g　　女贞子 15g
　　　　　枸杞子 15g　　天冬 15g　　　麦冬 15g　　　覆盆子 15g
　　　　　山茱萸 12g　　川黄柏 6g

每日 1 剂，水煎 2 次，早晚饭后分服，连服 4 剂。

五　诊　2013 年 11 月 14 日。

病　史　患者于 2013 年 11 月 7 日月经来潮，量少色鲜红，迄今未止，腰背酸楚，口干口苦，大便干结。

舌　脉　舌淡黄，脉细。

治　法　滋肾养阴，凉血止血。

处　方　生地黄 15g　　熟地黄 15g　　山茱萸 12g　　墨旱莲 15g
　　　　　马齿苋 10g　　天冬 15g　　　麦冬 15g　　　棕榈炭 15g
　　　　　炒栀子 6g　　 地骨皮 6g　　 甘草 5g　　　　女贞子 15g

每日 1 剂，水煎 2 次，早晚饭后分服，连服 5 剂。

六　诊　2013 年 11 月 19 日。

病　史　药后月经已净，稍感腰酸，口干便秘。

舌　脉　舌淡黄，脉细。

治　法　滋补肝肾，调理冲任。

处　方　女贞子 15g　　枸杞子 15g　　覆盆子 15g　　川石斛 15g
　　　　　麦冬 15g　　　山茱萸 12g　　太子参 15g　　杭白芍 15g
　　　　　沙参 15g　　　生地黄 15g　　熟地黄 15g

每日 1 剂，水煎 2 次，早晚饭后分服，连服 7 剂。

七　诊　2013 年 11 月 26 日。

病　史　复染风邪，鼻塞流涕，轻咳。BBT 浮动在 36.6 ~ 36.8℃ 已 5 天。

舌　脉　舌淡黄，脉细滑。

治　　法　予服疏风清热解表药3帖，并嘱再测BBT以排除感冒引起的低热。

八　　诊　2013年12月3日。

病　　史　月经第27天，无不适，微感乳胀、口干、腰酸。患者因BBT持续在36.6～36.8℃已13天而求诊，询问患者，诉未遵医嘱避孕。

舌　　脉　舌淡黄，脉细。

治　　法　补肾养阴，清热安胎，以防再次流产。

处方（1）中药。

苎麻根30g	黄芩9g	白术9g	白芍12g
砂仁^{后入}4.5g	续断15g	杜仲15g	桑寄生15g
枸杞子10g	甘草5g	菟丝子15g	

每日1剂，水煎2次，早晚饭后分服，连服7剂。

（2）西药：黄体酮20mg，肌肉注射，一天一次，3天。

九　　诊　2013年12月12日。

病　　史　末次月经2013年11月7日，已停经35天，BBT持续36.8℃，尿检查：早孕（+）。

治　　法　按上法继续保胎治疗，并嘱其择期检查，以排除宫外孕。

按语　患者自然流产后，肾虚冲任损伤，未按医嘱避孕，再次怀孕，肾虚益甚，腰为肾之府，故腰酸；素体血热则口干、口苦、便秘、苔黄等血热之象。故以滋肾养阴、清热凉血，药以两地汤加减；地骨皮、天冬、麦冬、生地黄、熟地黄、芦根清热凉血，养阴滋肾；二至丸、沙参、覆盆子、山茱萸滋养肝肾；炒栀子、马齿苋、棕榈炭等清热凉血、固冲止血；杜仲、续断、菟丝子补肾，俟肝肾充，冲任固则再次受孕。

第六节　崩漏

病例一

蔡某，女，37岁，已婚。

初　诊　2018年6月14日。

主　诉　阴道不规则出血20天。

现病史　自然流产后9年，同居未避孕未孕8年。2004年自然流产1次，2012年于福建省妇幼保健院行人工授精3次，均未成功。末次月经为2018年5月24日，量少至今，淋漓不尽。形体肥胖，神疲，纳呆，腰膝酸楚，睡眠正常，大便正常。

舌　脉　舌淡红、苔薄，脉细。

月经史　14岁初潮，经期7天，周期30天左右，经量中等，无痛经。

婚育史　28岁结婚，0-0-2-0。

辅助检查　B超：双侧卵巢呈多囊卵巢。

中医诊断　崩漏；不孕症。

西医诊断　功能失调性子宫出血；原发性不孕。

治　法　健脾补肾，固冲止血。

处　方　
党参15g	血余炭6g	当归9g	山茱萸12g
蒲黄6g	海螵蛸15g	女贞子10g	阿胶^{烊冲}12g
黄芪15g	益母草15g	三七4g	墨旱莲12g

每日1剂，水煎2次，早晚饭后分服。连服7剂。

二　诊　2018年8月9日。

病　史　服上方后血止，患者形体肥胖，神疲，纳呆，腰膝酸楚。末次月经2018年8月8日，现值月经第2天，经量少。

舌　脉　舌浊，脉细。

治　法　健脾补肾，活血养血。

方　药　
党参15g	鹿角霜12g	川芎9g	当归9g
蒲黄6g	海螵蛸15g	丹参10g	阿胶^{烊冲}12g
黄芪15g	益母草15g	枳壳9g	香附9g

每日1剂，水煎2次，早晚饭后分服。连服10剂。

三　诊　2018年8月19日。

病　史　服上方10天后血止，患者形体肥胖，神疲，纳呆，腰膝酸楚。

治　法　健脾补肾，固冲养血。

方　药　　党参 15g　　　鹿角霜 12g　　　川芎 9g　　　当归 9g
　　　　　　茯苓 25g　　　菟丝子 15g　　　枸杞子 15g　　锁阳 10g
　　　　　　黄芪 15g　　　淫羊藿 15g　　　阿胶烊冲 12g　　香附 9g

每日 1 剂，水煎 2 次，早晚饭后分服，频服。

经 3 个多月的调治，月经逐渐恢复正常。

按语　患者流产后 8 年未孕，此后人工授精 3 次，均未成功，以致脾肾亏虚，冲任失固，不能摄精成孕。脾虚统摄无权而崩漏；肾失封藏、冲任不固而致崩漏。故治疗当以健脾补肾贯穿始终。方中参芪四物汤加阿胶益气统摄、养血止血；鹿角霜、锁阳、淫羊藿、菟丝子补肾温阳；女贞子、墨旱莲、山茱萸、枸杞子等滋肾养阴，固冲止血。淋漓不尽者，方加仙鹤草、血余炭等收涩止血；藕片、益母草、蒲黄、海螵蛸化瘀止血，加丹参、枳壳、香附理气活血，以防留瘀，血反不止。胚胎的孕育有赖于肾气、天癸、冲任、胞宫的协调和滋养。种子需调经，月经恢复正常则肾气充、肾精足，气血满盈，则胎孕指日可待。

病例二

钟某某，女，14 岁。

初　诊　2013 年 1 月 2 日。

主　诉　阴道不规则出血 20 天。

病　史　室女 2012 年 12 月 12 日阴道不规则出血至 12 月 31 日，量少夹小血块，胃脘不适，面部痤疮，寐可，纳可，二便如常。

舌　脉　舌淡红、苔薄黄，脉细软。

既往史　无特殊。

月经史　12 岁，7~15/30~50 天，量中，无痛经，末次月经为 2012 年 12 月 12 日。

婚育史　未婚。

家族史　无特殊。

中医诊断　崩漏。

西医诊断　功能失调性子宫出血。

治　法　健脾益气，固冲止血。

处　方　党参 15g　　　茯苓 15g　　　山药 15g　　　墨旱莲 12g

陈皮 6g	山茱萸 15g	当归 4g	五倍子 6g
白芍 10g	金银花 12g	熟地黄 12g	生黄芪 9g

每日1剂，水煎2次，早晚饭后分服，连服7剂。

二　诊　2013年1月11日。

病　史　服上方后未再出现阴道出血，面部痤疮见瘥，偶胃脘不适。

舌　脉　舌淡红、苔厚浊，脉细。

治　法　健脾补肾，养血调冲。

处　方

党参 15g	黄芪 15g	山茱萸 15g	山药 15g
生地黄 15g	熟地黄 15g	女贞子 15g	当归 4g
枸杞子 15g	茯苓 15g	覆盆子 15g	甘草 5g

每日1剂，水煎2次，早晚饭后分服。连服7剂。

三　诊　2012年1月18日。

病　史　月经于2013年1月12日如期来潮，经期正常7天干净，继续按二诊方案调理2个月余而愈。

病例三

潘某，女，38岁。

初　诊　2013年9月9日。

主　诉　月经紊乱2年，阴道不规则出血2个月。

现病史　患者平素月经周期23～30天，2年来月经紊乱，或延迟1～2月一潮，或如期而至但行经期延长，历10～20多天，量时多时少，色暗红挟血块，或淋漓不净，色淡红挟小血块。2011年8月，患者因阴道出血20余天未止于福建省妇幼保健院行诊刮术，术后病理提示"子宫内膜简单型增生过长"。术后间断口服药物治疗1年（具体不详），月经正常。近半年来又见行经期延长，历10～20多天，量时多时少，挟血块，无腹痛，未就诊。于2013年7月14日阴道出血，量中，挟血块，7月26日因持续13天未止，查B超示子宫内膜增厚14mm，于7月29日在我院行"诊刮术"，术后5天阴道出血即止，术后病理示"子宫内膜单纯性增生"。8月21日阴道少量出血5天。9月3日又见阴道出血，量多，挟血块，无腹痛，迄今7天阴道出血不止，伴头晕乏力，腰酸。

既往史 2011 年发现 "子宫肌瘤"。否认药物及食物过敏史。

月经史 14 岁初潮，5～6/23～30 天，量中，色红，无痛经史，平素带下正常。

婚育史 25 岁结婚，1-0-0-1，13 年前足月剖宫产一子，无避孕。

妇科检查 外阴：发育正常，阴毛呈女性分布，已婚未产式。阴道：通畅，见中量血性分泌物，色鲜红，无异味，阴道后穹隆未扪及痛性结节。宫颈：光滑，无抬举痛，子宫前位，增大如孕 7 周大小，质中，形态欠规则，活动，无压痛。附件：双附件未触及肿物，无压痛。

辅助检查 血常规：WBC 4.5×10^9/L，NEUTL 2.5×10^9/L，HCG 7.5g/L，HCT L 0.263，MCV L 79.5，MCH L 22.7，PLT 317×10^9/L，余大致正常。妇科彩超：子宫后壁低回声团块约 4.2cm×4.1cm，考虑子宫肌瘤可能，子宫内膜增厚 14mm。

中医诊断 崩漏。

西医诊断 功能失调性子宫出血；中度贫血；子宫肌瘤。

舌　脉 舌质淡、苔薄白，脉细软。

治　法 益气健脾，化瘀止血。

处　方 　黄芪 15g　　阿胶^{烊冲}10g　　熟地黄 10g　　益母草 20g
　　　　　　党参 20g　　当归 3g　　　　海螵蛸 15g　　藕节炭 10g
　　　　　　贯众 15g　　蒲黄 10g　　　参三七 5g　　　炙甘草 6g

每日 1 剂，水煎 2 次，早晚饭后分服。连服 2 剂。

西药予硫酸亚铁缓释片 0.45g，bid，口服以促进血红蛋白合成，治疗贫血。

二　诊 2013 年 9 月 11 日。

病　史 患者诉阴道出血量多，色红挟血块，腰酸，无腹痛，偶感头晕乏力，纳寐可，二便调。

舌　脉 舌质淡、苔薄白，脉细软。

处　方 中药守上方，2 剂。

西药：丙酸睾丸酮 25mg，qd，3 天，肌内注射以止血。

三　诊 2013 年 9 月 12 日。

病　史 症状同前，西药予妇康片 5 片，q8h，口服。

四　诊　2013 年 9 月 14 日。

病　史　患者诉阴道出血量少，无血块，无腰酸，无腹痛，头晕、乏力好转，纳寐可，二便调。

舌　脉　舌质淡、苔薄白，脉细软。

治　法　益气摄血，固冲调经。

处　方　西洋参 6g　　阿胶^{烊冲} 10g　　黄芪 15 g　　贯众 15g
　　　　　仙鹤草 15g　　白术 6g　　　　枳壳 6g　　　女贞子 15g
　　　　　墨旱莲 15g　　金樱子 10g　　 芡实 10g　　 山茱萸 15g

每日 1 剂，水煎 2 次，早晚饭后分服。连服 3 剂。

五　诊　2013 年 9 月 17 日。

病　史　阴道出血已止，无腰酸，无腹痛，偶有头晕、乏力，纳寐可，二便调。

辅助检查　血常规：WBC 6.1×10^9/L，NEUTH 4.0×10^9/L，β-HCG 83IU/L，HCT 0.272 N，MCV 84.7，MCH 25.9，MCHC 305g/L，PLT 304×10^9/L，余大致正常。

舌　脉　舌质淡、苔薄白，脉细软。

治　法　益气养血，固冲调经。

处　方　西洋参 6g　　阿胶^{烊冲} 10g　　黄芪 15g　　女贞子 15g
　　　　　熟地黄炭 10g　白术 10g　　　当归 5g　　 墨旱莲 15g
　　　　　何首乌 15g　　甘草 6 g　　　木香 5g　　 山茱萸 15g

每日 1 剂，水煎 2 次，早晚饭后分服。连服 3 剂。
西药今日改妇康片 4 片，8h，口服。

六　诊　2013 年 9 月 20 日。

病　史　阴道出血已止，偶有头晕、乏力，纳寐可，二便调。

舌　脉　舌质淡、薄白，脉细软。

处　方　中药继续守上方，4 剂。西药改妇康片 4 片，bid，口服。

七　诊　2013 年 9 月 24 日。

病　史　阴道未再出血，偶有头晕、乏力，纳寐可，二便调。

辅助检查 血常规：WBC 4.0×10^9/L，NEUT 2.6×10^9/L，β-HCG 103IU/L，HCT 0.335 1，MCH 28.14，MCHC 307g/L，PLT 250×10^9/L，余大致正常。妇科彩超：子宫后壁低回声团块大小约 4.2cm×4.1cm，子宫内膜厚约 2.1cm。

舌 脉 舌质淡、苔薄白，脉细软。

处 方 中药继续守上方，4剂，予以巩固疗效；妇康片6片，qd，14天，口服。

八 诊 2013年10月24日。

病 史 2013年10月13日月经来潮，量、色及经期正常。

辅助检查 妇科彩超：子宫后壁低回声团块大小约 4.2cm×4.1cm。边界清，子宫内膜厚约 0.5cm。

舌 脉 舌质淡、苔薄白，脉细软。

治 则 健脾补肾，益气调冲。

处 方 西洋参6g 阿胶^{烊冲}10g 黄芪15g 女贞子15g
覆盆子10g 熟地黄10g 白术6g 何首乌15g
山茱萸10g 砂仁^{后入}5g 当归5g 菟丝子15g

每日1剂，水煎2次，早晚饭后分服。连服7剂。

按语 崩漏的治疗，本着"急则治其标，缓则治其本"的原则，采用塞流、澄源、复旧的治崩三法。月经量多夹血块，则应化瘀止血，崩漏日久脾肾亏虚，以健脾补肾，养血统血，补肾固冲治疗，固本善后则经候如常。该患者功能失调理性子宫出血，西医以激素同时治疗，病情迅速控制，疗效更佳。

第七节 闭经

王某，27岁，已婚。

初 诊 1972年4月5日。

主 诉 停经3个月，结婚3年未孕。

现病史 自月经初潮以来，月经每每愆期，甚则三个月至半年一潮。患者自诉医生诊断为卵巢功能低下，均需服用激素调经，经来前后感腰酸。结婚3年未孕。形体略胖。末次月经为1972年1月5日。

妇科检查 子宫发育正常。

舌　脉 舌体胖，脉细软。

中医诊断 闭经；不孕症。

西医诊断 闭经；原发性不孕。

治　法 补养气血，培育肾气，温经暖宫。

处　方　鹿角霜9g　　龟板30g　　枸杞子9g　　葫芦巴9g
　　　　　　巴戟天9g　　补骨脂6g　　丹参9g　　　乌贼骨15g
　　　　　　川芎5g　　　香附10g　　当归10g　　　藏红花4g

每日1剂，水煎2次，早晚饭后分服。嘱患者常服。

二　诊　1972年4月20日。

病　史　连服上方10余日，今日月经自潮，但量偏少，色暗，伴腰酸。

舌　脉　舌体胖，脉细软。

治　法　调理气血，补肾健脾。

处　方　川芎5g　　　当归9g　　　赤芍15g　　　白芍15g
　　　　　　党参15g　　　香附9g　　　丹参15g　　　鹿角霜15g
　　　　　　菟丝子15g　　黄芪15g　　红花4g　　　　乌贼骨15g
　　　　　　肉苁蓉15g

每日1剂，水煎2次，早晚饭后分服。连服7剂。

三　诊　1972年4月28日。

病　史　末次月经为1972年4月20日来潮，但量偏少，仅3天，经色暗，伴腰酸。

舌　脉　舌体胖，脉细软。

治　法　调理气血，补养冲任，培育肾气。

处　方　鹿角霜20g　　龟板20g　　枸杞子9g　　茯苓15g
　　　　　　巴戟天9g　　补骨脂10g　党参15g　　　白芍15g
　　　　　　川芎5g　　　香附10g　　当归10g

嘱患者常服上方。

四　诊　1972年6月28日。

病　史　药后月经每月自行来潮，此次月经1972年6月26日来潮，但量偏少，仅3天，色暗，伴腰酸。

舌　脉　舌体胖，脉细软。

治　法　补养气血，调理冲任。

处　方　川芎5g　　当归9g　　赤芍15g　　白芍15g
　　　　　　党参15g　　香附9g　　丹参15g　　鹿角霜15g
　　　　　　枸杞子15g　黄芪15g　　女贞子15g　淫羊藿10g

每日1剂，水煎2次，早晚饭后分服。连服7剂。

按语　患者自月经初潮后每次行经均需服用激素，以致结婚3年未能得孕，其病显属肾气不足，冲任脉虚，天癸不行而闭经。经培补肾气，调理气血，温经暖宫治疗3个月余，天癸得通，月经按时而行，并坚持常服八珍补养气血。此后虽未服用激素，月经亦能如期来潮。患者继续补肾调冲，养血调经治疗4个月，方可顺利受孕。

第八节　痛经

病例一

胡某某，27岁，未婚。

初　诊　2017年8月12日。

主　诉　痛经3年。

现病史　月经逾期未潮，胃脘疼痛，下腹痛，喜温喜热，呕吐，头晕，乳胀。

舌　脉　舌薄，脉细。

月经史　12岁月经初潮，经期7天，周期约35天。末次月经为2017年7月6日。

中医诊断　痛经。

西医诊断　痛经。

治　法　行气活血，温经止痛。

处　方　川芎 5g　　　当归 10g　　　高良姜 5g　　　香附 10g
　　　　　延胡索 15g　　桂枝 4g　　　　炒白芍 15g　　细辛 4g
　　　　　甘草 5g　　　　檀香 6g　　　　砂仁^{后入} 5g　　黄芪 15g

每日 1 剂，水煎 2 次，早晚饭后分服。连服 5 剂。

二　诊　2017 年 8 月 17 日。

病　史　2017 年 8 月 13 日月经来潮，胃脘疼痛、腹痛均瘥，但仍呕吐食物及清水。

舌　脉　舌薄，脉细。

治　法　健脾益气，温胃止呕。

处　方　木香 6g　　　　砂仁^{后入} 5g　　党参 15g　　　黄芪 15g
　　　　　当归 6g　　　　陈皮 5g　　　　半夏 6g　　　　川芎 4g
　　　　　甘草 5g　　　　檀香 6g　　　　茯苓 15g　　　干姜 4g

每日 1 剂，水煎 2 次，早晚饭后分服。连服 7 剂。

三　诊　2017 年 9 月 23 日。

病　史　末次月经为 2017 年 9 月 18 日，痛经复见，经血偏淡、量少，无胃痛、呕吐，见眩晕。

舌　脉　舌薄，脉细。

治　法　平肝养血，调经止痛。

处　方　川芎 5g　　　当归 6g　　　　白芍 15g　　　鸡矜花 10g
　　　　　茯神 15g　　　天麻 12g　　　香附 9g　　　　小茴香 5g
　　　　　黄芪 15g　　　丹参 15g　　　党参 15g　　　延胡索 15g

每日 1 剂，水煎 2 次，早晚饭后分服。连服 7 剂。

四　诊　2017 年 12 月 2 日。

病　史　2017 年 11 月 27 日月经来潮，量中等，色鲜红，痛经已解，呕吐仍见伴腰酸。

舌　脉　舌薄，脉滑。

治　法　补肾温胃，养血调冲。

处　方　桂枝 6g　　　白芍 10g　　　砂仁^{后入} 5g　　半夏 10g

稻香陈 6g　　　川芎 5g　　　当归 6g　　　白术 10g
淫羊藿 10g　　鹿角霜 15g　　党参 12g　　茯苓 10g

每日 1 剂，水煎 2 次，早晚饭后分服。连服 10 剂。

五　诊　2018 年 5 月 24 日。

病　史　月经推后 3 个月多，于 2018 年 5 月 1 日方行经，患者无痛经，烦躁。

舌　脉　舌薄，脉滑。

治　法　疏肝补肾，养血调冲。

处　方　党参 15g　　　黄芪 15g　　　香附 9g　　　川芎 5g
当归 10g　　　赤芍 15g　　　白芍 15g　　　熟地黄 15g
牡丹皮 5g　　合欢皮 15g　　丹参 15g　　　牛膝 15g
玫瑰花 10g

每日 1 剂，水煎 2 次，早晚饭后分服。连服 10 剂。

六　诊　2018 年 6 月 6 日。

病　史　月经于 2018 年 5 月 31 日如期来潮，患者无痛经，但感神疲乏力，寐欠。

舌　脉　如前。

治　法　补肾健脾，养血调冲。

处　方　党参 15g　　　黄芪 15g　　　女贞子 15g　　枸杞子 15g
茯神 15g　　　山茱萸 15g　　淫羊藿 15g　　锁阳 9g
白芍 15g　　　覆盆子 15g　　甘草 5g　　　当归 9g

每日 1 剂，水煎 2 次，早晚饭后分服。连服 10 剂。

经过近一年的治疗，调理经前，行气活血，温经止痛；经后补肾健脾，养血调冲，患者痛经已解，经期复常，未再来诊。

病例二

林某某，28 岁，已婚。

初　诊　2013 年 10 月 24 日。

主　诉　痛经 6 年，结婚 6 年未孕。

现病史 月经来潮经色暗红，夹有血块，块下痛止。西医诊断为子宫内膜异位症，经西药治疗仍未怀孕。丈夫精液常规检查正常。末次月经为 2013 年 10 月 14 日。辰下腰痛腰酸。

舌　脉 舌质紫、苔薄，脉细。

月经史 15 岁月经初潮，周期 30 天。

中医诊断 痛经；不孕症。

西医诊断 痛经；原发性不孕。

治　法 补肾温肾，养血调冲。

处　方　紫石英 15g　　石楠藤 15g　　覆盆子 15g　　川芎 3g
　　　　　女贞子 15g　　鸡血藤 15g　　淫羊藿 12g　　当归 4g
　　　　　白芍 15g　　　菟丝子 15g　　沙苑子 15g　　香附 4g

每日 1 剂，水煎 2 次，早晚饭后分服。连服 7 剂。

二　诊 2013 年 11 月 2 日。

病　史 下腹胀闷疼痛，乳房胀。

舌　脉 舌薄，脉细弦。

治　法 疏肝补肾，养血调经。

处　方　上方去沙苑子、紫石英、石楠藤，加夏枯草 15g、丝瓜络 10g、橘红 6g。每日 1 剂，水煎 2 次，早晚饭后分服。连服 7 剂。

三　诊 2013 年 11 月 9 日。

病　史 经前 5 天，腰酸痛，乳房胀痛，下腹似临经样刺痛，口腔溃疡。

舌　脉 舌薄，脉弦细。

治　法 行气止痛，养血调经。

处　方　柴胡 6g　　香附 6g　　橘核 10g　　夏枯草 15g
　　　　　白芍 12g　　当归 10g　　枳壳 10g　　海螵蛸 15g
　　　　　甘草 5g　　川芎 5g　　丝瓜络 15g　　川楝子 15g

每日 1 剂，水煎 2 次，早晚饭后分服。连服 5 剂。

四　诊 2013 年 11 月 14 日。

病　史 月经 12 日来潮，现值月经第 3 天，经量少，痛经瘥，仍感下腹闷痛。

舌　脉　舌薄，脉细。
治　法　活血化瘀，理气止痛。
处　方　益母草 15g　　川芎 5g　　当归 9g　　丹参 15g
　　　　茺蔚子 15g　　红花 9g　　枳壳 12g　　香附 10g
　　　　延胡索 15g　　艾叶 6g　　白芍 15g　　甘草 5g

每日 1 剂，水煎 2 次，早晚饭后红糖水冲服。连服 7 剂。

五　诊　2013 年 11 月 27 日。
病　史　月经第 15 天，下腹不舒，腰背酸楚，带下量多质稀。
舌　脉　舌薄，脉细。
治　法　健脾补肾，调理冲任。
处　方　枸杞子 15g　　菟丝子 15g　　覆盆子 15g　　党参 15g
　　　　鹿角霜 15g　　淫羊藿 12g　　山茱萸 15g　　当归 4g
　　　　石楠藤 15g　　韭菜子 10g　　沙苑子 15g　　椿皮 12g

每日 1 剂，水煎 2 次，早晚饭后分服。连服 7 剂。

六　诊　2013 年 12 月 7 日。
病　史　经前 5 天，下腹不适胀闷，腰酸背楚，BBT 持续在 36.7～36.8℃ 之间。

处　方　守上方去石楠藤、椿皮、淫羊藿，加续断 15g、杜仲 15g、白芍 12g、甘草 6g，续服 10 剂。

嘱继续测 BBT。

七　诊　2013 年 12 月 28 日。
病　史　停经 46 天，下腹闷痛，鼻衄，腰酸，在外院检查考虑早孕，今晨赶赴我院就诊。
舌　脉　舌薄燥、质红，脉细滑数、两尺动数。
治　法　滋肾清热，安胎止痛。
处　方　黄芩 10g　　白芍 15g　　新竹茹 15g　　苎麻根 30g
　　　　麦冬 15g　　菟丝子 15g　　山茱萸 15g　　续断 15g
　　　　杜仲 15g　　桑寄生 15g　　砂仁^{后入} 6g　　莲子 10g

每日1剂,水煎2次,早晚饭后频服。

方中黄芩、白芍、竹茹、砂仁乃孙氏治血热胎动不安之良药,故服后见效尤为明显。

病例三

严某,27岁,已婚。

初　诊　2019年4月1日。

主　诉　痛经近10年,结婚1年未孕。

现病史　平素月经规律,28天1潮,6天干净,量可,色红,无血块,但腹痛剧烈,经行腹泻,恶心呕吐,畏寒,尤以腰部为明显,贴敷暖宝宝外用可缓解。无腰酸,无乳房胀痛,已历10年。辰下无不适,纳眠可,二便调。末次月经为2019年3月14日。

舌　脉　舌淡、苔白,边有齿痕,脉弦细。

既往史　甲状腺结节,未治疗,定期复查。未有过敏史。

月经史　13岁初潮,余同前。

既往史　甲状腺结节,未治疗,定期复查。未有过敏史。

辅助检查　妇科B超:子宫内膜厚度7.2mm,左侧卵巢见卵泡发育,大小约12.9mm×11.9mm,未服药治疗。

中医诊断　痛经;不孕症。

西医诊断　痛经;原发性不孕。

治　法　温肾健脾,养血调冲。

处　方　淫羊藿10g　　枸杞子12g　　黄芪15g　　党参15g
　　　　　　鹿角霜15g　　菟丝子15g　　川芎5g　　当归10g
　　　　　　小茴香6g　　　杜仲15g　　　白芍15g　　甘草5g

每日1剂,水煎2次,早晚饭后分服。连服7剂。

二　诊　2019年4月8日。

病　史　末次月经为2019年3月14日,辰下已届经期,下腹闷痛,腰酸稍瘥。

治　法　健脾益肾,调经止痛。

处　方　淫羊藿10g　　桂枝9g　　菟丝子15g　　党参15g

延胡索 15g　　　川芎 5g　　　小茴香 6g　　　黄芪 15g
当归 10g　　　香附 5g　　　白芍 15g　　　甘草 5g
吴茱萸 4g

每日 1 剂，水煎 2 次，早晚饭后分服。连服 7 剂。

三　诊　2019 年 4 月 15 日。

病　史　2019 年 4 月 10 日月经来潮，量少，痛经瘥，腰酸下利，纳眠可。

舌　脉　舌淡红、苔稍腻黄，脉细滑。

治　法　补益脾肾，调理冲任。

处　方　石楠藤 15g　　　女贞子 15g　　　当归 6g　　　川芎 5g
菟丝子 15g　　　党参 15g　　　香附 6g　　　茯苓 10g
淫羊藿 15g　　　枸杞子 10g　　　黄芪 15g　　　白术 10g

每日 1 剂，水煎 2 次，早晚饭后分服。连服 7 剂。

四　诊　2019 年 4 月 22 日。

病　史　末次月经为 2019 年 4 月 10 日至 16 日，月经量少，无痛经，纳眠可。自测排卵试纸为强阳性。

舌　脉　舌淡红，脉细滑。

治　法　补益脾肾，调冲助孕。

处　方　桑寄生 15g　　　女贞子 15g　　　当归 6g　　　续断 15g
菟丝子 15g　　　党参 15g　　　杜仲 15g　　　熟地黄 12g
路路通 10g　　　枸杞子 10g　　　黄芪 15g　　　白术 10g

每日 1 剂，水煎 2 次，早晚饭后分服。连服 7 剂。

五　诊　2019 年 5 月 22 日。

病　史　末次月经为 2019 年 4 月 10 日，现已停经 42 天，尿早孕阳性，食纳、睡眠尚可，二便自调。

舌　脉　舌淡红、苔薄白，脉弦细。

治　法　补益肝肾，固妊安胎。

处　方　女贞子 15g　　　枸杞子 12g　　　菟丝子 15g　　　怀山药 12g
党参 15g　　　黄芪 15g　　　白术 10g　　　桑寄生 15g

　　　　续断 15g　　　杜仲 15g　　　砂仁^{后入} 6g　　　白芍 15g

每日 1 剂，水煎 2 次，早晚饭后分服。连服 7 剂。
建议查血 P、血 β-HCG 和 B 超排除宫外孕。
此后患者未来就诊。

病例四

杨某某，27 岁，已婚。

初　诊　2018 年 7 月 21 日。

主　诉　痛经 1 年余伴恶寒。

现病史　痛经 1 年余，经量少，夹血块，经期规律，无下利，但恶寒。末次月经为 2018 年 7 月 6 日。辰下无头晕，无阴道出血、腹痛，食纳睡眠均可。

舌　脉　舌质紫，脉细。

个人史　无特殊。

过敏史　否认。

月经史　13 岁初潮，经期 7 天，周期 30 天，量偏少，夹血块，腹痛明显，需盖棉被以御寒，但无腹泻恶心。

婚育史　0-0-0-0。

家族史　无特殊。

中医诊断　痛经。

西医诊断　痛经。

治　法　行气养血，温经止痛。

处　方　川芎 5g　　　当归 6g　　　砂仁^{后入} 5g　　　炒白芍 15g
　　　　　甘草 5g　　　细辛 3g　　　桂枝 5g　　　　　吴茱萸 5g
　　　　　党参 15g　　 檀香 5g　　　丹参 15g　　　　延胡索 15g

每日 1 剂，水煎 2 次，早晚饭后分服。连服 7 剂。

二　诊　2018 年 7 月 28 日。

病　史　已近经期，嗜睡神疲，形寒畏冷。

舌　脉　如前。

治　法　仍防痛经，继守上法。

处　方　川芎 5g　　　当归 10g　　　香附 9g　　　炒白芍 15g

| | 甘草 5g | 细辛 3g | 桂枝 5g | 延胡索 15g |
| | 党参 15g | 黄芪 15g | 红花 6g | 吴茱萸 5g |

每日 1 剂，水煎 2 次，早晚饭后分服。连服 7 剂。

三　诊　2018 年 8 月 4 日。

病　史　末次月经为 2018 年 7 月 6 日，已届经期，嗜睡，神疲。

舌　脉　舌质红，脉细。

治　法　仍防痛经，继守上法。

处　方　川芎 5g　　当归 10g　　炒白芍 15g　　香附 9g
　　　　甘草 6g　　桃仁 6g　　延胡索 15g　　党参 15g
　　　　黄芪 15g　　丹参 12g　　吴茱萸 5g　　桂枝 5g

每日 1 剂，水煎 2 次，早晚饭后分服。连服 7 剂。

四　诊　2018 年 8 月 18 日。

病　史　末次月经为 2018 年 8 月 4 日，痛经已瘥，恶寒已罢，经量中等，血块减少。

舌　脉　苔薄，脉滑。

治　法　益气养血，调补冲任。

处　方　山茱萸 15g　　炒白芍 15g　　党参 15g　　黄芪 15g
　　　　覆盆子 15g　　女贞子 15g　　当归 6g　　熟地黄 15g
　　　　鹿角霜 15g　　淫羊藿 10g　　川芎 5g　　锁阳 9g

每日 1 剂，水煎 2 次，早晚饭后分服。连服 7 剂。

按语　患者痛经 1 年余，经前予以行气活血、温经止痛，经后健脾温肾、理气养血，效果显著，四诊再辨证施治即获全愈。

病例五

黄某，女，30 岁，已婚。

初　诊　2014 年 10 月 20 日。

主　诉　反复下腹疼痛 1 个月。

现病史　患者平素月经正常，1 个月前适逢经期，因与家人争吵，并空腹服生冷食物，遂感小腹剧痛，经色暗红，有血块，质稀量少，曾求诊于当地医院，拟诊胃炎予服西药（具体不详），药后小腹持续隐痛，纳少寐安，二便调。

既往史 素体健康，否认药物、食物过敏史。

月经史 14岁初潮，30天1周期，经期4天，量中等，色红，无血块，既往无痛经史，末次月经为2014年10月6日。

婚育史 25岁结婚，配偶体健，工具避孕。

舌　脉 舌质淡、苔白腻，脉沉弦。

查　体 面色欠荣，全腹平软，无压痛及反跳痛。

妇科检查 外阴发育正常，阴毛呈女性分布，已婚未产式；阴道通畅，见中量拉丝样分泌物，无异味，阴道后穹隆未触及痛性结节；宫颈光滑，质中，无抬举痛；子宫后位，常大，质中，形态尚规则，活动，无压痛；双附件未扪及增厚或肿物，无压痛。

辅助检查 妇科彩超：子宫、双附件未见明显异常，子宫内膜厚约8.0mm。血常规：正常。白带常规：正常。

中医诊断 腹痛；痛经。

西医诊断 腹痛待查；痛经。

治　法 疏肝养血、健脾理气。

处　方
当归 10g	白芍 15g	川芎 6g	茯苓 15g
白术 10g	木香 6g	甘草 5g	党参 15g
乌药 10g	檀香 5g	丹参 15g	砂仁^{后入}5g

每日1剂，水煎2次，早晚饭后分服。连服7剂。

二　诊 2014年10月28日。

病　史 腹痛见瘥，偶感疲乏。

治　法 健脾益气，养血调经。

处　方
黄芪 15g	当归 10g	白芍 15g	川芎 6g
茯苓 15g	白术 10g	香附 6g	甘草 5g
党参 15g	桂枝 4g	佛手 10g	砂仁^{后入}5g

每日1剂，水煎2次，早晚饭后分服。连服7剂。

三　诊 2014年11月5日。

病　史 已届经期，小腹隐痛伴乳房微胀。

治　　法　疏肝理气，调经止痛。

处　　方　
当归 10g	炒白芍 15g	川芎 6g	茯苓 15g
白术 10g	夏枯草 15g	甘草 5g	牡丹皮 6g
乌药 10g	毛柴胡 6g	丹参 15g	延胡索 10g

药后诸症见瘥。再次行经，以上法治疗，痛经已解。

按语　患者正值经期，冲脉之血下注胞宫，肝血偏虚，肝气偏旺；复因忿怒伤肝，以致肝郁气滞，横逆侮土致腹痛；又进食生冷之物，脾胃受损，肝脾不和，气血阻滞，而致小腹疼痛。方中以逍遥散加减养血理气、健脾和胃；丹参、芍药、川芎为血分药，意在养血、柔肝、和血；党参、黄芪、茯苓、白术益气健脾；檀香、砂仁、桂枝、佛手温胃理气，散寒止痛；乌药、香附合延胡索行气止痛；芍药、甘草和营止痛。诸药合用，使气血充沛、气机通畅，腹痛则瘥，痛经亦愈。

病例六

患某，22岁，未婚。

初　　诊　2013年10月20日。

主　　诉　经行腹痛5年余，加重半年。

现病史　5年前无明显诱因出现经行腹痛，平素经期小腹胀痛拒按，尤以第1天为甚，月经量少，行而不畅，血色紫暗夹有血块，块下痛暂减，乳房胀痛，胸闷不舒；末次月经为2013年9月22日，现正值经前期，小腹时有隐痛，伴坠胀感，偶感腰酸；纳可寐安，二便调。

舌　　脉　舌质紫暗、间有瘀点，脉弦。

既往史　体健，否认药物及食物过敏史。

月经史　12初潮，经期5天，周期约35天，量中等，色红，夹有血块。

婚育史　未婚，否认性生活史。

家族史、个人史　无特殊。

中医诊断　痛经。

西医诊断　痛经。

治　　法　活血化瘀，行气止痛。

处　　方　
当归 10g	桂枝 9g	桃仁 10g	红花 6g
枳壳 6g	赤芍 10g	柴胡 10g	川芎 10g

白芍 15g　　　甘草 6g　　　延胡索 15g　　　香附 10g
夏枯草 15g

每日 1 剂，水煎 2 次，早晚饭后分服。连服 4 剂。

二　诊　2013 年 10 月 24 日。

病　史　今经血来潮，疼痛感较前明显减轻，经血量增多，色红，无血块，乳房略有胀痛，无胸闷不适。

治　法　调理气血，行气止痛。

处　方　川芎 6g　　　当归 10g　　　白芍 15g　　　炒白芍 15g
延胡索 10g　　丹参 15g　　　枳壳 9g　　　丝瓜络 10g
炙甘草 6g　　　甘草 6g　　　香附 10g

每日 1 剂，水煎 2 次，早晚饭后分服，连服 10 剂。并嘱患者于下次月经前 7~10 天复诊。

上方服用 2 个周期后，小腹及乳房胀痛消失，血量正常，色红无块。

按语　平素患者情志抑郁、气郁不舒，日久则血瘀，瘀血阻滞子宫、冲任。经前、经期气血下注冲任，致壅滞更甚，"不通则痛"，遂发为痛经。方中桃红四物汤加丹参活血祛瘀，瘀去则营血运行流畅；白芍、当归养血活血，瘀去而血不伤；四逆散疏肝行气止痛；夏枯草、香附合延胡索疏肝理气止痛；桂枝温经通络配合芍药甘草汤缓急止痛。全方共奏活血化瘀，行气止痛之功效。

病例七

章某，女，36 岁。

初　诊　2013 年 4 月 28 日。

主　诉　痛经 1 年。

病　史　经期第 1、2 天左下腹痛剧，末次月经为 2013 年 4 月 22 日，迄今未净，伴腹泻，4 次/日，手足冰冷，经前 10 天神疲，下腹闷痛。寐可，纳可。

既往史　无特殊。

月经史　14 岁，经期 5~10 天，周期为 26 天，量中，痛经（+），末次月经为 2013 年 4 月 22 日。

婚育史　1-0-1-1。

家族史　无特殊。

舌　脉　舌质紫、苔薄白，脉弦细。

中医诊断　痛经。

西医诊断　继发性痛经。

治　法　健脾养血，调理止痛。

处　方　川芎 5g　　当归（身）6g　　香附 9g　　延胡索 15g
　　　　　三七 3g　　炒白芍 15g　　甘草 5g　　桂枝 5g
　　　　　党参 15g　　小茴香^{后入}5g　　茯苓 15g　　山药 15g

每日 1 剂，水煎 2 次，早晚饭后分服。连服 7 剂。

二　诊　2013 年 5 月 12 日。

病　史　末次月经 2013 年 4 月 22 日，经期前 10 天，左下腹闷痛，手足冰冷，神疲便溏。

舌　脉　舌质紫、苔薄白，脉弦细。

治　法　健脾止泻，养血温经。

处　方　川芎 5g　　当归（身）6g　　香附 9g　　白术 10g
　　　　　黄芪 15g　　炒白芍 15g　　甘草 5g　　桂枝 6g
　　　　　党参 15g　　高良姜 6g　　茯苓 15g　　艾叶 6g

每日 1 剂，水煎 2 次，早晚饭后分服。连服 10 剂。

三　诊　2013 年 5 月 24 日。

病　史　今天月经来潮左下腹疼痛，手足冰冷，神疲下利。

舌　脉　舌质紫、苔薄白，脉弦细。

治　法　健脾止泻，温经止痛。

处　方　川芎 5g　　当归（身）6g　　香附 9g　　白术 10g
　　　　　黄芪 15g　　白芍 15g　　甘草 5g　　桂枝 6g
　　　　　党参 15g　　延胡索 15g　　檀香 5g　　山药 15g
　　　　　白扁豆 15g　　煨诃子肉 6g

每日 1 剂，水煎 2 次，早晚饭后分服。连服 7 剂。

四　诊　2013 年 6 月 16 日。

病　史　末次月经 2013 年 5 月 24 日。经期前 8 天左下腹闷痛，大便不成形。足冰冷、神疲均瘥。

舌　脉　舌质紫、苔薄白，脉细软。

治　法　健脾理气，温阳止泻。

处　方　党参 15g　　高良姜 6g　　白扁豆 15g　　白术 10g
　　　　　黄芪 15g　　炒薏苡仁 15g　甘草 5g　　　桂枝 6g
　　　　　细辛 4g　　　吴茱萸 6g　　茯苓 15g　　　山药 15g

每日 1 剂，水煎 2 次，早晚饭后分服，连服 7 剂。

五　诊　2013 年 6 月 24 日。

病　史　今天月经来潮左下腹闷痛，神疲便溏，形寒畏冷。

舌　脉　舌苔薄白，脉细软。

治　法　健脾温阳，调经止痛。

处　方　川芎 5g　　　当归（中）6g　香附 9g　　　白术 10g
　　　　　黄芪 15g　　酒白芍 15g　　甘草 5g　　　桂枝 6g
　　　　　党参 15g　　延胡索 15g　　附子 3g　　　吴茱萸 5g

每日 1 剂，水煎 2 次，早晚饭后分服，连服 7 剂。

六　诊　2013 年 7 月 27 日。

病　史　月经 2013 年 7 月 20 日来潮，服上方痛经见瘥，辰下带下量多，有异味。

舌　脉　舌淡红、苔薄，脉细。

治　法　健脾益气，利湿止带。

处　方　党参 15g　　黄芪 12g　　金银花 15g　　土茯苓 25g
　　　　　甘草 5g　　　芡实 15g　　小茴香 6g　　　鸡冠花 15g
　　　　　淮山药 15g　黄柏 6g　　　胭脂根 15g　　木槿花 15g

每日 1 剂，水煎 2 次，早晚饭后分服。连服 7 剂。

按语　患者素体脾虚，气血不足，胞宫、冲任失于濡养，故神疲乏力、腹痛。脾虚统摄无权，月经淋漓不尽。脾气虚则脾阳下陷，运化失职，故而下利肢冷。方中党参、黄芪、茯苓、淮山药健脾补气,附子、高良姜温补脾阳,川芎、当归、白芍养血和血,艾叶、桂枝、小茴香、吴茱萸、威灵仙温阳暖宫通经,香附、延胡索、丹参、行气活血止痛,甘草、白芍缓急止痛。由于脾虚,运化失调,湿邪下注,损伤任带,使任脉不固,带脉失约而带下多。故以完带汤加减,健脾益气,甘阳除湿,佐以鸡冠花、胭脂根、黄柏,渗利湿邪而不留邪。

第九节 经行头痛

病例一

刘某某,女,47岁。

初 诊 2019年3月4日。

主 诉 经行头痛13年,加重4年余。

现病史 2006年泡温泉后感受风寒,自此每于经前或经期出现剧烈头痛。近4年来症状加重,频率增加,伴胸闷、全身麻木、晕厥、恶寒、呕吐,多次急诊。平素月经多延后。曾于2018年4月7日查颈椎颅脑MRA,提示:①脑MRI平扫未见明显异常;②颈椎、椎间盘退行性改变多发椎间盘轻度膨出、突出;③颈MRA未见明显异常。血压:收缩压100mmHg,舒张压60mmHg。曾行推拿,或温敷后缓解,但症状反复。曾在外院就诊,症状缓解不明显。

舌 脉 舌质暗红、苔微黄干,脉沉细。

月经史 13岁初潮,33~44天1潮,7天干净,无痛经。末次月经为2019年2月24日。

既往史 曾行子宫内膜息肉宫腔镜摘除术。

婚育史 1-0-1-1,1997年顺产1孩。

中医诊断 经行头痛。

西医诊断 经前期紧张综合征。

治 法 益气柔肝,活血止痛。

处 方 黄芪15g　　党参15g　　川芎10g　　丹参10g
　　　　　枸杞子15g　菊花10g　　僵蚕6g　　　白芷10g

蔓荆子 12g　　　白芍 10g　　　升麻 6g　　　当归 6g

每日 1 剂，水煎 2 次，早晚饭后分服。连服 7 剂。

二　诊　2019 年 3 月 12 日。

病　史　2019 年 3 月 10 日再发头痛，尤以左额颞部明显，无疲乏感，无恶心、呕吐，明显畏寒，自汗出，自行服用止痛药缓解。

舌　脉　舌紫暗、苔白，脉沉细。

治　法　益气柔肝，通络止痛。

处　方　黄芪 15g　　　党参 15g　　　川芎 10g　　　丹参 15g
　　　　　　桂枝 6g　　　防风 6g　　　僵蚕 10g　　　白芷 10g
　　　　　　细辛 3g　　　地龙 10g　　　全蝎 6g　　　白芍 10g

每日 1 剂，水煎 2 次，早晚饭后分服。连服 7 剂。

三　诊　2019 年 4 月 1 日。

病　史　末次月经为 2019 年 2 月 24 日，至今未潮，3 月 22 日出现枕部跳痛，半日后缓解，未服用止痛药。3 月 28 日上午 6 时再次头痛，半天后自行缓解。稍有恶心，现无不适，现纳眠可、二便调。

舌　脉　舌暗红、苔薄白，脉沉细。

辅助检查　尿早孕拒绝。

治　法　益气活血，调经止痛。

处　方　黄芪 15g　　　党参 15g　　　川芎 10g　　　丹参 15g
　　　　　　僵蚕 10g　　　白芷 10g　　　当归 10g　　　葱白 6g
　　　　　　全蝎 5g　　　红花 6g　　　桃仁 6g　　　莪术 6g

每日 1 剂，水煎 2 次，早晚饭后分服。连服 7 剂。

四　诊　2019 年 4 月 8 日。

病　史　头痛减轻，乳房胀痛，月经未潮，右额颞部酸胀感呈右颞部—额部—左颞部游走性，运动及服用中药后缓解，纳眠可，二便调。

舌　脉　舌淡红、稍紫，脉细数。

治　法　补益气血，调经止痛。

处　方　黄芪 15g　　　川芎 12g　　　丹参 15g　　　僵蚕 10g

当归 10g　　　全蝎 5g　　　红花 6g　　　桃仁 9g

夏枯草 15g　　香附 10g　　白芷 10g　　细辛 3g

每日 1 剂，水煎 2 次，早晚饭后分服。连服 7 剂。

五　诊　2019 年 4 月 15 日。

病　史　1 周来未见头痛。4 月 12 日月经来潮，今已第 4 天，量可，头部恶风，纳眠可，二便调，无口干。

舌　脉　舌暗红、苔白，脉细弦。

治　法　补益气血、调经止痛。

处　方　黄芪 15g　　党参 15g　　川芎 10g　　枸杞子 15g

僵蚕 10g　　当归 10g　　海螵蛸 15g　　益母草 15g

防风 6g　　白芷 10g　　蔓荆子 9g　　杭白芍 12g

每日 1 剂，水煎 2 次，早晚饭后分服。连服 7 剂。

六　诊　2019 年 4 月 22 日。

病　史　2019 年 4 月 15 日呕吐 3 次，无喷射状，恶寒，冷汗；4 月 16 日下午右颞部疼痛，休息后缓解；4 月 17 日腹泻 4 次，便色淡黄，肛门灼热，腹痛，里急后重；4 月 21 日下午枕部痛，反射至前额。末次月经 4 月 12—19 日，量可，伴血块（+），色鲜红，口腔溃疡，无口干，胸闷头晕，心慌心悸，易疲乏，纳差眠可，二便尚可。

舌　脉　舌暗红、苔白稍厚，脉细弦数。

治　法　益气活血，通络止痛。

处　方　黄芪 15g　　党参 15g　　川芎 10g　　丹参 15g

僵蚕 10g　　荷叶 10g　　白芷 9g　　石菖蒲 6g

茯苓 20g　　陈皮 5g　　全蝎 6g　　白芍 15g

每日 1 剂，水煎 2 次，早晚饭后分服。连服 7 剂。

七　诊　2019 年 4 月 29 日。

病　史　头痛未作，口腔溃疡已愈，纳眠可，二便调。

舌　脉　舌淡暗、苔微黄厚，脉濡细。

治　法　养血益气，通络止痛。

处　方　黄芪 15g　　党参 15g　　川芎 10g　　丹参 15g
　　　　　僵蚕 10g　　白芷 9g　　茯苓 20g　　全蝎 6g
　　　　　白芍 15g　　地龙 10g　　菊花 9g　　枸杞子 15g

每日 1 剂，水煎 2 次，早晚饭后分服。连服 7 剂。

八　诊　2019 年 5 月 13 日。

病　史　5 月 5 日与 6 日两日头痛发作，时间集中在下午 3 时到晚上 10 时左右，有酸胀感，持续减缓，无需服用止痛药；纳眠可，二便调。

舌　脉　舌暗红、苔微黄稍厚，脉弦细。

治　法　活血化瘀，调经止痛。

处　方　党参 25g　　川芎 10g　　丹参 15g　　僵蚕 10g
　　　　　白芷 9g　　茯苓 20g　　全蝎 6g　　白芍 15g
　　　　　地龙 10g　　桃仁 4g　　当归 10g　　香附 10g
　　　　　赤芍 15g

每日 1 剂，水煎 2 次，早晚饭后分服。连服 7 剂。

九　诊　2019 年 5 月 27 日。

病　史　2019 年 5 月 21 日午睡后感觉头部少许酸胀，后自行缓解，末次月经为 2019 年 4 月 12 日，至今 45 日未潮，纳眠可，小便调，大便前腹痛，排后痛减，质软不成形，每日 2 次。

舌　脉　舌淡红、苔薄白，脉细。

治　法　益气健脾，调经止痛。

处　方　川芎 10g　　丹参 15g　　僵蚕 10g　　白芷 9g
　　　　　党参 15g　　黄芪 15g　　当归 10g　　香附 10g
　　　　　白术 12g　　茯苓 15g　　红花 6g　　炒王不留行 10g

每日 1 剂，水煎 2 次，早晚饭后分服。连服 7 剂。

十　诊　2019 年 6 月 3 日。

病　史　月经昨日来潮，量可，挟血块（++），色暗红，5 月 28 日上午 10 时头痛，晚上 8 时呕吐 1 次，至晚 10 时始缓解，未服止痛药，纳眠可，二便调。

舌　脉　舌淡稍暗、苔薄白，脉沉细弦。
治　法　益气养血 活血止痛。
处　方　党参 25g　　川芎 10g　　丹参 15g　　炒僵蚕 10g
　　　　　　白芷 9g　　 全蝎 6g　　 当归 10g　　醋香附 10g
　　　　　　红花 6g　　 蒲黄 6g　　 半夏 10g　　海螵蛸 15g

每日 1 剂，水煎 2 次，早晚饭后分服。连服 7 剂。

十一诊　2019 年 6 月 10 日。

病　史　2019 年 6 月 7 日凌晨左侧颞部胀痛，至下午 3 时左右缓解，未服止痛药，口腔溃疡，纳眠可，大便正常。

舌　脉　舌暗红、苔薄白，脉弦细。
处　方　党参 25g　　黄芪 15g　　白芍 15g　　菊花 10g
　　　　　　茯苓 15g　　砂仁^{后入} 3g　升麻 5g　　 甘草 3g
　　　　　　天麻 10g　　川芎 4g　　 当归 6g　　 丹参 12g

每日 1 剂，水煎 2 次，早晚饭后分服。连服 7 剂。

十二诊　2019 年 7 月 10 日。

病　史　月经于 7 月 2 日来潮。本月未服用止痛药，经期头痛明显缓解，纳眠可，二便调。按上方善后调理。

此后，患者未再就诊。3 个月后随访，经期头痛基本痊愈。嘱患者注意休息，合理膳食，以提高自身免疫力，防止复发。

按语　经行头痛经前多实、经后多虚，该患者年届七七，月经多退后，伴经期头痛、口苦口干、烦躁易怒，予以疏肝清热，通络止痛，药取全蝎、僵蚕、珍珠母、菊花、天麻、地龙、白芍等；以桃红四物汤加丹参、海螵蛸、蒲黄、王不留行活血通络，调经止痛；细辛、升麻、荷叶、葱白引药上行入脑。肝性喜条达，赖肾水以滋养。肝血不足，肾水虚损，则肝木乏养，肝火上亢，循经络直上巅顶，则引起头痛。故经行头痛应从肝、肾论治方能切中病机；经前行气活血、柔肝止痛；经后用杞菊地黄丸滋养肝肾、益气养血，获得较为满意的疗效，治疗 4 个月后，未再见经行头痛。本病除经期对症用药外，平时需注意调理以治本；同时还须调节情志，尤其在经行期间必须保持情志舒畅，以使气血调和，月经畅行，病无以生。

病例二

患某，36岁，已婚。

初　诊　2012年11月26日。

主　诉　月经前后头痛2年余。

现病史　近2年来无明显诱因，每于月经前后及经期头痛难忍，每次必服止痛片，经后逐渐缓解；月经周期错后，经量偏多，色紫暗伴血块，带下正常。现值经前，头痛剧烈，伴恶心欲吐，口服止痛片后缓解不明显。

舌　脉　舌暗有紫斑、苔薄白，脉细弦。

既往史　素体健康。否认药物及食物过敏史。

月经史　14初潮，经期5天，周期30～40天，量中等，色红，夹有血块，无痛经史，末次月经为2012年10月24日。

婚育史　25岁结婚，7年前足月顺产1子，未再孕。3年前因"旦孕"在外院行"人工流产术"，配偶及孩子体健。

家族史、个人史　无特殊。

中医诊断　经行头痛。

西医诊断　头痛原因待查。

治　法　行气活血，祛瘀止痛。

处　方　当归10g　　川芎10g　　赤芍10g　　牛膝15g
　　　　　桃仁6g　　 红花10g　　香附10g　　延胡索10g
　　　　　桔梗6g　　 全蝎10g　　细辛3g　　 甘草6g

每日1剂，水煎2次，早晚饭后分服。连服3剂。

二　诊　2012年11月29日。

病　史　上药连服3剂，头痛瘥。今经血来潮，经色暗，有小血块，头痛隐隐，下腹疼痛，自感心悸乏力。

舌　脉　舌暗有紫斑、苔白，脉细弦。

前方加黄芪30g补气以助活血化瘀之力。

服5剂后觉气力倍增，自认病愈，未来复诊。

三　诊　2012 年 12 月 28 日。

病　史　经行第一天经色暗，有小血块，头痛轻微，恐前病复发再次就诊。

治　法　行气活血，祛瘀止痛。

处　方　
当归 10g	川芎 10g	赤芍 10g	丹参 15g
桃仁 10g	红花 10g	香附 10g	葱白 6g
桔梗 6g	全蝎 10g	细辛 3g	甘草 6g

每日 1 剂，水煎 2 次，早晚饭后分服。连服 7 剂。

翌月月经期头痛明显好转。

按语　王清任在血府逐瘀汤治头痛中指出"无表症、无里症、无气虚、痰饮等症，忽好忽犯、百方不效"者，多属瘀血为患。头为诸阳之会，因瘀血内阻、脉络不畅、阻塞清窍，适逢经期，瘀血随动，气滞血瘀，故头痛甚剧。血府逐瘀汤化裁可活血化瘀，行气止痛"若瘀血日久，可加全蝎、细辛等加强通络之力"，调经止痛则头痛自愈。经期头痛多属实证，予提前 10 天治疗，可防经前头痛发作。

第十节　经行感冒

患者，34 岁，已婚。

初　诊　2013 年 11 月 26 日。

主　诉　每逢月经期感冒 2 年。

现病史　患者诉每逢经期即感冒已连续发作近 2 年，即使在经期谨慎防护，感冒依然应期而至。昨晚月经来潮，今晨起即打喷嚏，流清涕，畏寒发热，头痛，周身酸痛不适；伴经行不畅，量少色暗，小腹隐痛，纳可寐安，二便调。

舌　脉　舌质淡红、苔薄白，脉浮、弦、细。

既往史　体健。否认药物及食物过敏史。

月经史　11 岁初潮，经期 5 天，周期 30 天，量中等，色红，夹血块，无痛经史，末次月经 2013 年 11 月 25 日。

婚育史　25 岁结婚，7 年前足月顺产 1 子，3 年前因"早孕"在外院行"人工流产术"，配偶及儿子体健，工具避孕。

家族史、个人史　无特殊。

中医诊断　经行感冒。

西医诊断　感冒。

治　　法　调和营卫、解肌发表为主,佐以通经。

处　　方
柴胡 9g	党参 15g	寒草 15g	黄芪 10g
桂枝 9g	芍药 10g	甘草 6g	大枣 15g
生姜 6g	荆芥 9g	当归 10g	香附 10g

每日 1 剂,水煎 2 次,早晚饭后分服。连服 3 剂。

二　　诊　2012 年 12 月 4 日。

病　　史　药后感冒已瘥,周身酸痛不适。

治　　法　调和营卫,益气养血。

处　　方
白术 9g	党参 15g	防风 6g	黄芪 15g
桂枝 9g	芍药 10g	甘草 6g	当归 6g
川芎 4g	寒草 9g	透骨草 10g	香附 4g

患者服 3 剂药后,表症已解,月经恢复正常。后连续 3 个月经周期前 1 周左右,予柴胡桂枝汤加减以调和营卫、养血调经,月经后期以玉屏风合四物汤益气养血未再出现经行感冒。现已停药半年,随访未再复发,且月经畅调。

按语　经行感冒与普通感冒有别,其病理机制主要由于气血失调、营卫不和,值月经生理改变而发。而患经行感冒的妇女,大多为平素气血虚弱之人,当经期来临时,风寒之邪乘虚入侵,随着气血下注冲任胞宫,脉络空虚,卫气不足,卫外不固,使营卫失和而发病。治以调和营卫、解肌发表。柴胡桂枝汤既能发散太阳表邪,又能和解少阳,并可载药入血室,柴胡桂枝汤堪称中的。

第十一节　经行发热

病例一

齐某某,女,22 岁。

首　　诊　2012 年 11 月 7 日。

主　　诉　经前发热 4 个月,结婚 2 年,月经退后 2 年。

病　　史　月经后期 2 年,周期 40 多天至 6 个月不等,经期 7 天,经量正常,痛经,四肢冷,面色欠荣,经前发热 4 个月。同居未避孕未孕 2 年。2012 年 10 月 28 日在联勤保障部队第九〇〇医院行性激素六项检查：LH 23.3IU/L,FSH 4.78IU/L,LH/FSH＞3,PRL、E2、T 均正常。

既往史　无特殊。

月经史　16 岁,经期 7 天,周期为 1～6 个月,量中,痛经（+）,末次月经为 2012 年 10 月 26 日。

婚育史　20 岁结婚,0-0-0-0。

家族史　无特殊。

舌　　脉　舌淡、苔薄白,脉细。

中医诊断　经行发热；月经后期；不孕症。

西医诊断　行经期综合征；月经不规则；原发性不孕。

治　　法　健脾补肾,养血调经。

处　　方

党参 15g	黄芪 15g	山茱萸 15g	香附 5g
女贞子 15g	枸杞子 15g	菟丝子 15g	锁阳 10g
淫羊藿 15g	川芎 5g	鹿角霜 15g	当归 9g

每日 1 剂,水煎 2 次,早晚饭后分服。连服 7 剂。

二　　诊　2012 年 11 月 14 日。

病　　史　服上方四肢冷见好,自觉口干。

舌　　脉　舌淡红、苔薄黄,脉细弦。

治　　法　益气补肾,滋阴养血。

处　　方

党参 15g	山茱萸 15g	覆盆子 15g	女贞子 15g
枸杞子 15g	菟丝子 15g	生地黄 15g	熟地黄 15g
当归 6g	鹿角霜 15g	黄芪 15g	天冬 15g

每日 1 剂,水煎 2 次,早晚饭后分服。连服 7 剂。

三　　诊　2012 年 11 月 28 日。

病　　史　末次月经为 2012 年 11 月 25 日,如期来潮,挟血块,低热纳呆,少腹闷痛。

舌　脉　舌淡红、苔薄，脉细弦。

治　法　调和营卫，补肾调经。

处　方　党参 15g　　　生黄芪 15g　　　桂枝 9g　　　白芍 15g

　　　　　防风 6g　　　　鹿角霜 15g　　　香附 9g　　　当归 10g

　　　　　川芎 6g　　　　小茴香 5g　　　 升麻 4g　　　柴胡 9 g

每日 1 剂，水煎 2 次，早晚饭后分服。连服 5 剂。

四　诊　2012 年 12 月 5 日。

病　史　低热已罢，面色欠荣，纳呆便秘。

舌　脉　舌淡红、苔中剥，脉细滑。

治　法　健脾补肾，温阳调冲。

处　方　党参 15g　　　山茱萸 15g　　　覆盆子 15g　　石楠藤 12g

　　　　　枸杞子 15g　　菟丝子 15g　　　肉苁蓉 12g　　女贞子 15g

　　　　　熟地黄 15g　　鹿角霜 15g　　　淫羊藿 15g　　盐陈皮 3g

每日 1 剂，水煎 2 次，早晚饭后分服。连服 7 剂。

五　诊　2012 年 12 月 12 日。

病　史　寐欠，肢冷，纳谷不馨。

舌　脉　舌淡、苔薄，脉细。

治　法　补气温经，养血安神。

处　方　党参 15g　　　淡附子 3g　　　女贞子 15g　　枸杞子 15g

　　　　　黄芪 15g　　　菟丝子 15g　　　鹿角霜 15g　　白芍 15g

　　　　　桂枝 6g　　　　淫羊藿 15 g　　酸枣仁 15g　　当归 6g

每日 1 剂，水煎 2 次，早晚饭后分服。连服 7 剂。

六　诊　2012 年 12 月 19 日。

病　史　头晕肢冷，已届经前，仍防经前发热，痛经。

舌　脉　舌淡红、苔薄浊，脉浮滑。

治　法　补肾温经，调和营卫。

处　方　党参 15g　　　生黄芪 15g　　　升麻 5g　　　鹿角霜 15g

　　　　　桂枝 6g　　　　炒白芍 15g　　　当归 9g　　　酒丹参 15g

　　　　香附 9g　　　　毛柴胡 9g　　　　甘草 5g　　　　淫羊藿 15g

每日 1 剂，水煎 2 次，早晚饭后分服。连服 7 剂。

七　诊　2013 年 1 月 11 日。

病　史　末次月经为 2012 年 12 月 25 日，如期来潮，历 5 天，挟血块，经前发热已解，痛经已愈。

舌　脉　舌淡红、苔薄，脉细。

治　法　健脾补肾，调养气血。

处　方　党参 15g　　覆盆子 15g　　黄芪 15g　　鹿角霜 15g
　　　　　桂枝 6g　　　女贞子 15g　　白芍 15g　　淫羊藿 15g
　　　　　当归 9g　　　鹿衔草 15g　　白薇 9g　　炙甘草 5g

频服善后。

按语　经行发热主要责之于气血营卫失调，妇人以血为本，月经乃血之所化，经期阴血下注于冲任，亦使身体阴阳失衡，气血阴阳不足诱发本病。患者气血皆虚，卫外之阳气失固，以致虚阳浮越，经行发热。故经期予以益气养血，调和营卫之法，则经行发热症除。再予以益气温阳，补益肝肾，月经正常来潮，痛经亦瘥。诸恙均解，不孕症治愈亦指日可待。

病例二

李某，女，35 岁，已婚。

初　诊　2014 年 5 月 4 日。

主　诉　经行后发热、心烦 2 年。

现病史　近 2 年来，患者无明显诱因常感行经后发热、心烦，曾多处治疗，经胸部 X 线片、验血等检查，未见异常。平素月经周期正常，经量第 2～3 天略多，后明显减少，一般 6～7 天干净，发热以行经后为甚，体温多在 37.5～37.9℃，失眠。辰下低热，心烦失眠，无腹痛，无腰酸，二便调。

既往史　平素体健，否认药物、食物过敏史。

月经史　14 岁初潮，经期 6～7 天，周期 30 天，末次月经 2014 年 4 月 26 日，量中等，色红，无血块，无痛经。

婚育史　24 岁结婚，6 年前足月顺产一子，8 年前外院行"人工流产术"。配偶及儿子体健，工具避孕。

个人史、家族史 无特殊。

舌　脉 舌质淡红、少津，脉细数。

妇科检查 外阴发育正常，阴道通畅，见少量淡黄色分泌物；宫颈光滑，宫体前位，常大，无压痛；双附件未扪及异常。

中医诊断 经行发热。

西医诊断 发热原因待查。

治　法 养阴清热，清心除烦。

处　方　阿胶^{烊冲}10g　　生地黄20g　　地骨皮15g　　当归6g
　　　　麦冬10g　　　白芍10g　　　甘草5g　　　熟地黄15g
　　　　青蒿6g　　　当归6g　　　牡丹皮6g　　茯神15g

每日1剂，水煎2次分服，连服4剂。

二　诊 2014年5月8日。

病　史 行经后发热、心烦明显好转。

处　方 上方继服5剂。

三　诊 2014年5月13日。

病　史 药后低热、心烦均瘥。

治　法 以滋肝肾、育阴养血善后。

处　方　女贞子15g　　青蒿10g　　山茱萸15g　　白芍15g
　　　　太子参10g　　阿胶^{烊冲}10g　酸枣仁15g　　当归4g
　　　　生地黄15g　　熟地黄15g　　牡丹皮6g　　墨旱莲12g

嘱患者频服以巩固疗效。

按语 四诊合参乃患者阴血不足，阴虚生内热，经后营阴愈亏，虚阳浮越所致。方中女贞子、墨旱莲、山茱萸、生地黄、熟地黄滋肾养阴，清热凉血；太子参益气养阴；青蒿、地骨皮、牡丹皮、白芍养血敛阴，退热疗蒸；麦冬、酸枣仁清心除烦、安神；当归、阿胶补血养血，滋阴润燥；甘草调和诸药。纵观全方，既有滋肾、养阴、补血作用，又具清热凉血之功，寓泻于补之中。经后取左归丸加减，以补益肝肾、养阴固本善后，则经行发热自解。

第十二节　经间期出血

林某，女，31岁，已婚。

初　诊　2017年7月29日。

主　诉　两次月经中间阴道少量出血已3个月，未避孕未孕4年。

现病史　结婚4年，性生活正常，未避孕至今未孕。14岁月经初潮，经期一般7天，两次月经中间阴道少量出血已3个月，末次月经为2017年6月14日，7月1日阴道少量出血，腰酸，尿早孕（-）。7月16日行经，历7天，7月29日阴道少量出血伴腰酸。

舌　脉　舌淡黄，脉细。

既往史　无特殊。

婚育史　已婚，0-0-0-0。

中医诊断　经间期出血；不孕症。

西医诊断　排卵期出血；原发性不孕。

治　法　调理气血，补肾调冲。

处　方　川芎3g　　女贞子15g　　白芍15g　　熟地黄15g
　　　　　当归5g　　墨旱莲15g　　枸杞子15g　　覆盆子12g
　　　　　桑椹6g　　山茱萸12g　　狗脊12g

每日1剂，水煎2次，早晚饭后分服。连服7剂。

二　诊　2017年8月5日。

病　史　阴道出血已止，BBT＜36.5℃，肠鸣下利，每日3次。

舌　脉　舌浊，脉细。

辅助检查　妇科彩超：子宫46mm×43mm×31mm，子宫内膜为0.6mm，双侧卵巢多囊样改变。

治　法　益气健脾，理气止泻。

处　方　党参15g　　黄芪10g　　茯苓15g　　淮山药15g
　　　　　陈皮5g　　木香6g　　白术10g　　芡实15g
　　　　　砂仁后入5g　　甘草5g　　白扁豆12g

每日1剂，水煎2次，早晚饭后分服。连服7剂。

三　诊　2017 年 9 月 2 日。

病　史　2017 年 8 月 13 日阴道少量出血，历 5 天，便溏，每日 3 次，肠鸣。

舌　脉　舌质红、苔浊，脉细。

治　法　健脾理气，固涩止泻。

处　方　党参 15g　　茯苓 15g　　白术 9g　　白扁豆 15g
　　　　　陈皮 5g　　　淮山药 15g　砂仁^{后入} 5g　芡实 15g
　　　　　金樱子 15g　山楂炭 15g　甘草 5g

每日 1 剂，水煎 2 次，早晚饭后分服。连服 7 剂。

四　诊　2017 年 9 月 16 日。

病　史　9 月 13 日阴道少量出血，迄今便溏下利已止，BBT＜36.5℃已 16 天，尿早孕（-）。

舌　脉　舌质红、苔薄，脉细。

治　法　健脾益气，调养气血。

处　方　党参 15g　　黄芪 15g　　茯苓 15g　　白术 10g
　　　　　川芎 5g　　　当归 6g　　　香附 6g　　　砂仁^{后入} 5g
　　　　　陈皮 5g　　　枳壳 6g　　　海螵蛸 15g　甘草 5g

每日 1 剂，水煎 2 次，早晚饭后分服。连服 7 剂。

五　诊　2017 年 9 月 30 日。

病　史　9 月 13 日阴道少量出血，历 8 天，9 月 29 日阴道少量出血，带下伴血。辰下神疲倦怠、大便溏薄。

舌　脉　舌薄，脉细。

辅助检查　妇科彩超：子宫内膜 0.5cm，子宫附件（-）。

治　法　益气摄血，调理冲任。

处　方　党参 15g　　黄芪 15g　　茯苓 15g　　白扁豆 15g
　　　　　金樱子 15g　芡实 15g　　白术 10g　　山茱萸 15g
　　　　　墨旱莲 15g　女贞子 15g　淫羊藿 15g　鹿角霜 15g

每日 1 剂，水煎 2 次，早晚饭后分服。连服 10 剂。

六　诊　2017 年 10 月 17 日。

病　史　10 月 16 日阴道少量出血，色淡，大便正常。

舌　脉　舌淡，脉细。

辅助检查　（2017 年 10 月 10 日）妇科彩超：双侧多囊卵巢，未见优势卵泡，子宫内膜 0.7mm。

治　法　健脾益气，养血调经。

处　方　
川芎 5g	当归 10g	香附 9g	枳壳 6g
白芍 15g	甘草 5g	党参 15g	黄芪 15g
茜草 12g	蒲黄 6g		

每日 1 剂，水煎 2 次，早晚饭后分服。连服 5 剂。

七　诊　2017 年 10 月 21 日。

病　史　阴道出血已止，神疲乏力，大便正常。

舌　脉　舌薄，脉细。

辅助检查　妇科彩超：左卵巢 3.5cm×1.8cm×1.8cm，右卵巢 3.2cm×2.2cm×2.3cm，多囊改变，右卵泡 1.3cm×1.0cm，子宫内膜 0.33cm。

治　法　健脾补肾，养血调冲。

处　方　
党参 30g	黄芪 20g	鹿角胶 10g	淮山药 20g
女贞子 15g	枸杞子 15g	淫羊藿 15g	砂仁^{后入} 5g
肉苁蓉 10g	茯苓 20g	菟丝子 25g	山茱萸 15g

每日 1 剂，水煎 2 次，早晚饭后分服。连服 7 剂。

八　诊　2017 年 10 月 28 日。

病　史　神疲乏力，无阴道出血，大便正常。

舌　脉　舌淡黄，脉细。

辅助检查　妇科彩超：右卵泡 2.1cm×1.8cm，子宫内膜 0.86cm。

治　法　健脾补肾，养血调冲。

处　方　
党参 30g	黄芪 15g	当归 9g	路路通 15g
丹参 15g	女贞 15g	桑椹 10g	山茱萸 15g
砂仁^{后入} 5g	白术 15g	枸杞子 15g	甘草梢 5g

每日 1 剂，水煎 2 次，早晚饭后分服。连服 3 剂。

九　诊　2017 年 10 月 31 日。

病　史　卵泡已排，BBT 上升，大便正常。

舌　脉　舌淡黄，脉细。

辅助检查　（2017 年 10 月 30 日）妇科彩超：卵泡（－），内膜 0.91cm，盆腔积液 1.8cm×1.5cm×2.8cm。

治　法　健脾补肾，调理冲任。

处　方　党参 30g　　黄芪 15g　　白芍 15g　　续断 15g
　　　　　杜仲 15g　　桑寄生 15g　枸杞子 15g　砂仁^{后入} 5g
　　　　　淮山药 15g　菟丝子 25g　白术 10g　　甘草 5g

每日 1 剂，水煎 2 次，早晚饭后分服。连服 10 剂。

十　诊　2017 年 11 月 18 日。

病　史　停经 50 天，下腹闷痛不适，无阴道出血。

舌　脉　舌浊，脉细滑。

辅助检查　尿早孕（＋）。β–HCG：2907IU/L。P：20.0ng/mL。妇科彩超：宫内早孕。

治　法　健脾补肾，固妊安胎。

处　方　党参 30g　　黄芪 15g　　白芍 15g　　续断 15g
　　　　　杜仲 15g　　桑寄生 15g　枸杞子 15g　砂仁^{后入} 5g
　　　　　淮山药 15g　菟丝子 25g　白术 10g　　甘草 5g

每日 1 剂，水煎 2 次，早晚饭后分服。连服 7 剂。

十一诊　2017 年 11 月 25 日。

病　史　停经 2 个月，夜间汗出，胸痛。

守上方，去枸杞子，加薤白 10g、浮小麦 30g 善后。

第十三节　绝经前后诸症

病例一

林某，已婚，54 岁。

初 诊 2019年4月6日。

主 诉 停经2年,颈部冒汗约半年。

现病史 停经2年,神情紧张,睡眠欠佳,胸室郁闷,颈部冒汗约半年。2013年曾服抗抑郁药,半年前停药。

舌 脉 舌薄浊,脉虚弦。

中医诊断 绝经前后诸症。

西医诊断 围绝经期综合征。

治 法 柔肝理气、宁心安神。

处 方
牡丹皮 6g	茯神 15g	李根皮 15g	白芍 15g
紫苏梗 6g	半夏 6g	厚朴花 10g	酸枣仁 15g
首乌藤 15g	郁金 6g	合欢皮 10g	珍珠母 10g

每日1剂,水煎2次,早晚饭后分服。连服10剂。

二 诊 2019年4月16日。

病 史 药后精神紧张见瘥,燥热汗出,气促胸室,乳房胀痛。

舌 脉 舌浊,脉细弦。

治 法 滋养肝肾,宽胸安神。

处 方
李根皮 15g	白芍 15g	酸枣仁 15g	合欢皮 15g
首乌藤 15g	百合 10g	珍珠母 10g	太子参 15g
茯神 30g	知母 10g	山茱萸 15g	牡蛎 30g
龙骨 30g			

每日1剂,水煎2次,早晚饭后分服。连服10剂。

三 诊 2019年4月27日。

病 史 药后诸恙见瘥。下肢筋挛。

舌 脉 舌淡黄,脉弦。

治 法 养肝安神,拘挛缓急。

处 方
李根皮 15g	杭白芍 15g	牡丹皮 10g	首乌藤 15g
百合 10g	太子参 15g	茯神 30g	山茱萸 15g
牡蛎 30g	合欢皮 15g	木瓜 10g	酸枣仁 15g

每日1剂,水煎2次,早晚饭后分服。连服7剂。

四　诊　2019 年 5 月 4 日。

病　史　汗出已减，药后诸恙见瘥，但仍感紧张、惊悸。

舌　脉　同前。

治　法　益气养肝，镇惊安神。

处　方　李根皮 15g　　白芍 15g　　酸枣仁 15g　　合欢皮 15g
　　　　　　首乌藤 15g　　黄芪 9g　　珍珠母 15g　　山茱萸 15g
　　　　　　钩藤 30g　　　远志 6g　　牡丹皮 6g

每日 1 剂，水煎 2 次，早晚饭后分服。连服 7 剂。

五　诊　2019 年 5 月 11 日。

病　史　诸恙见瘥，手心偶有汗出。

舌　脉　舌薄浊，脉细弦。

治　法　宁心安神，养阴敛汗。

处　方　李根皮 15g　　白芍 15g　　酸枣仁 15g　　合欢皮 15g
　　　　　　首乌藤 15g　　百合 10g　　五味子 6g　　太子参 15g
　　　　　　茯神 30g　　　山茱萸 15g　珍珠母 15g　　浮小麦 20g

每日 1 剂，水煎 2 次，早晚饭后分服。连服 7 剂。

六　诊　2019 年 5 月 25 日。

病　史　诸恙见瘥。

舌　脉　舌薄，脉滑近弦。

治　法　守上法。

处　方　白芍 15g　　酸枣仁 15g　　合欢皮 15g　　熟地黄 15g
　　　　　　百合 10g　　制远志 6g　　太子参 15g　　茯神 25g
　　　　　　郁金 6g　　　山茱萸 15g　　五味子 6g　　黄芪 10g

每日 1 剂，水煎 2 次，早晚饭后分服。连服 7 剂。

七　诊　2019 年 6 月 1 日。

病　史　药后觉燥热，神情安定，睡眠正常，再无惊悸感。

舌　脉　舌薄，脉弦细。

治　法　滋肾养阴，宁心安神。

处　　方　白芍 15g　　酸枣仁 15g　　合欢皮 15g　　首乌藤 15g
　　　　　　百合 10g　　柏子仁 10g　　太子参 15g　　茯神 25g
　　　　　　山茱萸 15g　　熟地黄 15g　　珍珠母 18g　　麦冬 20g

每日 1 剂，水煎 2 次，早晚饭后分服。连服 7 剂。

病例二

陈某某，女，47 岁。

初　　诊　2013 年 4 月 17 日。

主　　诉　烦躁失眠伴月经先期 1 年。

病　　史　近 1 年来，经常烦躁失眠以经前尤甚，伴月经先期，量中。发现子宫腺肌瘤 10 年，近年子宫腺肌瘤逐渐增大，无痛经，大便正常。

舌　　脉　舌淡红、苔薄黄，脉滑。

辅助检查　血 CA125 30IU/L。妇科 B 超：子宫增大，内见数个低回声团块，最大者 6.1cm×5.1cm。

既往史　无特殊。

月经史　16 岁初潮，经期 6 天，周期为 23 天，量中，痛经（−），末次月经为 2013 年 4 月 6 日。

婚育史　1-0-0-1。

家族史　无特殊。

中医诊断　绝经前后诸症；癥瘕。

西医诊断　围绝经期；子宫腺肌瘤。

治　　法　滋补肝肾，安神消癥。

处　　方　百合 20g　　玫瑰花 6g　　牡丹皮 6g　　麦冬 10g
　　　　　　茯神 30g　　石枣 15g　　酸枣仁 15g　　熟地黄 15g
　　　　　　白芍 15g　　鳖甲 15g　　皂角刺 15g　　合欢皮 12g

每日 1 剂，水煎 2 次，早晚饭后分服。连服 7 剂。

二　　诊　2013 年 4 月 26 日。

病　　史　服药后睡眠好转，乳房胀痛。

舌　　脉　舌淡红、苔薄，脉细。

治　　法　平肝柔肝，消癥散结。

处　方　牡蛎 18g　　　橘核 6g　　　熟地黄 15g　　　夏枯草 10g
　　　　白芍 12g　　　百合 10g　　　茯神 15g　　　　山茱萸 10g
　　　　鳖甲 9g　　　 合欢皮 10g　　皂角刺 15g　　　浙贝母 10g

每日 1 剂，水煎 2 次，早晚饭后分服。连服 7 剂。

三　诊　2013 年 5 月 2 日。
病　史　今日月经来潮，提前 4 天，量中，乳房胀痛，烦躁失眠见瘥。
舌　脉　舌苔淡黄，脉细弦。
治　法　疏肝养血，清心安神。
处　方　牡丹皮 6g　　　炒栀子 6g　　　白芍 15g　　　郁金 6g
　　　　夏枯草 12g　　　当归 6g　　　 玫瑰花 10g　　梅花 6g
　　　　橘核 10g　　　　苏罗子 6g　　 黄芩 6g　　　 当归 6g

每日 1 剂，水煎 2 次，早晚饭后分服。连服 7 剂。
嘱患者常服参麦饮及六味地黄丸调补心肾。

【按语】　患者已届围绝经期，肝肾阴虚，水不济心火见烦躁失眠，冲任失调则月经先期。应以滋养肝肾，清心安神为主；经前佐以疏肝理气，养阴清热。虽然 B 超提示子宫肌瘤大于 5cm，但是患者由于年龄等因素拒绝手术治疗，仅佐以消癥散结。癥瘕者，皆"瘀"结，但于消癥散结中，不可长期攻伐或大量攻伐，尤其在经期、围绝经期，使气血耗伤，正气大亏，故应攻补兼施或择期治疗，不可大伤气血。

第十四节　经行口糜

孟某，25 岁，未婚。

初　诊　2014 年 5 月 20 日。
主　诉　经行口舌溃疡反复发作半年。
现病史　近半年来每于经前 1 周开始口舌溃疡，至经期加剧，经净后即自愈。曾用多种维生素、消炎药治疗，均获效欠佳。平素月经后期，需历 40 天，经行量少，行而不畅，色暗红，夹血块，伴少腹胀痛，胸闷烦热，口中秽臭，渴而喜饮，小溲黄赤，便秘难解。辰下：口舌溃疡，口中秽臭，渴而喜饮，小溲黄赤，便秘难解。

舌 脉 舌苔黄腻，脉滑数。

月经史 14岁初潮，经期5天左右，周期40天，量中等，色红，夹有血块，无痛经史，末次月经为2014年4月16日。

婚育史 未婚，否认性生活史。

家族史、个人史 无特殊。

中医诊断 经行口糜。

西医诊断 经期口腔溃疡。

治 法 清胃泻火，凉血调经。

处 方
大黄 3g	玄明粉 3g	桃仁 10g	黄芩 10g
薄荷 5g	炒山栀 10g	丹参 15g	淡竹叶 10g
赤芍 15g	当归尾 10g	牡丹皮 10g	淮牛膝 15g

每日1剂，水煎2次，早晚饭后分服。连服7剂。

平素以生地黄10g、淡竹叶10g、金银花10g、甘草5g水煎代茶饮。

二 诊 2014年5月29日。

病 史 经治疗后，大便得畅，口舌溃疡明显改善。后嘱患者于经前1周开始服用上方，直至经净并保持大便通畅。经3个月经周期调理后随访，未再复发。

按语 患者平素嗜食辛辣香燥之品，渐致肠胃积热、阳明腑气不通，经行挟胃热逆上，熏蒸于上，舌为心之苗，口为胃之门，则口舌生疮；经血瘀阻与阳明蕴热互结于下，气机失调，则经行量少。方选桃仁承气汤合凉膈散加减，通瘀泄热，从血海及阳明胃腑两泄之，使火平气下、胃热自清，口糜得以自愈。

第二章 带下病

病例一

刘某，女，39岁。

初　诊　2018年3月3日。

主　诉　带下量多近1年，未避孕未孕6年。

现病史　近1年来出现带下量多，色白，质稍稠，少许阴痒。未避孕未再孕6年，月经14岁初潮，经期7天，周期为30天，量中。少许痛经，偶见腰酸、失眠，同房后不适。末次月经为2018年3月3日。辰下：正值经期，下腹闷痛，纳一般，寐差。

舌　脉　舌淡红、苔薄黄，脉细滑。

个人史　无特殊。

月经史　同前。

婚育史　已婚，1-0-2-1。

家族史　无特殊。

辅助检查　白带常规：霉菌（-），滴虫（-），清洁度Ⅱ度。

中医诊断　带下过多。

西医诊断　阴道炎。

治　法　调理气血、养心调冲。

处　方　
川芎 5g	醋香附 10g	当归 10g	丹参 15g
枳壳 6g	红花 4g	酸枣仁 15g	首乌藤 15g
合欢皮 15g	茯神 15g	女贞子 15g	枸杞子 15g

每日1剂，水煎2次，早晚饭后分服。连服7剂。

二　诊　2018年3月10日。

病　史　末次月经为2018年3月3日，现值经后，腰酸，带下多色白质稠。

舌　脉　舌淡红、苔白腻，脉细滑。

治　法　补肾健脾，利湿止带。

处　方　党参 15g　　黄芪 15g　　女贞子 15g　　胭脂根 15g
　　　　薏苡仁 15g　山茱萸 15g　荆芥 6g　　　土茯苓 15g
　　　　木槿花 15g　鸡冠花 15g　白果 10g　　　茵陈 15g

每日 1 剂，水煎 2 次，早晚饭后分服。连服 7 剂。

三　诊　2018 年 3 月 24 日

病　史　带下量减少，仍感腰酸。

舌　脉　舌腻，脉细。

治　法　健脾补肾，利湿止带。

处　方　党参 15g　　黄芪 15g　　女贞子 15g　　杜仲 15g
　　　　续断 15g　　桑螵蛸 10g　菟丝子 15g　　白术 9g
　　　　苍术 9g　　　鸡冠花 15g　木槿花 15g　　榆白皮 15g

每日 1 剂，水煎 2 次，早晚饭后分服。连服 10 剂。

四　诊　2018 年 4 月 7 日。

病　史　末次月经为 2018 年 3 月 3 日，停经 34 天，腰酸痛，带下已少。

舌　脉　舌质紫，脉细数滑。

辅助检查　β-HCG 1079mIU/mL。尿早孕（+）。

治　法　补肾健脾，固妊安胎。

处　方　党参 15g　　黄芪 15g　　枸杞子 15g　　山茱萸 15g
　　　　砂仁后入 6g　杜仲 25g　　续断 15g　　　菟丝子 15g
　　　　莲子 15g　　山药 15g　　白术 10g　　　桑寄生 15g

每日 1 剂，水煎 2 次，早晚饭后分服。连服 3 剂。
西药予地屈孕酮 10mg，每日 2 次，连服 10 天。

五　诊　2018 年 4 月 10 日。

病　史　末次月经为 2018 年 3 月 3 日，停经 37 天，偶见腰酸畏寒，带下减少。

舌　脉　舌薄，脉滑数。

辅助检查　β-HCG 4362.7IU/L。P 25.81ng/mL。

治　法　补肾健脾，固妊安胎。

处　方　守上方去山茱萸加紫苏梗 9g。

每日 1 剂，水煎 2 次，早晚饭后分服。连服 7 剂。

六　诊　2018 年 4 月 17 日。

病　史　末次月经为 2018 年 3 月 3 日，停经 44 天，下腹闷痛，偶感腰酸。

舌　脉　舌薄白、苔腻，脉弦滑。

辅助检查　β-HCG 11431.9IU/L。P 30.7ng/mL。妇科彩超：宫内孕囊 1.9cm×0.6cm×1.0cm，胚芽 0.2cm，见胎心（5w+5d）。

治　法　补肾健脾，固妊安胎。

处　方　守上方，善后。

按语　带下一词，首见于《素问·骨空论》："任脉为病……女子带下瘕聚"。病机主要是湿邪伤及任带二脉，使任脉不固，带脉失约。脾虚失运，水湿内生，下注带脉，任带失约，故而带下量多为主。患者就诊断时正值经期予以调理气血，经后继而补肾健脾，利湿止带。方中党参、黄芪健脾益气，女贞子、杜仲、续断、菟丝子、桑寄生、山茱萸等补益肝肾。木槿花、鸡冠花、胭脂根、桑螵蛸、榆白皮利湿止带，茯苓、薏苡仁合用，共奏补肾健脾、利湿止带之功。仅仅治疗 1 个月脾肾功能恢复正常，带下减少任通冲盛，适时和合，便成胎孕。

病例二

施某，28 岁，已婚。

初　诊　2013 年 4 月 17 日。

主　诉　带下量多色黄已 1 个月，月经先期 3 年。

病　史　经前 1 周阴道少量出血，1 周后经量增多，偶有痛经，带下量多色黄，伴下腹痛，脚酸，胃脘不适，便溏，寐可，纳可，形体肥胖。

辅助检查　宫颈分泌物培养：支原体阳性。

既往史　2012 年 12 月腹腔镜下行"子宫肌瘤剔除术"，发现盆腔粘连，子宫内膜异位症 I 期。

月经史 13岁初潮，经期5天，周期26～28天，量中等，痛经（±），末次月经为2013年4月6日。

婚育史 已婚未育，0-0-0-0，现在避孕中。

家族史 无特殊。

舌　脉 舌淡红、苔薄，脉细。

中医诊断 带下；月经先期。

西医诊断 盆腔粘连；子宫内膜异位症Ⅰ期。

治　法 健脾活血，清热利湿。

处　方　金银花15g　　连翘15g　　鬼针草15g　　香附9g
　　　　　　蒲公英15g　　党参15g　　土茯苓15g　　黄柏9g
　　　　　　当归6g　　　丹参15g　　鸡冠花15g　　甘草5g

每日1剂，水煎2次，早晚饭后分服。连服10剂。

二　诊 2013年5月31日。

病　史 末次月经为2013年5月29日，提前7天，带下浓稠，伴下腹闷痛。

舌　脉 舌淡红、苔薄黄，脉滑。

治　法 清热利湿，养血调经。

处　方　金银花15g　　连翘15g　　野菊花15g　　败酱草15g
　　　　　　蒲公英15g　　党参15g　　丹参15g　　　香附9g
　　　　　　当归9g　　　土茯苓15g　茵陈15g　　　甘草5g

每日1剂，水煎2次，早晚饭后分服。连服7剂。

三　诊 2013年6月7日。

病　史 带下量减少，入睡困难，睡时流涎，耳鸣。

舌　脉 舌淡红、苔浊，脉细弦。

治　法 清热养心，利湿止带。

处　方　金银花15g　　连翘15g　　　败酱草15g　甘草5g
　　　　　　车前草15g　　土茯苓15g　　酸枣仁15g　郁金9g
　　　　　　蒲公英15g　　紫花地丁15g　首乌藤15g　栀子6g

每日1剂，水煎2次，早晚饭后分服。连服10剂。

四　诊　2013 年 6 月 19 日。

病　史　带下已少，腹痛已瘥，睡眠改善。

舌　脉　舌浊，脉细弦。

治　法　为防月经先期，继以清热凉血，调补肝肾为治。

处　方　牡丹皮 6g　　党参 15g　　墨旱莲 15g　　山茱萸 15g
　　　　金银花 15g　　连翘 15g　　女贞子 15g　　盐黄柏 6g
　　　　茯神 15g　　　黄芩 9g　　　车前草 15g　　茵陈 15g

每日 1 剂，水煎 2 次，早晚饭后分服。连服 7 剂。

五　诊　2013 年 6 月 30 日。

病　史　6 月 25 日月经来潮，仅提前 4 天，量中等，色红，腰酸楚。

舌　脉　舌薄浊，脉滑。

治　法　调理冲任，佐以清热利湿。

处　方　女贞子 15g　　枸杞子 15g　　覆盆子 15g　　菟丝子 15g
　　　　金银花 15g　　续断 15g　　　连翘 15g　　　土茯苓 15g
　　　　海螵蛸 10g　　薏苡仁 15g　　鸡冠花 15g　　山茱萸 15g

每日 1 剂，水煎 2 次，早晚饭后分服。连服 10 剂。

按语　带下过多可分 5 型，本型乃常见湿热下注型。湿热下注带脉，久则伤气血，湿与气血相抟结，使疾病缠绵难愈。故清热利湿之时，应酌加理气活血，使胞络通畅，任带正常，则带下无由以生，继以补肝肾，清湿热，则月经周期恢复正常。

病例三

许某，40 岁，已婚。

初诊日期　2015 年 1 月 23 日。

主　诉　带下量多、色白 1 个月。

现病史　近 1 个月来，无明显诱因出现带下量多，色白清稀，四肢倦怠，乏力懒动，食少懒言。无外阴瘙痒，无臭味，纳差寐安，二便自调。

舌　脉　舌淡红、苔薄白，边有齿印，脉细缓。

月经史　14 初潮，经期 5 天，周期 25～30 天，量中等，色红，有血块，无痛经史，末次月经为 2015 年 1 月 4 日。

婚育史　23 岁结婚，16 年前足月顺产 1 子，5 年前因"早孕"在外院行"人工流产术"，配偶及子体健，工具避孕。

家族史、个人史　无特殊。

妇科检查　外阴发育正常。阴道通畅，见少量白色分泌物。宫颈光滑，宫体前位，常大，无压痛。双附件未扪及异常。

辅助检查　白带正常。

中医诊断　带下过多。

西医诊断　阴道炎。

治　法　健脾益气，利湿止带。

处　方　
党参 15g	白术 10g	山药 20g	茯苓 20g
薏苡仁 15g	甘草 5g	芡实 12g	陈皮 9g
椿根皮 15g	白果 10g	荆芥 6g	鸡冠花 15g
胭脂根 15g			

每日 1 剂，水煎 2 次，早晚饭后分服。连服 7 剂。

二　诊　2015 年 2 月 30 日。

病　史　药后带下量大减，腰微酸，诸症均瘥。

舌　脉　同上。

治　法　健脾益气，升阳除湿。

处　方　
党参 15g	苍术 9g	车前子 10g	柴胡 6g
荆芥 6g	白术 10g	桑螵蛸 15g	淮山药 15g
白果 10g	鸡冠花 10g	木槿花 10g	甘草 5g

每日 1 剂，水煎 2 次，早晚饭后分服。善后调理。

|按语|　脾虚带下的病因以脾与湿为主，正如《傅青主女科》所说："带下俱是湿症，况加以脾气之虚，肝气之郁，湿气之侵，热气之逼，安得不成带下病之哉？"方中党参、苍术、白术、山药健脾益气；薏苡仁、白扁豆健脾化湿；桑螵蛸、白果、芡实固涩止带。柴胡佐疏肝解郁，并升阳除湿；荆芥入血分祛风除湿，木槿花、胭脂根、鸡冠花利湿止带，车前子利水渗湿，甘草调和诸药，共凑脾、胃、肝三经同治之方，寓补于散之内，寄消于升之中。观

其全方阐述清晰，疗效明显。

病例四

李某，37 岁，已婚。

初　诊　2017 年 7 月 31 日。

主　诉　带下多呈豆腐渣样 5 天，结婚 1 年余未孕。

病　史　带下多呈豆腐渣样。阴部瘙痒，伴下腹闷痛。末次月经为 2017 年 7 月 14 日。结婚 1 年余未孕。

婚育史　0-0-0-0。

月经史　12 岁初潮，间隔 28 天左右，历 2～3 天。量少，无痛经。

辅助检查　白带常规：霉菌（+），滴虫（-），清洁度 Ⅱ 度。

妇科检查　外阴（-），阴道见豆渣样分泌物，宫颈（-），宫体前位常大，双附件压痛。

舌　脉　舌浊腻，脉细。

中医诊断　带下；不孕症。

西医诊断　盆腔炎；霉菌性阴道炎；原发性不孕。

治　法　清热利湿，理气止痛。

处　方　藿香 10g　　苍术 10g　　黄柏 10g　　野菊花 15g
　　　　　金银花 15g　萆薢 15g　　砂仁^{后入} 5g　蒲公英 15g
　　　　　土茯苓 15g　香附 9g　　甘草 5g　　　茵陈 15g

每日 1 剂，水煎 2 次，早晚饭后分服。连服 7 剂。

（2）煎汤坐浴药：

　　　蛇床子 30g　　一枝黄花 30g　　藿香 15g　　苍术 15g
　　　苦参 30g　　　明矾 10g　　　　百部 15g

每日 1 剂，水煎汤坐浴，连洗 7 天。

（3）西药：克霉唑阴道片纳阴，每 3 日 1 次。

二　诊　2017 年 8 月 9 日。

病　史　阴痒已瘥，带下色黄质稠，下腹坠胀疼痛。末次月经为 2017 年 7 月 14 日。

辅助检查　白带：霉菌（-），白细胞酯酶（+），滴虫（-），清洁度 Ⅱ 度。

妇科检查 外阴（-），阴道（-），宫颈（-），宫体压痛，双附件压痛。

舌　脉 舌薄黄，脉滑。

治　法 清热利湿，理气止痛。

处　方　　金银花 15g　　野菊花 15g　　蒲公英 15g　　紫花地丁 15g
　　　　　　 当归 6g　　　 土茯苓 15g　　延胡索 12g　　紫背天葵 15g
　　　　　　 茯苓 24g　　　薏苡仁 15g　　香附 9g　　　 鸡冠花 15g

每日 1 剂，水煎 2 次，早晚饭后分服。连服 7 剂。

三　诊 2017 年 8 月 29 日。

病　史 末次月经为 2017 年 8 月 14 日。月经净后尿痛，带下色黄、质稠，下腹闷痛。

辅助检查 尿常规：脓球（+）蛋白（-）。白带常规：霉菌（-），滴虫（-），清洁度 Ⅱ 度。

妇科检查 外阴（-），阴道（-），宫颈（-），宫体前位常大，无压痛，双附件压痛。

舌　脉 舌黄，脉滑。

治　法 清热利尿，利湿止痛。

处　方　　金银花 15g　　木槿花 10g　　鸡冠花 15g　　野菊花 15g
　　　　　　 桂枝 6g　　　 蒲公英 15g　　鱼腥草 15g　　赤小豆 15g
　　　　　　 茯苓 20g　　　荠菜 15g　　　紫花地丁 15g　甘草梢 5g

每日 1 剂，水煎 2 次，早晚饭后分服。连服 10 剂。

四　诊 2017 年 9 月 13 日。

病　史 末次月经为 2017 年 8 月 14 日。尿痛已瘥，现已届经期，下腹闷痛，带下已减少。

辅助检查 尿常规（-）。白带常规：霉菌（-），滴虫（-），清洁度：Ⅱ 度。

妇科检查 外阴（-），阴道（-），宫颈轻糜（-），宫体前位轻压痛，双附件轻压痛。

舌　脉 舌黄，脉滑。

治　法 清热利湿，理气止痛。

处　方　　金银花 15g　　蒲公英 15g　　天葵子 15g　　香附 9g
　　　　　　黄芪 10g　　　大血藤 15g　　黄柏 6g　　　虎杖 15g
　　　　　　当归 5g　　　 鱼腥草 15g　　茯苓 15g　　　甘草 5g
频服调理。

五　诊　2017 年 10 月 18 日。

病　史　末次月经为 2017 年 10 月 16 日，量少，仅 3 天，色暗，下腹闷痛已瘥，带下正常。

辅助检查　性激素六项：E2 35pg/mL，FSH 4.35IU/L，LH 2.87IU/L，P 0.21ng/mL，T 0.25ng/mL。

舌　脉　舌质红，脉弦细。

治　法　益气养血，调经止痛。

处　方　　川芎 5g　　　当归 10g　　　香附 10g　　　金银花 15g
　　　　　　丹参 15g　　　赤芍 15g　　　白芍 15g　　　鹿角霜 15g
　　　　　　党参 15g　　　黄芪 15g　　　黄柏 5g　　　 淫羊藿 10g
每日 1 剂，水煎 2 次，早晚饭后分服。连服 7 剂。

六　诊　2017 年 10 月 28 日。

病　史　末次月经为 2017 年 10 月 16 日，现值月经第 12 天。B 超左侧卵泡 13.2mm×13mm，子宫内膜厚 6mm。

舌　脉　舌黄，脉滑。

治　法　补养肝肾，调理冲任。

处　方　　女贞子 15g　　枸杞子 15g　　党参 15g　　　山茱萸 15g
　　　　　　锁阳 15g　　　熟地黄 15g　　桑椹 15g　　　肉苁蓉 15g
　　　　　　当归 6g　　　 黄芪 15g　　　鹿角霜 15g　　路路通 12g
每日 1 剂，水煎 2 次，早晚饭后分服。连服 4 剂。
4 天后复查 B 超。

七　诊　2017 年 11 月 1 日。

病　史　月经第 16 天，卵泡已排，子宫内膜厚 0.9mm。

舌　脉　舌淡黄，脉细滑。

治　法　守上法。

处　方　女贞子 15g　　枸杞子 15g　　菟丝子 15g　　熟地黄 15 g
　　　　党参 15g　　　黄芪 15g　　　淮山药 15g　　砂仁^后入 5g
　　　　白芍 15g　　　杜仲 15g　　　续断 15g　　　甘草 5g

每日 1 剂，水煎 2 次，早晚饭后分服。连服 7 剂。
建议自测 BBT。

八　诊　2017 年 11 月 8 日。

病　史　乳胀，下腹不适，腰痛。未测 BBT。

舌　脉　舌淡黄，脉细滑。

处　方　守上方 ×7 剂，加桑寄生 15g。
建议继续测 BBT。

九　诊　2017 年 11 月 15 日。

病　史　末次月经为 2017 年 10 月 16 日。正值月经预期，下腹闷痛，乳房胀，四肢疼痛。未测 BBT。β-HCG 99.14IU/L。P 16.96 ng/mL。

舌　脉　舌浊，脉细。

诊　断　早孕？宫外孕？

治　法　益气养血，补肾安胎。

处　方　续断 25g　　　杜仲 25g　　　菟丝子 25g　　熟地黄 15g
　　　　生地黄 15g　　升麻 4g　　　 党参 15g　　　黄芪 15 g
　　　　黄芩 6 g　　　 白术 10 g　　 桑寄生 15g

每日 1 剂，水煎 2 次，早晚饭后分服。连服 5 剂。
西药：地屈孕酮 10mg，每日 2 次，5 天。

十　诊　2017 年 11 月 20 日。

病　史　停经 35 天，下腹不适，乳房微胀。

血　查　β-HCG 1695.71 IU/L。P 26.09 ng/mL。

处　方　（1）中药守上方 ×2 剂。
（2）西药：地屈孕酮 10mg，每日 2 次，2 天。

十一诊 2017 年 11 月 22 日。

病　史 末次月经为 2017 年 10 月 16 日，停经 37 天，眠欠，下腹胀。

舌　脉 舌质红，脉细滑。

血　查 β-HCG 3075.18 IU/L，P 23.21 ng/mL，E2 197.00 pg/mL。

处　方 上方去升麻、黄芪，加酸枣仁 15g、茯神 15g、白芍 10g 服 7 剂。

西药予地屈孕酮 10mg，每日 2 次，7 天。7 天后 B 超检查提示宫内早孕。

病例五

陈某，35 岁，已婚。

初　诊 2015 年 6 月 20 日。

主　诉 下腹闷痛伴带下量多 2 个月。

现病史 下腹闷痛伴带下量多 2 个月，色黄，质黏稠。

舌　脉 舌苔黄腻，脉滑。

月经史 月经 30 多天 1 周期，历时 5～7 天，末次月经为 2015 年 6 月 13 日。

婚育史 1-0-1-1。3 年前流产，此后未避孕未再孕。

辅助检查 白带常规：霉菌（-），滴虫（-），清洁度Ⅲ度。

妇科检查 阴道见脓性分泌物，宫体前位、饱满、轻压痛，双附件触痛。

中医诊断 带下。

西医诊断 慢性盆腔炎。

治　法 清热利湿，行气止痛。

处　方　金银花 15g　　天葵子 15g　　蒲公英 15g　　紫花地丁 15g
　　　　　香附 9g　　　延胡索 15g　　小茴香 6g　　　胭脂根 15g
　　　　　连翘 15g　　　甘草 6g　　　薏苡仁 15g　　　石韦 15g

每日 1 剂，水煎 2 次，早晚饭后分服。连服 10 剂。

二　诊 2015 年 7 月 31 日。

病　史 药后腹痛见瘥。带下稍减，色黄质稠，末次月经为 2015 年 7 月 14 日。

舌　脉 苔薄浊，脉滑。

辅助检查 白带常规：清洁度Ⅲ度。

妇科检查 阴道见脓性分泌物，宫体前倾较大，左附件压痛。

治　法 清热利湿，行气止痛。

处　方
苍术 9g	野菊花 15g	土茯苓 15g	黄柏 10g
砂仁^{后入} 5g	鸡冠花 15g	蒲公英 15g	甘草 5g
金银花 15g	胭脂根 15g	延胡索 15g	川楝子 15g

每日 1 剂，水煎 2 次，早晚饭后分服。连服 7 剂。

三　诊 2015 年 8 月 13 日。

病　史 已届经期，下腹坠痛，腰酸如折，带下多质稠。

舌　脉 舌微黄，脉滑。

妇科检查 外阴（－），阴道见少量脓性分泌物，宫颈轻糜，宫体轻压痛，双附件压痛。

治　法 清热止痛，活血调经。

处　方
川芎 5g	当归 10g	海螵蛸 15g	京丹参 15g
香附 10g	赤芍 15g	延胡索 15g	小茴香 6g
虎杖 15g	蒲公英 15g	金银花 15g	野菊花 15g

每日 1 剂，水煎 2 次，早晚饭后分服。连服 7 剂。

四　诊 2015 年 8 月 29 日。

病　史 8 月 14 日月经来潮，量中等，夹血块，色黑，尿痛，下腹闷痛。辰下腰酸疼痛，带下已少，尿痛已瘥，下腹闷痛。

舌　脉 舌黄，脉滑。

辅助检查 尿常规：正常。白带常规：滴虫（－），霉菌（－），清洁度Ⅱ度。

妇科检查 外阴（－），阴道见少量脓性分泌物，宫颈轻糜，宫体（－），双件轻压痛。

治　法 清热利湿，利尿通淋。

处　方
鱼腥草 30g	荠菜 20g	桂枝 4g	茯苓 20g
车前草 15g	金银花 15g	蒲公英 15g	甘草 6g
薏苡仁 20g	车前草 15g	白茅根 10g	黄柏 6g

每日 1 剂，水煎 2 次，早晚饭后分服。连服 7 剂。

服药 1 周后，尿十项正常，尿痛已瘥，下腹闷痛，带下已少，守上方继服 10 剂。

五　诊　2015 年 9 月 27 日。

病　史　尿痛已解，下腹闷痛均瘥，末次月经为 2015 年 9 月 13 日，量减少，腰酸下腹闷坠感。带下已少，质黏稠。

舌　脉　舌薄黄，脉滑。

治　法　补益肝肾，清热理带。

处　方　川黄柏 10g　　土茯苓 15g　　枸杞子 15g　　狗脊 15g
　　　　　桑寄生 15g　　鸡冠花 15g　　车前草 15g　　山茱萸 15g
　　　　　女贞子 15g　　木槿花 15g　　甘草 5 g　　　马齿苋 15g

每日 1 剂，水煎 2 次，早晚饭后分服。连服 10 剂。

六　诊　2015 年 10 月 9 日。

病　史　药后下腹坠闷痛见瘥，带下亦少，神疲腰酸。

舌　脉　舌淡红、苔薄黄，脉滑。

妇科检查　外阴未见异常，阴道见少量分泌物，宫颈轻糜，子宫及附件轻压痛。

治　法　清热解毒，益气止痛。

处　方　党参 15g　　黄芪 15g　　杭白芍 10g　　甘草 5g
　　　　　马齿苋 15g　　金银花 15g　　蒲公英 15g　　台乌药 12g
　　　　　大虎杖 15g　　大血藤 15g　　海螵蛸 15g　　败酱草 15g

每日 1 剂，水煎 2 次，早晚饭后分服。连服 10 剂。

按语　患者摄生不慎，湿热侵袭冲任、胞宫，与气血相搏结，血行不畅，湿热瘀结，下腹疼痛；湿热下注，损伤任带发为带下，量多质稠。方中金银花、连翘、紫花地丁、野菊花、天葵子等清热解毒；苍术、黄柏、薏苡仁清热利湿、止带；小茴香、延胡索、川楝子、香附、砂仁等行气止痛；赤芍、当归、川芎、丹参行气活血调经；胭脂根、鸡冠花、木槿花止带；俟湿热清，气血畅，腹痛瘥，带下减少，终以益气养血，清利湿热善后。

第三章 妊娠病

第一节 妊娠恶阻

病例一

范某，女，32岁，已婚。

初　诊　2013年6月9日。

主　诉　停经55天，恶心呕吐10天，食入即吐1周。

现病史　患者平素月经周期为28～30天，末次月经为2013年4月15日。因停经38天起月经逾期未潮，偶感恶心，无呕吐，自测尿妊娠试验阳性，未求诊。停经55天时恶心呕吐加重，食入即吐，吐出物为胃内容物，量少，日10余次，无腹痛，无腰酸，无阴道出血。口干不喜饮，神疲乏力，溲少，寐安，大便正常。

既往史　素体健康。否认药物、食物过敏史。

月经史　14岁初潮，经期5～6天，周期28～30天，量中等，色鲜红，偶夹血块，无痛经史。

婚育史　25岁结婚，6年前足月剖宫产1子，3年前妊娠50天在外院行人工流产术，配偶及子体健。

辅助检查　B超：宫内早孕，胚芽大小约0.96cm×0.58cm，见原始心管搏动，左卵巢显示不清，右卵巢未见明显异常。肾功能检查、电解质、肝功能检查：正常。随机血糖：4.9mmol/L。

舌　脉　舌质淡红、苔白浊，脉缓滑。

中医诊断　恶阻。

西医诊断　妊娠剧吐。

治　法　健脾和胃，降逆止呕。

处　方　（1）中药。

广木香 6g　　砂仁^后入 6g　　党参 15g　　姜竹茹 15g
黄芪 10g　　姜半夏 10g　　白术 10g　　旋覆花^布包 6g
茯苓 12g　　稻香陈 10g　　甘草 5g　　柿蒂 6g
生姜 2 片

每日 1 剂，水煎 2 次少量频服，连服 4 剂。

（2）针灸：双侧内关、足三里，隔姜灸。

（3）西医补液治疗。

二　诊　2013 年 6 月 12 日。

病　史　患者恶心、呕吐次数减少，呕吐物为胃内容物，量少，无酸腐味，无苦味，无阴道出血，无腹痛，无腰酸，纳可寐安，二便调。

辅助检查　肾功能与电解质检查：肌酐 27.8umol/L，尿酸 86.4umol/L，胱抑素 C 0.53m个/L，钾 3.28mmol/L，氯 110.6mmol/L，余正常。

治　法　西医继续补液治疗以纠正电解质紊乱及对症治疗。
中药守上方，继服 2 剂。

三　诊　2013 年 6 月 14 日。

病　史　经补液及纠正电解质紊乱治疗，今日患者恶心无呕吐，余无不适，纳可寐安，二便调。复查电解质、尿常规亦均正常。

治　法　健脾和胃，降逆止呕。

处　方　（1）中药。

广木香 6g　　砂仁^后入 6g　　党参 15g　　姜竹茹 15g
黄芪 10g　　姜半夏 10g　　白术 10g　　炊荷叶 6g
茯苓 12g　　稻香陈 10g　　枇杷叶 6g　　柿蒂 6g

每日 1 剂，水煎 2 次少量频服，连服 7 剂。

（2）停止补液治疗，改氯化钾缓释片 1g，每日 2 次，口服 3 天，以预防低钾血症。

按语　患者孕后血聚于下以养胎元，冲气偏盛而上逆，胃气虚弱，失于和降，冲气挟胃气上逆而发为恶阻。中药治以健脾和胃、降逆止呕。方中香砂仁六君汤益气健脾；丁香、柿蒂温胃止呕；姜半夏、姜竹茹降逆止呕；黄芪和白芍益气养血，荷叶、枇杷叶醒脾升阳；甘草调和诸药。全方能健脾温胃、降逆止呕，恶阻得愈。并予患者饮食指导，嘱少食多餐，进清淡、易消化且富有营养的食物，忌肥甘厚味及辛辣之品；服药采取少量缓缓呷服之法，以获药力。

病例二

许某。

初　诊　1974年3月16日。

主　诉　早孕40天，纳呆、恶心、呕吐已5天。

病　史　早孕40天，纳呆、恶心、呕吐5天，口干乏味，伴疲倦懈怠，带下偏多。

舌　脉　苔浊，脉细滑。

中医诊断　恶阻。

西医诊断　妊娠反应。

治　法　理气健脾，温胃止呕。

处　方　福参9g　　　云茯苓9g　　　白术6g　　　陈皮3g
　　　　　半夏（煮）6g　竹茹15g　　　干姜3g　　　厚朴花1.5g
　　　　　续断15g　　　杭白芍9g　　　甘草3g　　　丁香5g

每日1剂，水煎2次，早晚饭后分服，服7剂。

二　诊　1974年3月23日

病　史　药后带下减少，呕吐次数亦减，但纳谷仍感不馨，腰背酸楚，泛恶不止，口淡无味。

舌　脉　舌苔浊腻，脉细滑。

治　法　继以益气健脾，温胃止呕。上方去白芍加佛手9g。

每日1剂，水煎2次，早晚饭后分服，频服。诸恙悉除。

按语　此例亦为脾胃虚弱之妊娠恶阻。方以四君子汤合二陈汤益气健脾，和胃止呕，佐以丁香、干姜、佛手、厚朴花温胃祛寒，理气止呕则疗效更加。妊娠脉见滑，但早期妊娠脉多细滑而不显著，中期尺脉浮动（乃手少阴脉动）明显。

病例三

贾某，女，30岁，已婚。

初　诊　2012年11月27日。

主　诉　停经58天，呕吐加剧2天。

现病史　平素月经周期规则，30天1潮，末次月经为2012年10月1日。于停经47天起开始出现呕恶、厌食、嗜睡，停经50天时求诊于外院，行B超检查示宫内早孕。2天前天呕吐加剧，食入即吐，呕苦吞酸，伴头晕、胸胁胀满、口苦便结。

既往史　平素体健，否认药物、食物过敏史。

月经史　13岁初潮，经期规律，30天1周期，经期5天，经量正常，无痛经。

婚育史　25岁结婚，配偶体健，至今未孕。

个人史、家族史　无特殊。

舌　脉　舌红、苔薄黄，脉弦滑。

妇科检查　拒绝。

辅助检查　尿常规：尿酮体（＋），余正常。电解质检查：正常。

中医诊断　恶阻。

西医诊断　妊娠剧吐。

治　法　抑肝和胃，降逆止呕。

处　方　稻香陈10g　　竹茹15g　　半夏12g　　砂仁后入6g
　　　　　白术10g　　　茯苓10g　　干姜3片　　甘草3g
　　　　　黄连4g　　　　瓜蒌子12g　旋覆花6g

每日1剂，浓煎，少量温服、顿服，连服3剂。

嘱患者充分休息，以少量多食清淡食物为宜，禁食油炸、高脂肪食品。

二　诊　2012年11月30日。

病　史　服上药3剂后，呕吐减轻，能少量进食，呕苦吞酸见瘥，大便转润。

处　方　上方续服3剂。

三　诊　2012 年 12 月 3 日。

病　史　恶心呕吐已止，尿酮体检查已转阴性，食纳增加。

舌　脉　舌苔薄黄，脉细滑。

治　法　健脾和胃，理气止呕。

处　方　木香 6g　　砂仁^{后入} 5g　　党参 12g　　白术 9g

　　　　　茯苓 15g　　半夏 12g　　稻香陈 6g　　竹茹 15g

　　　　　甘草 5g　　　大枣 5 枚　　金橘 3g

经善后调治基本痊愈。

> **按语**　此乃素体胃虚加之孕后阴血骤虚，肝气横逆，挟冲气上逆犯胃，胃失和降所致，方中陈皮理气和胃、降逆止呕，合竹茹清热安中共为君；党参、白术、茯苓健脾益气；佐以半夏、砂仁、旋覆花、柿蒂降逆止呕；干姜合黄连抑肝清热；金橘、大枣健脾理气止呕；瓜蒌子润肠通便；甘草调和诸药。诸药共奏抑肝理气和胃、降逆止呕之佳效。

病例四

林某，25 岁，已婚。

初　诊　1972 年 4 月 15 日。

病　史　结婚半年，末次月经 1972 年 3 月 1 日。停经 45 天，近日恶心呕吐，纳呆胸闷，恶风，时时喷嚏，背部酸楚，昨日鼻衄。B 超检查示宫内早孕。

舌　脉　舌苔薄白，脉浮滑。

中医诊断　妊娠恶阻。

西医诊断　妊娠反应。

治　法　疏风和胃，化痰止呕。

处　方　紫苏梗 4.5g　　厚朴 3g　　茯苓 9g　　半夏 6g

　　　　　白术 9g　　　柿蒂 3 枚　甘草 5g　　木槿花 9g

　　　　　丝瓜络 5g　　荷叶 6g　　稻香陈 6g　花蕊石 6g

每日 1 剂，水煎 2 次，早晚饭后分服。连服 5 剂。

二　诊　1972 年 4 月 15 日。

病　史　药后鼻衄已止，恶心呕吐次数减少，纳呆胸闷、恶风已瘥，鼻衄已止，偶见喷嚏。

舌　脉　舌苔薄白，脉浮滑。

治　法　疏风和胃，理气止呕。

处　方　紫苏梗 4.5g　　厚朴 3g　　　茯苓 9g　　　半夏 9g
　　　　　白术 9g　　　　柿蒂 3 枚　　蝉蜕 3g　　　生姜 5g
　　　　　甘草 5g　　　　荷叶 6g　　　稻香陈 6g　　砂仁^{后入} 5g

每日 1 剂，水煎 2 次，早晚饭后分服。连服 3 剂。

三　诊　1972 年 4 月 20 日。

病　史　恶风喷嚏已瘥，恶心呕吐见好。唯纳谷不馨，胸闷呕恶。

舌　脉　舌苔薄白，脉滑。

治　法　健脾和胃，化痰止呕。

处　方　紫苏梗 4.5g　　厚朴花 4.5g　茯苓 9g　　　半夏（煮）6g
　　　　　竹茹 9g　　　　福参 9g　　　山药 12g　　　白术 9g
　　　　　炙甘草 5g　　　砂仁^{后入} 4.5g　稻香陈 6g　生姜 5g

每日 1 剂，水煎 2 次，早晚饭后分服。连服 5 剂。

按语　恶阻四例分属脾胃虚弱型、肝胃不和型、痰湿阻滞型。按各型辨证施治，或健脾理气，或抑肝和胃，或健脾化痰，再佐以降逆止呕。治法虽殊，然同获良效。

第二节　妊娠腹痛

病例一

王某。

初　诊　1973 年 5 月 26 日。

主　诉　停经 42 天，右侧少腹闷痛 3 天。

病　史　停经 42 天，末次月经 1973 年 4 月 14 日。右侧少腹闷痛 3 天，泛恶口淡。B 超检查示宫内早孕。

舌　脉　舌苔薄而浊，脉细滑。

中医诊断 妊娠腹痛。

西医诊断 先兆流产。

治　法 理气止痛，和胃安胎。

处　方 　紫苏梗 6g　　川厚朴 4.5g　　茯苓 9g　　半夏 9g
　　　　　　白芍 6g　　　吴茱萸 3g　　　枯黄芩 3g　毛柴胡 3g
　　　　　　乌药 9g　　　陈皮 4.5g　　　白术 10g　　甘草 5g

每日 1 剂，水煎 2 次，早晚饭后分服。连服 3 剂。

二　诊 1973 年 5 月 30 日

病　史 腰酸，呕恶，右少腹疼痛。

舌　脉 舌苔薄而浊，脉细滑。

治　法 补肾安胎，和胃止呕。

处　方 　紫苏梗 4.5g　　续断 9g　　　杜仲 10g　　厚朴花 1.5g
　　　　　　炙甘草 1.5g　　白芍 6g　　　川楝子 9g　　白术 9g
　　　　　　竹茹 9g　　　　枯黄芩 1.5g　陈皮 5g　　　半夏 9g

每日 1 剂，水煎 2 次，早晚饭后分服。连服 5 剂。

三　诊 药后腹痛见瘥。仍守上方化裁，服 7 剂而愈。

病例二

游某，女，25 岁。

初　诊 2013 年 4 月 24 日。

主　诉 停经 71 天，阴道出血伴下腹闷痛 3 天。

现病史 平素月经周期为 30～35 天，末次月经为 2013 年 2 月 12 日，停经 46 天时自测尿妊娠试验阳性，就诊福建医科大学附属福州市第一医院查 B 超示：宫内环形无回声，宫内早孕可能性大，（宫内无回声大小约 0.6cm×0.5cm，未见卵黄囊）；右附件区无回声区（卵巢囊肿）。β-HCG 18623mIU/mL。P 32.10ng/mL"。予地屈孕酮 10mg，每日 2 次，口服以预防性保胎。

停经 50 天时转诊我科，门诊查 β-HCG 35018mIU/mL。P 27.03ng/mL。因患者既往有不良妊娠史，嘱其上药续服。停经 54 天 B 超检查示：早孕（胚芽长约 0.44cm，见心管闪动）。自服上药。3 天前无明显诱因出现阴道少量出血，暗褐色，无血块，擦拭即净，伴下腹闷痛，未求诊。今因阴道出血未止，时感下腹闷痛，来院就诊。辰下：精神紧张，阴道少量出血，暗褐色，无血块，擦拭即净，下腹闷痛，纳可寐安，二便调。

既往史 素体健康。否认药物及食物过敏史。

月经史 12岁初潮，经期5~7天，周期为30~35天，量中，色红，偶有血块，无痛经史，末次月经为2013年2月12日。平素带下正常。

婚育史 23岁结婚，0-0-1-0。曾于2011年5月停经60天左右时胚胎停止发育，在外院行清宫术。配偶体健。

家族史、个人史 无特殊。

舌　脉 舌淡红、苔薄黄，脉细滑，两尺脉弱。

妇科检查 外阴：发育正常，阴毛呈女性分布，已婚未产式。阴道：通畅，见少量白色分泌物，无异味。宫颈：轻糜，着色、宫颈口见一肉样赘生物，大小约1.0cm×1.0cm×0.5cm，质软，灰白色与暗褐色相兼，触之易出血。双合诊未检。

辅助检查 （2017年4月7日）B超示：早孕（胚芽长约0.44cm，见心管闪动）。

中医诊断 胎动不安；妊娠腹痛。

西医诊断 先兆流产；宫颈赘生物性质待查；慢性宫颈炎。

治　法 健脾补肾，固妊安胎。

处　方 （1）中药。

党参15g	白术6g	菟丝子15g	续断15g
女贞子15g	苎麻根20g	墨旱莲15g	砂仁^{后入}5g
炙甘草5g	杭白芍12g	山茱萸10g	

每日1剂，水煎2次，早晚饭后分服。连服3剂。

（2）西药：地屈孕酮10mg，每日2次，连服3天。

二　诊 2013年4月27日患者反复阴道出血，不排除与宫颈赘生物引起的出血有关，其性质待查，今日即行宫颈赘生物摘除术，并将摘除后标本送病理检查以明确性质。已将术中、术后可能出现的情况详细告知患者及其家属，其表示理解，同意手术，签字为证。

三　诊　2013年4月28日。

病　史　患者诉无阴道出血，无腹痛，偶感腰酸，纳可寐安，二便调。患者目前停经78天，阴道出血已止。

舌　脉　舌淡红、苔薄微黄，脉细滑，两尺脉弱。

辅助检查　P 25.31ng/mL。β-HCG 170073mIU/mL。E2 3072pg/mL。

治　法　继续以补肾健脾，固妊安胎。

处　方　党参15g　　黄芪15g　　白术6g　　黄芩6g
菟丝子15g　续断15g　　甘草5g　　白芍10g
苎麻根25g　墨旱莲15g　杜仲15g　砂仁^{后入}5g

每日1剂，水煎2次，早晚饭后分服。连服5剂。

四　诊　2013年5月2日。

病　史　妊娠70天，无腹痛，无腰酸，纳可寐安，二便调。

舌　脉　舌淡红、苔薄微黄，脉细滑。

辅助检查　病理报告示（宫颈）蜕膜样型息肉伴糜烂。

处　方　中药守上方×5剂，续服以巩固疗效。

五　诊　2013年5月7日。

病　史　患者无不适。

辅助检查　妇科彩超：宫内早孕，胚芽长约3.2cm，见原始心管搏动，双附件区未见明显异常声像。

处　方　中药守上方续服7剂，善后调理。

按语　四诊合参，本病属中医妇科学"胎动不安"范畴。中医认为胎孕之形成有赖于先天的肾气，而长养胎儿有赖母体后天脾胃化生的气血所滋养。患者素体脾肾虚弱，脾虚则生化之源匮乏，阴血不足以养胎，肾虚则冲任不固，不能固摄胎元，衍生本证。中药治以健脾补肾、固任安胎，方用本院特色处方孙氏安胎饮加减，方中党参、黄芩、白术健脾益气以载胎养胎；菟丝子、杜仲、续断以补肾安胎；苎麻根、墨旱莲、山茱萸止血固妊安胎；砂仁以理气和胃，使之补而不滞；白芍养血止痛；黄芩合白术乃"安胎圣药"；甘草调和诸药。此例患者阴道反复出血可能与宫颈息肉有关，故先兆流产病人，行妇科检查非常有必要。

第三节　妊娠感冒

病例一

万某，32岁。

初　诊　1975年8月20日。

主　诉　妊娠9个月，轻度寒热、鼻塞，热饮欲呕。

病　史　妊娠9个月，轻度寒热、鼻塞，热饮欲呕，冷饮则打嗝，下肢浮肿，腱反射（-），尿赤，腰酸。

舌　脉　舌质红、苔白燥，脉浮左弦。

中医诊断　妊娠感冒。

西医诊断　妊娠感冒。

治　法　宣解风邪，清暑化湿。

处　方　紫苏叶6g　　佩兰叶9g　　荷叶9g　　连翘9g
　　　　　扁豆花5g　　白芷3g　　　苎麻根15g　蝉蜕10个
　　　　　化橘红4.5g　赤小豆20g　　半夏（煮）6g　荷梗6g

每日1剂，水煎2次，早晚饭后分服。连服5剂寒热即解。
（因荷叶性燥，故用梗不用叶）

病例二

林某，女，已婚。

初　诊　1973年6月30日。

主　诉　早孕，低热1周，初起憎寒，头重。

病　史　早孕，低热1周，初起憎寒，头重，便溏。

舌　脉　舌淡、苔浊，脉浮滑。

中医诊断　妊娠感冒。

西医诊断　妊娠感冒。

治　法　疏风解表，芳香化湿。

处　方　藿香6g　　　防风5g　　　苍术9g　　白术9g
　　　　　川厚朴5g　　茯苓10g　　　白芍1.5g　葛花9g

連翹 9g　　　半夏（煮）6g　　　甘草 2g　　　佩兰 6g

白芷 5g

每日 1 剂，水煎 2 次，早晚饭后分服。连服 5 剂。

二　　诊　1973 年 6 月 7 日。

病　　史　低热已退，唯恶心，腰酸，大便溏滑，每日 3 次。

舌　　脉　舌淡、苔浊，脉滑。

治　　法　健脾理气，利湿止泻。

处　　方　木香 4.5g　　砂仁^{后入}3g　　川黄连 3g　　苍术 9g

白术 9g　　　陈皮 4.5g　　防风 9g　　　半夏 9g

厚朴花 6g　　野麻草 10g　茯苓 10g　　甘草 5g

每日 1 剂，水煎 2 次，早晚饭后分服。连服 5 剂。

三　　诊

病　　史　药后，便溏腹胀，肠鸣消瘦。

舌　　脉　舌淡、苔浊，脉滑。

治　　法　以理气健脾止泻善后。

处　　方　木香 4.5g　　砂仁^{后入}3g　　茯苓 9g　　　半夏 6g

陈皮 3g　　　党参 9g　　　川黄连 3g　　干姜 3g

佛手 9g　　　甘草 3g　　　白术 15g　　　豆蔻 6g

每日 1 剂，水煎 2 次，早晚饭后分服。连服 6 剂。

病例三

陈某，女，已婚。

初　　诊　1972 年 5 月 18 日。

主　　诉　停经 58 天，阴道出血，傍晚发热，微恶风寒，伴腰酸。

病　　史　末次月经为 1972 年 3 月 20 日，B 超检查示宫内早孕。现右下腹部微痛不适，腰酸，阴道出血量极少。傍晚发热，微恶风寒，呕吐清涎，食少，咽红。

舌　　脉　舌质红苔黄、舌中无苔，脉数。

中医诊断　妊娠感冒；胎漏。

西医诊断　妊娠感冒；先兆流产。

治　法　宣解风邪，佐以安胎。

处　方　薄荷 6g　　　桑叶 9g　　　连翘 9g　　　桔梗 4.5g

荷叶 9g　　　续断 15g　　　杜仲 9g　　　淮山药 15g

西葡萄 15g　　紫苏叶 9g　　黄芩炭 6g　　白术 10g

每日 1 剂，水煎 2 次，早晚饭后分服。连服 5 剂。

西药：黄体酮 20mg，肌内注射，每日 1 次。

二　诊　1972 年 6 月 5 日。

病　史　妊娠 75 天，头晕便秘，心慌恶寒。

舌　脉　舌苔干，脉数（每分钟 106 次）。

嘱薄荷 4.5 克、鸡胵花 5 朵。开水冲服，频服即可。

病例四

某某，女，已婚。

初　诊　1975 年 8 月 20 日。

主　诉　妊娠 3 个月，发热咳嗽，下腹痛，阴道少许出血。

病　史　妊娠 3 个月，发热咳嗽，下腹痛，阴道少许出血。

舌　脉　舌薄，脉滑数。

中医诊断　妊娠感冒；胎漏。

西医诊断　妊娠感冒；先兆流产。

治　法　疏风解表，安胎止血。

处　方　紫苏梗 4.5g　　葛花 9g　　　半夏 6g　　　白芷 3g

稻香陈 3g　　枇杷叶（络）9g　莲子 12g　　地榆 12g

何首乌末 9g　　薄荷 3g　　　淡豆豉 5g

每日 1 剂，水煎 2 次，早晚饭后分服。连服 2 剂。

二　诊　药后腹痛止，尚有低热，阴道尚有少许血性分泌物。

舌　脉　同上。

治　法　疏风解表，安胎止血。

处　方　钩藤 3g　　　地榆 15g　　　葛花 9g　　　白苎麻根 12g

黄芩 9g　　续断 9g　　杭白芍 6g　　紫苏梗 4.5g
前胡 4.5g　　甘草 3g　　砂仁^{后入} 4.5g

每日 1 剂，水煎 2 次，早晚饭后分服。连服 2 剂。

三　诊　药后腹痛止，但阴道内尚有少许淡红色分泌物，口干。
舌　脉　同上。
处　方　续断 9g　　黄芩 9g　　地榆 15g　　钩藤 3g
半夏 6g　　杭白芍 6g　　天花粉 20g　　杜仲 9g
墨旱莲 10g　　竹茹 10g

善后调理。

病例五

某某，女，已婚。

初　诊　1974 年 3 月 17 日。
主　诉　停经 2 个月，近日发热，咳嗽。
病　史　停经 2 个月，近日发热，咳嗽，恶心呕吐，胃脘闷痛。B 超检查子宫内早孕。
舌　脉　舌薄，脉滑。
中医诊断　妊娠感冒；妊娠恶阻。
西医诊断　妊娠感冒；妊娠反应。
治　法　疏风清热，和胃止痛。
处　方　葛花 6g　　连翘 6g　　半夏（煮）6g　　薄荷 2g
盐陈皮 3g　　吴茱萸 3g　　小茴香 9g　　川楝子 9g
黄芩 9g　　白苎麻根 15g　　紫苏梗 4.5g

每日 1 剂，水煎 2 次，早晚饭后分服。连服 5 剂。

病例六

张某，女，已婚。

初　诊　1975 年 9 月 23 日。
主　诉　妊娠 8 个月，发热、咳嗽、喘促 1 个月。
病　史　妊娠 8 个月，发热、咳嗽、喘促 1 个月，夜间尤甚，痰黄，肺部有湿性啰音。

舌　脉　舌薄浊，脉滑。

中医诊断　妊娠咳嗽。

西医诊断　妊娠咳嗽。

治　法　止咳平喘，清热化痰。

处　方　芥子 3g　　　生麻黄 3g　　　苏子 6g　　　桔梗 4.5g
　　　　　陈皮 3g　　　浮海石 15g　　　甘草 3g　　　鱼腥草 30g

每日 1 剂，水煎 2 次，早晚饭后分服。连服 5 剂。

二　诊　药后喘平、热退，惟咽干舌绛，痰黄。

治　法　止咳平喘，清肺化痰。

舌　脉　舌薄浊，脉滑。

处　方　远志 3g　　　盐陈皮 3g　　　浮海石 15g　　　甘草 3g
　　　　　紫菀 9g　　　半夏 6g　　　鱼腥草 30g　　　竹茹 9g

每日 1 剂，水煎 2 次，早晚饭后分服。连服 5 剂。

三　诊　药后痰色转白，但尚有少许咳嗽。

舌　脉　舌薄浊，脉滑。

治　法　肃肺止咳，清热化痰。

处　方　紫菀 9g　　　桑白皮 9g　　　甘草 3g　　　薄荷 2g
　　　　　天竺黄 6g

善后调理。

第四节　妊娠静脉曲张

陈某，已婚。

初　诊　1972 年 5 月 18 日。

主　诉　妊娠 5 个月，下肢拘挛疼痛 7 天。

病　史　妊娠 5 个月，下肢静脉曲张作痛 7 天。刻下清涎较多，味觉差，下肢酸楚，静脉曲张作痛，尿少赤痛。

既往史　足月妊娠 2 胎，流产 2 胎。

舌　脉　舌质红，脉弦滑。
中医诊断　妊娠筋挛。
西医诊断　妊娠静脉曲张。
治　法　清热凉血，拘挛缓急。
处　方　黄芩 9g　　黑豆 30g　　白芍 15g　　秦艽 9g
　　　　续断 9g　　淮山药 9g　　忍冬藤 30g　　陈皮 3g
　　　　栀子 9g

每日 1 剂，水煎 2 次，早晚饭后分服，频服。
多服可缓和静脉曲张疼痛。

第五节　妊娠疟疾

林某，26 岁，已婚。
初　诊　1974 年 5 月 18 日。
病　史　怀孕 3 个月（末次月经 1974 年 2 月 18 日），间日寒热往来 18 次，今日午后热重，汗出当解，无腹痛、腰酸，呕吐，神疲。
舌　脉　舌淡黄，脉滑数。
中医诊断　妊娠疟疾（此为间日疟，邪在少阳、膜原之间）。
西医诊断　妊娠疟疾。
治　法　和解清疟。
处　方　（1）中药：

　　　　柴胡 4.5g　　枯黄芩 6g　　半夏（煮）6g　　苎麻根 15g
　　　　煨草果 4.5g　　党参 10g　　紫苏梗 4.5g　　陈皮 3g
　　　　杨桃花 9g　　秦艽 9g　　续断 9g　　厚朴花 6g

每日 1 剂，水煎 2 次，早晚饭后分服，频服。
阿的平 0.1 克，每日 3 次。

二　诊　1974 年 5 月 25 日。
病　史　寒热往来数次已少，呕吐痰涎。
处　方　照上方去苎麻根、秦艽加半夏、川贝母、乌梅。

每日 1 剂，水煎 2 次，早晚饭后分服，频服。

三　诊　1974 年 5 月 30 日。
病　史　寒热往来次数减少。
处　方　上方续服 7 剂。

四　诊　1974 年 6 月 10 日。
病　史　药后疟止，但不稳定，食少口淡。本日又见寒热往来。当防疟疾再作。
治　法　健脾理气，和解清疟。
处　方　当归 9g　　　福参 15g　　　白术 9g　　　炙甘草 3g
　　　　　盐陈皮 1.5g　半夏（煮）9g　莲子（去心）15g　厚朴花 6g
每日 1 剂，水煎 2 次，早晚饭后分服，频服。

第六节　子烦

李某

初　诊　1974 年 3 月 16 日。
主　诉　妊娠 2 个月，常感心窝烦热。
病　史　妊娠 2 个月，常感心窝烦热，时有气冲，夜不安寐，微有气促，偶见心悸，喜呕，头痛。
舌　脉　苔薄白，脉弦滑。
诊　断　子烦。
治　法　清热除烦，平肝和胃。
处　方　淡豆豉 1.5g　生栀子 1.5g　茯苓 9g　　　半夏 6g
　　　　　李根皮 6g　　薤白 6g　　　钩藤 9g　　　秦艽 9g
　　　　　赤豆 24g　　　竹茹 9g　　　淮山药 12g
每日 1 剂，水煎 2 次，早晚饭后分服，连服 5 剂。

二　诊　心中懊憹、心窝烦热已瘥，夜寐欠安。

处　方　照上方继服 5 剂。每日 1 剂，水煎 2 次，早晚饭后分服。

三　诊　药后烦热瘥、夜寐安。
处　方　上方去栀子、淡豆豉、薤白，加黄芩 10g，白芍 10g。
每日 1 剂，水煎 2 次，早晚饭后分服。服 5 剂善后。

第七节　妊娠身痒

黄某。
初　诊　1976 年 5 月 22 日。
主　诉　妊娠 6 个月，两腿及皮肤瘙痒，已历月余。
病　史　妊娠 6 个月，两腿及皮肤瘙痒，自下而上，已历月余，烦躁，心动悸，夜卧不安，胎动正常。
舌　脉　舌质红，苔薄脉数（每分钟 110 次）。
中医诊断　妊娠身痒。
西医诊断　妊娠皮肤瘙痒。
治　法　清热利湿，除烦止痒。
处　方　蒺藜 15g　　枯黄芩 9g　　金银花 15g　　生地黄 18g
　　　　　白鲜皮 10g　连翘心 9g　　薏苡仁 10g　　大青叶 9g
　　　　　紫苏梗 2.4g　甘草 3g　　　酸枣仁 9g　　赤小豆 30g
每日 1 剂，水煎 2 次，早晚饭后分，服 7 剂。
苍耳膏口服，或苍耳子整株煎汤外洗。

二　诊　皮肤瘙痒见瘥。
处　方　照上方服 7 剂，后未再诊。

第八节　妊娠头痛

杨某。

初　诊　1975 年 5 月 17 日。

主　诉　妊娠 5 个月，后头痛 10 天。

病　史　末次月经为 1974 年 12 月 1 日，妊娠 5 个月，后头痛 10 天，憎寒食少，恶心心悸，大便干燥，尿短赤。

舌　脉　舌质红、苔黄燥，脉弦滑缓。

中医诊断　妊娠头痛。

西医诊断　妊娠头痛。

治　法　疏肝平肝，清热宁心。

处　方　枯芩 6g　　　白芍 6g　　　黑豆 30g　　　苎麻根 15g

　　　　　紫苏梗 5g　　朴花 4.5g　　酸枣仁 12g　　甘草 5g

　　　　　蔓荆子 6g　　远志 3g

每日 1 剂，水煎 2 次，早晚饭后分服，连服 7 剂。

第九节　子淋

李某。

初　诊　1973 年 6 月 8 日。

主　诉　妊娠 4 个多月，尿频尿急 5 天。

病　史　妊娠 4 个多月，前天起小便色红少许，现腰酸，尿频、痛，5 月 28 日行阑尾手术后感少腹痛。

舌　脉　苔薄白滑，脉略滑。

中医诊断　子淋。

西医诊断　妊娠合并泌尿系统感染。

治　法　清利下焦，理气通淋。

处　方　黄柏 9g　　　枯黄芩 6g　　陈皮 3g　　　川楝子 9g

　　　　　白芍 6g　　　茯苓 12g　　　黑栀子 9g　　当归 3g

　　　　　甘草梢 3g　　苎麻根 30g　　草河车 15g　　车前草 10g

每日 1 剂，水煎 2 次，早晚饭后分服，连服 7 剂。

二　诊　尿频、尿急见瘥。

处　方　守上方去当归,加荠菜 15g。继服 7 剂,后未再诊。

第十节　子痫

吴某,34 岁。

初　诊　1971 年 6 月 15 日。

主　诉　妊娠 7 个月,手足痉挛,心悸气促 3 天。

病　史　妊娠 7 个月,3 个月前曾发生一次手足痉挛,伴气促心悸,经治疗已愈。半个月前上述症状复发,曾住福建省妇幼保健院治疗。现心悸气促、神疲、夜寐多梦,咽干口燥,饥不欲食,胎动较甚,二便尚可。

舌　脉　舌质红、苔黄,脉滑数。

中医诊断　子痫(胎火旺盛、肝热内炽、冲气上逆)。

西医诊断　妊娠高血压综合征。

治　法　清火固胎,平肝降冲。

处　方　枯黄芩 6g　　白芍 6g　　莲子 24g　　金银花 18g
　　　　　黑豆 18g　　李根皮 9g　　玄参 9g　　钩藤 9g
　　　　　苎麻根 9g　　远志 3g　　甘草 3g

每日 1 剂,水煎 2 次,早晚饭后分服。连服 3 剂。

二　诊　心悸气促减轻,手足痉挛未再发作,夜能安寐,然胎动仍频。

舌　脉　舌薄黄,脉弦滑。

治　法　清热平肝、安胎顺气。

处　方　枯黄芩 6g　　白芍 6g　　金银花 9g　　黑豆 15g
　　　　　李根皮 9g　　玄参 12g　　钩藤 9g　　龙胆草 4.5g
　　　　　远志 4.5g　　地龙干 12g　　甘草 4.5g

每日 1 剂,水煎 2 次,早晚饭后分服。连服 5 剂。

建议西医检查治疗。

第十一节 子肿

病例一

苏某，30岁。

初　诊　1972年5月4日。

主　诉　妊娠7个月，面目四肢浮肿已3周。

病　史　妊娠7个月，面目四肢浮肿已3周，恶风咳嗽，肩胛酸楚，呼吸欠利，腰痛，小溲不利，大便溏滑，每日1～2次。尿十项检查均正常，血压130/100mmHg。

舌　脉　舌薄白，脉缓弱，时有不齐。

中医诊断　子肿。

西医诊断　妊娠高血压综合征。

治　法　疏风宣肺，利水消肿。

处　方　紫苏4.5g　　厚朴4.5g　　茯苓皮18g　　半夏4.5g
　　　　　　泽泻9g　　　萆薢12g　　 桂枝4g　　　 赤小豆30g
　　　　　　猪苓9g　　　桔梗4.5g　　桑白皮6g　　 葛花6g

每日1剂，水煎2次，早晚饭后分服。连服3剂。

二　诊　药后恶风咳嗽已罢，肩胛酸痛亦解，面目四肢浮肿稍减。仍感腰痛，小溲欠畅，大便溏滑，每日一次。

舌　脉　脉濡弱，偶有不济。

治　法　健脾补肾，利水消肿。

处　方　炊福参15g　　漂白术9g　　云茯苓9g　　泽泻9g
　　　　　　川萆薢12g　　甘草梢6g　　赤小豆30g　 猪苓9g
　　　　　　菟丝子12g　　淮山药4.5g　化橘红3g　　黄芪9g

每日1剂，水煎2次，早晚饭后分服。连服5剂。

三　诊　浮肿渐消，大便正常，食欲增进。照上方去紫苏，加建莲子12g。再服5剂，诸证消失。

按语 患者妊娠7个月,血压增高,属妊娠高血压综合征。且患者素体肾虚,孕后肾气益虚,再受风湿之邪外袭,内舍于肺,肺失宣降,故恶风咳嗽、呼吸欠利;水道不通,风遏水阻,泛溢肌肤,则发为水肿。厚朴、紫苏、茯苓、半夏乃四七汤,合葛花、桔梗疏风宣肺,理气渗湿;桑白皮、化橘红、茯苓皮理气消肿,泽泻、萆薢、猪苓、赤小豆等渗湿利水。终用四君子汤加黄芪、菟丝子、淮山药以固本。诸药合用,功效明显。

病例二

赵某,32岁,已婚。

初　诊　1973年4月12日。

主　诉　妊娠5个月,双下肢浮肿。

病　史　妊娠5个月,双下肢浮肿,按之窅指,食少纳呆。尿常规检查正常。

舌　脉　舌浊,脉濡。

中医诊断　子肿。

西医诊断　妊娠水肿。

治　法　健脾理气,利水消肿。

处　方　白术6g　　　川厚朴4.5g　　茯苓皮15g　　泽泻9g

　　　　　赤小豆30g　　萆薢9g　　　　油麻槁30g　　煮半夏6g

　　　　　甘草3g　　　黄芪10g　　　　鸡内金3具　　稆豆根15g

每日1剂,水煎2次,早晚饭后分服。连服5剂。

二　诊　药后,浮肿稍瘥,食欲不振。

舌　脉　舌浊见退,脉濡。

治　法　健脾益气、营运中焦,佐以利水消肿。

处　方　炊福参15g　　漂白术9g　　　茯苓皮15g　　生黄芪10g

　　　　　赤小豆30g　　油麻槁30g　　　甘草梢3g　　稆豆根15g

　　　　　化橘红10g　　鸡内金2具　　　光泽泻6g

每日1剂,水煎2次,早晚饭后分服。连服7剂。

病例三

林某,35岁。

初　诊　1972 年 3 月 12 日。

主　诉　妊娠 5 个月，面目四肢浮肿 10 余天。

病　史　妊娠 5 个月，面目四肢浮肿 10 余天，脘腹胀闷，恶风畏寒，鼻塞流涕，偶感腰背酸楚。

舌　脉　舌白浊，脉浮滑。

中医诊断　子肿。

西医诊断　妊娠高血压综合征。

治　法　疏风解表，利水消肿。

处　方　防风 4.5g　　蝉蜕 2g　　川厚朴 4.5g　　油麻槁 30g
　　　　　赤小豆 30g　　白术 9g　　桑寄生 9g　　　大腹皮 10g
　　　　　茯苓 9g　　　桔梗 4.5g　　紫苏叶 6g

每日 1 剂，水煎 2 次，早晚饭后分服。连服 5 剂。

二　诊　药后，浮肿稍瘥，恶风畏寒，鼻塞流涕减轻。

舌　脉　舌白浊，脉滑。

治　法　健脾补肾，利水消肿。

处　方　赤小豆 30g　　白术 9g　　桑寄生 9g　　大腹皮 10g
　　　　　茯苓 9g　　　桔梗 4.5 g　菟丝子 12g　　炊福参 15g

每日 1 剂，水煎 2 次，早晚饭后分服。连服 7 剂。

第十二节　胎漏、胎动不安

病例一

许某。

初　诊　1976 年 5 月 30 日。

主　诉　停经 79 天，阴道流血 2 天。

病　史　停经 79 天（末次月经 1976 年 3 月 11 日），自觉恶心、头晕、欲呕、口干。曾求治于某医，予以温性补药多剂。药后腰酸、阴道流血 2 天，伴下腹隐痛，大便干结。B 超检查提示宫内早孕。

既往史 足月产一胎，有流产史。

舌　脉 舌淡黄，脉细滑。

中医诊断 胎漏。

西医诊断 先兆流产。

治　法 凉血清热，理气安胎。

处　方　续断 15g　　枯黄芩 6g　　黑豆 60g　　白术 10g
　　　　　陈皮 3g　　 白芍 6g　　 莲房 10g　　紫苏梗 1.5g
　　　　　苎麻根 12g　砂仁^后入 4g　甘草 3g

每日 1 剂，水煎 2 次，早晚饭后分服。连服 3 剂。
嘱注意观察阴道出血情况。

二　诊 1976 年 6 月 3 日。

病　史 药后阴道出血减少，但仍感腰酸，下腹坠痛，口干口淡，大便干结。

舌　脉 舌淡黄，脉细滑。

治　法 凉血清热，益气安胎。

处　方　续断 15g　　党参 10g　　菟丝子 12g　苎麻根 10g
　　　　　地榆 15g　　莲房 10g　　柏子仁 15g　砂仁^后入 4.5g
　　　　　白芍 6g　　 甘草 5g　　 鲜竹茹 10g　黄芩 9g

每日 1 剂，水煎 2 次，早晚饭后分服。连服 7 剂。

三　诊 1976 年 6 月 12 日。

病　史 妊娠 3 个月，腰酸、腹痛均愈，B 超检查提示符合正常妊娠。

按语 此方孕至五六月皆可服用，临产用之，可望顺产。如便秘，可服蜂蜜、黑芝麻、柏子仁以润下通便，切不可妄行攻下。

病例二

卓某。

初　诊 1975 年 6 月 8 日。

主　诉 妊娠 3 个月，近日漏下淡红，伴腰酸腰痛。

病　史 妊娠 3 个月（末次月经 1975 年 3 月 8 日），每隔二、三天即腰酸腰痛，近日漏下淡红及黄水，呕吐，头晕目眩，两侧太阳穴痛，食少，低热，大便秘结，睡则多梦，大汗，耳鸣，口苦。

舌　脉　苔滑厚，脉弦。

中医诊断　胎动不安。

西医诊断　先兆流产。

治　法　平肝清热，安胎止血。

处　方　瓜蒌子 24g　　火麻仁 30g　　柏子仁 24g　　冬瓜仁 15g
　　　　枯黄芩 10g　　杭白芍 6g　　　大乌豆 30g　　桑白皮 12g
　　　　砂仁^{后入} 3g　　玄参 15g　　　续断 15g　　　苎麻根 30g

每日 1 剂，水煎 2 次，早晚饭后分服。连服 7 剂。

按语　胎孕 3 个月，气分多滞，滞则生热，热郁于肝故令头痛眩晕，呕吐；热扰冲任、胞宫则胎漏、胎动不安；热侵淫于肠，则大便干结。法取平肝清热、安胎止血。枯黄芩、白芍、玄参、黑豆平肝清热，凉血安胎；火麻仁、冬瓜仁、柏子仁、瓜蒌子润肠通便，平肝宁心，热随便去而胎安；桑白皮泻肺气以助通便，盖肺与大肠相表里也；川断、砂仁固肾安胎。诸药合用则胎火平，胎元安。

病例三

林某，27 岁。

初　诊　1973 年 5 月 22 日。

主　诉　妊娠 3 个月，阴道漏红，量少色红。

病　史　妊娠已 3 个月，末次月经 1973 年 2 月 18 日。因劳累后感腰酸、腹部不舒，阴道漏红，量少色红，伴失眠多梦，咽干，食欲欠佳，神疲乏力。

舌　脉　舌淡黄，脉细。

中医诊断　胎漏。

西医诊断　先兆流产。

治　法　补肾安神，清热安胎。

处　方　党参 15g　　白术 9g　　　酸枣仁 9g　　续断 15g
　　　　远志 3g　　　玄参 15g　　生地黄 18g　　杜仲 9g
　　　　菟丝子 9g　　茯神 12g　　白芍 15g　　　黄芩 9g

每日 1 剂，水煎 2 次，早晚饭后分服。连服 7 剂。

二　诊　1973 年 5 月 22 日。

病　史　服药后，阴道漏红已止，睡眠改善。

处　方　守上方继服 7 剂以调理善后。

> **按语**　患者妊娠 3 个月，因劳累而损伤肾气，故见腰酸、纳欠、神疲、阴道漏红；胎孕 3 月，胎火渐旺，故见失眠多梦、咽干。方以党参、白术益气安胎；千金保孕丸之杜仲、续断、菟丝子补肾安胎；芍药、生地黄、玄参、黄芩养阴清热、安胎止痛；佐以茯神、酸枣仁、远志宁心安神，寐佳而胎自安。

病例四

某某。

初　诊　1975 年 6 月 5 日。

主　诉　妊娠 4 个月，阴道漏红 5 天。

病　史　妊娠 4 个月，末次月经 1975 年 2 月 5 日。见阴道漏红，时感腰酸、失眠。

舌　脉　舌淡黄，脉细。

中医诊断　胎漏。

西医诊断　先兆流产。

治　法　滋肾清热，安胎止血。

处　方

玄参 15g	黄芩 6g	白芍 6g	续断 15g
川楝子 9g	白术 6g	党参 15g	远志 3g
生地黄 24g	苎麻根 60g	菟丝子 9g	酸枣仁 9g

每日 1 剂，水煎 2 次，早晚饭后分服。连服 7 剂。

二　诊　阴道出血稍减，腰酸稍瘥，以上方连服 5 剂。以巩固疗效。

注意：便秘者禁用白术。

病例五

谢某。

初　诊　1975 年 8 月 6 日。

主　诉　阴道出血 10 天。

病　　史　停经 40 天（末次月经 1975 年 6 月 26 日），阴道出血 10 天，量少，色鲜红，偶感腰酸，心悸胸闷。尿妊娠试验阳性。

舌　　脉　舌淡黄，脉滑细。

中医诊断　胎漏。

西医诊断　先兆流产。

治　　法　补肾宁心，止血安胎。

处　　方　枯黄芩 6g　　白术 4.5g　　苎麻根 9g　　龙骨 12g
　　　　　　牡蛎 12g　　　薤白 9g　　　续断 9g　　　金樱子 30g
　　　　　　芡实 15g　　　地榆 15g　　 侧柏叶 12g　 乌梅 5 枚
　　　　　　莲房 9g

每日 1 剂，水煎 2 次，早晚饭后分服。连服 5 剂。

二　　诊　1975 年 8 月 13 日。

病　　史　阴道出血未减，腰背酸楚，心悸胸闷见瘥。

舌　　脉　舌淡黄，脉细滑。

治　　法　补肾固妊，止血安胎。

处　　方　枯黄芩 6g　　白术 4.5g　　苎麻根 9g　　杜仲 12g
　　　　　　狗脊 9g　　　续断 9g　　　五味子 6g　　茯神 10g
　　　　　　地榆 15g　　　侧柏叶 12g　 桑寄生 12g　 莲房 9g

每日 1 剂，水煎 2 次，早晚饭后分服。连服 5 剂。

三　　诊　1975 年 8 月 20 日。

病　　史　阴道出血稍减，色转淡红，腰酸稍瘥。

舌　　脉　舌脉如前。

上方加砂仁 3g 连服 5 剂。并嘱患者血止后隔日服 1 剂，10 天后停药，以巩固疗效。

病例六

某女，28 岁。

初　　诊　1978 年 8 月 6 日。

主　　诉　妊娠 6 月余，阴道出血 3 天。

病　　史　妊娠6月余，阴道出血3天，昨晚量较多。今晨转少腹痛，咽干口燥，大便干结。B超检查示前置胎盘。

舌　　脉　舌苔薄，脉滑。

中医诊断　胎漏。

西医诊断　先兆流产；前置胎盘。

治　　法　清火护胎，养阴止血。

处　　方　枯黄芩6g　　莲子9g　　　白术4.5g　　苎麻根9g
　　　　　　　侧柏叶12g　　乌梅5枚　　龙骨12g　　　薤白12g
　　　　　　　竹茹9g　　　甘草3g　　　白芍9g　　　黑豆10g

每日1剂，水煎2次，早晚饭后分服。连服7剂。

二　　诊　服药后阴道出血量减少，腹痛减轻。口干便秘亦愈。上方去薤白、龙骨，加杜仲18g、续断15g，继服7剂巩固疗效。

病例七

张某，女，32岁。

初　　诊　2019年10月8日。

主　　诉　停经34天，阴道见少量咖啡色分泌物1天。

病　　史　末次月经为2019年9月5日，停经34天，今晨患者发现阴道少量出血，无腹痛。辰下：眠差，下肢酸痛，腹部烧灼感，纳可，二便调。

既往史　无特殊。

月经史　13岁初潮，历7天，周期30～40天，量少，痛经（－），末次月经为2019年9月5日。

婚育史　已婚，0-0-0-0。

辅助检查　β-HCG 1469.91mIU/ml，P 20.8ng/mL，E2 235pg/mL。

舌　　脉　舌红、苔微黄稍厚，脉弦数。

中医诊断　胎漏。

西医诊断　先兆流产。

治　　法　补肾滋阴，安胎止血。

处　　方　山茱萸10g　　熟地黄15g　　生地黄15g　　茯神15g
　　　　　　　山药15g　　　砂仁_{后入}6g　　芍药15g　　　甘草5g

　　　　黄芩片 10g　　　桑寄生 10g　　　续断片 15g　　　百合 15g

每日 1 剂，水煎 2 次，早晚饭后分服。连服 7 剂。

二　诊　2019 年 10 月 15 日。

病　史　停经 40 天，药后阴道流血已止，眠可，下肢酸痛及腹部灼热感亦愈，少许恶心厌油腻。

舌　脉　舌红、苔微黄稍厚，脉弦数。

治　法　健脾补肾，和胃安胎。

处　方　　山药 15g　　　砂仁^{后入}6g　　黄芩 10g　　　桑寄生 15g
　　　　　　续断 15g　　　杜仲 15g　　　稻香陈 5g　　　茯苓 10g
　　　　　　竹茹 15g　　　甘草 5g　　　墨旱莲 10g　　菟丝子 15g

每日 1 剂，水煎 2 次，早晚饭后分服。连服 7 剂。

B 超检查：宫内见孕囊，胎心。

按语　胎漏为母体与胎儿两方面因素，导致冲任损伤，胎元失固。在妊娠期阴道少量出血，时下时止者，称胎漏。本例系素体虚弱，肾气亏虚，阴虚火旺，热扰冲任，胎气不安，胞脉系于肾，故见胎漏，腹部灼热感。治以固肾养阴，佐以扶脾，本方以寿胎丸为主方，菟丝子、续断、山药补肾填精，固摄冲任；百合、熟地黄、生地黄等滋阴补肾安胎；黄芩、竹茹清热凉血安胎；山茱萸、墨旱莲固任止血，芍药甘草汤安胎止痛；佐以茯苓、山药、稻香陈健脾和胃，共奏保胎良效。

病例八

谢某某，女，40 岁。

初　诊　2018 年 10 月 31 日。

主　诉　停经 34 天，阴道出血。

病　史　末次月经为 2018 年 9 月 28 日，停经 34 天，阴道出血，量少色褐，伴下腹坠闷，头晕口干，尿频。

舌　脉　舌质暗红、苔黄，脉细滑。

辅助检查　β-HCG 5020.84IU/L，P 38.90ng/mL，E2 482.00pg/mL。妇科彩超：①宫内后壁无回声区 1.2cm×0.85cm，见卵黄囊，未见胚芽；②宫体后壁局限性增厚 5.12cm×2.59cm，腺肌症不能排除；③子宫多发实性结节

1.0cm×0.99cm，考虑小肌瘤可能；④宫体右侧实性结节 8.96cm×4.89cm，浆膜下肌瘤。

中医诊断　胎漏；癥瘕。

西医诊断　先兆流产；子宫多发肌瘤。

治　法　滋肾清热，止血安胎。

处　方　（1）中药。

黄芩 9g	白芍 15g	竹茹 15g	砂仁^{后入} 5g
杜仲 15g	莲房 15g	苎麻根 30g	白术 10g
菟丝子 15g	续断 15g	山茱萸 15g	甘草 5g

每日 1 剂，水煎 2 次，早晚饭后分服。连服 5 剂。

（2）西药：地屈孕酮 10mg，每日 2 次，连服 5 天。

二　诊　2018 年 11 月 5 日。

病　史　停经 38 天，阴道少许褐色分泌物，头晕，下腹胀，尿频，无恶心呕吐，口干，纳寐可，大便正常。

舌　脉　舌暗红、苔黄稍厚，脉细滑，尺弱。

辅助检查　β-HCG 32872.28IU/L，P 20.90ng/mL。

治　法　因 β-HCG 持续上升，孕酮值正常。判断胎元未损，继续守上法安胎。

处　方　（1）中药守上方 10 剂，每日 1 剂，水煎 2 次，早晚饭后分服。

（2）地屈孕酮 10mg，每日 2 次，连服 10 天。

三　诊　2018 年 11 月 15 日。

病　史　停经 48 天，阴道点滴出血，头晕欲呕，下腹坠闷不适。

舌　脉　舌薄，脉滑数。

辅助检查　β-HCG 72135.98IU/L，P 20.50ng/mL。妇科彩超：①孕囊 2.25cm×1.54cm，见胚芽 0.81cm（6w+5d）；见胎心；②小肌瘤 2.44cm×1.77cm；③浆膜下肌瘤 9.8cm×5.8cm×6.6cm。

治　法　清热凉血，滋肾安胎。

处　方　（1）中药。

黄芩 9g	白芍 15g	竹茹 15g	砂仁^{后入} 5g

杜仲 15g	半边莲 15g	苎麻根 30g	白术 10g
菟丝子 15g	续断 15g	黑豆 15g	甘草 5g

每日 1 剂，水煎 2 次，早晚饭后分服。连服 5 剂。

（2）西药：地屈孕酮 10mg，每日 2 次，连服 1 周。

四 诊 2018 年 11 月 20 日。

病 史 停经 53 天，阴道出血渐止，腰酸，下腹坠闷不适。

舌 脉 舌薄，脉滑数。

辅助检查 β-HCG 93247.10IU/L，P 24.20ng/mL，E2 683.00pg/mL。

治 法 清热安胎，佐以消癥。

处 方

黄芩 9g	白芍 15g	竹茹 15g	砂仁^{后入} 5g
杜仲 15g	半边莲 15g	苎麻根 30g	白术 10g
续断 15g	黑豆 15g	菟丝子 15g	甘草 5g
白花蛇舌草 15g			

每日 1 剂，水煎 2 次，早晚饭后分服。连服 7 剂。

五 诊 2018 年 11 月 28 日。

病 史 妊娠 2 个月，症脉同前。

辅助检查 β-HCG 116735.85IU/L，P 22.60ng/mL。妇科彩超：①宫内早孕，孕囊 3.0cm×2.3cm，头臀长 2.11cm（8w+5d），见胚胎回声及心管搏动；②子宫肌壁多发低回声结节，大者约 2.39cm×1.41cm，考虑子宫肌瘤可能；③宫体右侧壁低回声团块 9.8cm×5.9cm，考虑浆膜下肌瘤可能；④宫颈多发潴留性囊肿。

处 方 同上。

每日 1 剂，水煎服，连服 10 天。巩固疗效。

按语 本病属中医妇科学"胎漏"范畴，患者高龄初孕，症见腹痛，头晕，阴道少量出血，乃胞络系于肾，肾虚则胎失所系，胎元不固，气不摄血所致，且素有癥积，瘀血阻滞胞宫，郁而化热，迫血妄行，故阴道出血，小腹坠胀，舌红，苔黄，脉细滑；肾虚，髓海不足，脑失所养，故头晕。肾虚则腰酸尿频，酌以清热安胎，滋补肝肾，少佐消癥。虽然子宫内环境不良，有多发子宫肌瘤及大的浆膜下肌瘤，但保胎卓见成效。可见辨证施治切中病机。

病例九

赵某，已婚，34岁。

初 诊 2016年6月18日。

主 诉 停经33天，少许疲乏腰酸。要求保胎治疗。

病 史 平素月经规律，末次月经2016年5月15日，2016年5月25日于外院行体外授精-胚胎移植，5月26日至6月8日予口服地屈孕酮10mg，bid，6月8日自查尿早孕（-）。辰下：无恶心呕吐，少许疲乏，口干，无头晕，无阴道出血，无腹痛，食纳一般，睡眠欠佳。

个人史 无特殊。

过敏史 否认。

月经史 14岁初潮，规律，经期5天，28天一潮，量中，无痛经。

婚育史 2008年结婚，0-0-0-0。

家族史 无特殊。

辅助检查 β-HCG 105.86IU/L，P 11.80ng/mL，E2 84pg/mL。

舌 脉 舌淡红、苔薄黄，脉细滑。

中医诊断 胎动不安。

西医诊断 早孕；宫外孕待排。

治 法 补肾安胎、调理冲任。

处 方 （1）中药。

党参15g	白术9g	黄芪20g	杜仲15g
砂仁^{后入}6g	黄芩9g	续断15g	菟丝子15g
白芍10g	甘草5g	桑寄生15g	

每日1剂，水煎2次，早晚饭后分服。连服7剂。

（2）西药：地屈孕酮10mg，每日3次，连服3天。

每隔3天复查β-HCG和孕酮，腹痛随诊。

二 诊 2016年6月27日。

病 史 停经42天，阴道少量出血，无腹痛。

辅助检查 β-HCG 538.28IU/L，P 11.30ng/mL，E2 145pg/mL。

因孕酮低值，予停药观察。

三　诊　2016 年 7 月 2 日。

病　史　阴道出血量由少增多，β-HCG 169IU/L，B 超检查示：子宫（-），内膜 1.0cm，右侧包块 1.62cm×1.56cm。联勤保障部队第九〇〇医院诊断为宫外孕，给予口服米非司酮 8 盒（16 天）。其间配合中药活血化瘀，杀胚消癥，嘱咐患者避孕。

待月经恢复后中医进行周期阶段辨证治疗 4 个月。

四　诊　2017 年 4 月 16 日。

病　史　末次月经为 2017 年 4 月 2 日，量少，5 天干净，疲乏腰酸。

舌　脉　舌苔淡红，脉细滑。

治　法　健脾补肾，调理冲任。

处　方　
女贞子 15g	枸杞子 15g	党参 15g	黄芪 15g
覆盆子 15g	山茱萸 15g	菟丝子 15g	淫羊藿 15g
巴戟天 10g	沙苑子 15g	鹿角霜 15g	当归 6g

每日 1 剂，水煎 2 次，早晚饭后分服。连服 7 剂。

五　诊　2017 年 4 月 28 日。

病　史　现值月经前期，疲乏腰酸，下服不适。

舌　脉　舌苔淡红，脉细滑。

治　法　健脾补肾，养血调冲。

处　方　
女贞子 15g	枸杞子 15g	杜仲 15g	续断 15g
菟丝子 12g	白芍 10g	黄芪 15g	党参 15g
淮山药 15g	鹿角霜 15g	川芎 5g	当归 6g

每日 1 剂，水煎 2 次，早晚饭后分服。连服 7 剂。

六　诊　2017 年 5 月 15 日。

病　史　停经 43 天，纳呆泛恶，腰脊楚酸，下腹坠感，阴道出血色量少色褐。

辅助检查　血查 β-HCG 64553.08IU/L；P 22.65ng/mL；E2 671pg/mL。B 超检查：宫内孕囊。

舌　脉　舌薄黄，脉滑数。

治　法　健脾补肾，固妊安胎。

处　方　（1）中药。

党参 15g	黄芪 15g	苎麻根 15g	砂仁^{后入} 5g
杜仲 15g	续断 15g	菟丝子 15g	半夏 9g
黄芩 10g	莲子 15g	稻香陈 5g	甘草 5g

每日 1 剂，水煎 2 次，早晚饭后分服。连服 10 剂。

（2）西药：地屈孕酮 10mg，每日 2 次，连服 10 天。

2017 年 6 月 26 日，妊娠近 3 个月，舌薄，脉细滑，查血 β-HCG 131918.46IU/L，P 25.94ng/mL，E2＞1000pg/mL；B 超检查：胚胎头臀 62mm，胎心为 163 次/分，胎盘低置，羊水 37mm。是年 12 月足月顺产 1 子。

按语　该患者 34 岁，接近高龄产妇，求孕多年，因行体外授精-胚胎移植，要求保胎，B 超检查示宫外孕，西药给予口服米非司酮保守治疗，中药配合杀胚化瘀。次年继续我科求孕治疗。以补益肝肾，健脾调冲，促排助孕之法治疗 2 个月再次摄精成孕，经保胎治疗，顺产 1 子。

病例十

张某某，女，27 岁。

初　诊　2017 年 7 月 19 日。

主　诉　停经 53 天，阴道不规则出血 7 天。

病　史　停经 53 天，阴道不规则出血 7 天，量少色淡，伴欲呕纳呆，腰酸腹坠。

月经史　12 岁初潮，间隔 30～90 天不等，经期 5 天。末次月经为 2017 年 5 月 26 日。

个人史　结婚 1 年未孕，月经多愆期，甚至 3 个月 1 潮。

婚育史　0-0-0-0。

辅助检查　β-HCG 135402.03 IU/L，P 40 ng/mL。B 超检查：子宫增大，切面 6.5mm×5.7mm×6.1mm，宫内囊样回声区 29.3mm×18mm，表内可见卵黄囊，胚芽回声及原始心管搏动，胚芽约 7mm。

舌　脉　舌苔薄黄，脉细滑。

中医诊断　胎漏。

西医诊断　先兆流产。

治　法　益气摄血，和胃安胎。

处　方　党参 25g　　　黄芪 15g　　　升麻炭 4g　　　莲房 15g
　　　　　杜仲 15g　　　续断 15g　　　菟丝子 25g　　山茱萸 15g
　　　　　砂仁^{后入} 5g　　半夏 9g　　　淮山药 15g　　墨旱莲 15g

每日 1 剂，水煎 2 次，早晚饭后分服，连服 7 剂。

嘱 7 天后复查 P、β-HCG。

二　诊　2017 年 7 月 26 日。

病　史　停经 61 天，偶感腰痛，腹坠已减，欲呕纳呆，阴道出血已止。

舌　脉　苔浊，脉滑。

辅助检查　β-HCG 225000 IU/L，P 40 ng/mL。B 超检查：子宫内胚芽 21mm（孕 8W+5D）。

治　法　健脾补肾，和胃安胎。

处　方　党参 25g　　　黄芪 15g　　　升麻 4g　　　白术 10g
　　　　　杜仲 15g　　　续断 15g　　　菟丝子 25g　　淮山药 15g
　　　　　砂仁^{后入} 5g　　半夏 9g　　　桑寄生 15g　　白芍 15g

每日 1 剂，水煎 2 次，早晚饭后分服，连服 7 剂。善后调理。

病例十一

游某，女，25 岁。

初　诊　2013 年 4 月 24 日。

主　诉　停经 71 天，反复阴道出血伴下腹闷痛 3 天。

病　史　平素月经周期为 30～35 天，末次月经为 2013 年 2 月 12 日，停经 46 天时自测尿妊娠试验阳性，就诊福州市第一医院 B 超检查示：宫内环形无回声，宫内早孕可能（宫内无回声大小约 0.6cm×0.5cm，未见卵黄囊）。β-HCG 18623mIU/mL，P 32.10ng/mL。予地屈孕酮 10mg，1 日 2 次。停经 50 天时复查 β-HCG 35018mIU/mL，P 27.03ng/mL，因其有不良妊娠史，嘱其上药续服。停经 54 天时 B 超检查示：早孕（胚芽长约 0.44cm，见心管闪动）。3 天前无明显诱因阴道见少量暗褐色血，伴下腹闷痛。今因阴道出血未止，时感下腹闷痛，来院复诊。入院时：精神紧张，阴道少量暗褐色血，下腹闷痛，纳可寐安，二便调。

既往史　素体健康。否认药物及食物过敏史。

月经史 12岁初潮，经期5~7天，周期为30~35天，量中，色红，偶有血块，无痛经史。末次月经为2013年2月12日，平素带下正常。

婚育史 23岁结婚，0-0-1-0。于2011年5月停经60天左右时因胚胎停止发育，在外院行清宫术。配偶体健。

家族史、个人史 无特殊。

妇科检查 外阴：发育正常，阴毛呈女性分布，已婚未产式。阴道：通畅，见少量白色分泌物，无异味。宫颈：轻糜，着色，宫颈口见赘生物，约1.0cm×1.0cm×0.5cm，质软，灰白色与暗褐色相兼，触之易出血。双合诊未检。

辅助检查 （2013年4月7日）B超检查：早孕（胚芽长约0.44cm，见心管闪动）。

舌　脉 舌淡红、苔薄黄，脉细滑，两尺脉弱。

中医诊断 胎动不安。

西医诊断 先兆流产；宫颈赘生物性质待查。

治　法 健脾补肾，固妊安胎。

处　方　党参15g　　漂白术6g　　菟丝子15g　　续断15g
　　　　　女贞子15g　　苎麻根20g　　墨旱莲15g　　砂仁^{后入}5g
　　　　　炙甘草5g　　杭白芍12g

每日1剂，水煎2次，早晚饭后分服。连服3剂。

西药予地屈孕酮10mg，1日2次。

二　诊 2013年4月27日。

病　史 患者反复阴道出血，不排除与宫颈赘生物引起出血有关，今日即行宫颈赘生物摘除术，并将标本送病理检查。已将术中、术后可能出现的情况详细告知患者及其家属，其表示理解，同意手术，签字为证。

三　诊 2013年4月28日。

病　史 妊娠78天，阴道出血已止，无腹痛，偶感腰酸，纳可寐安，二便调。复查血P 25.31ng/mL，β-HCG 170073mIU/mL，E2 3072pg/mL。

舌　脉 舌淡红、苔薄微黄，脉细滑，两尺脉弱。

治　法 补肾健脾，固妊安胎。

处　方　党参15g　　黄芪15g　　白术6g　　黄芩10g

| 菟丝子 15g | 续断 15g | 甘草 5g | 金银花 10g |
| 苎麻根 25g | 砂仁^后入 5g | 杜仲 15g | |

每日 1 剂，水煎 2 次，早晚饭后分服。连服 7 剂。

四　诊　2013 年 5 月 8 日。

病　史　妊娠近 3 个月。

辅助检查　妇科检查：宫内早孕（胚芽长约 3.2cm，见胎心）。无腹痛腰酸，纳可寐安，二便调。病理报告：（宫颈）蜕膜样型息肉伴糜烂。

舌　脉　舌淡红、苔薄微黄，脉细滑。

处　方　中药守上方 ×5 剂，巩固疗效。

病例十二

张某某，31 岁，已婚。

初　诊　2018 年 7 月 12 日。

主　诉　停经 1 个多月，阴道出血 1 小时。

病　史　末次月经 2018 年 5 月 26 日。今日晨起发现阴道少量出血，但无腹痛。B 超检查未见孕囊，妇科检查见阴道少量血。辰下腰酸，阴道出血，量少，纳眠可，二便调。

月经史　平素月经规律，13 岁初潮，经期 4 天，周期 30 天，经量偏少，腰酸。

婚育史　2016 年结婚，结婚一年未孕，继后流产 2 次，2017 年 10 月因胎停清宫。

舌　脉　舌质红、苔薄黄，脉滑。

中医诊断　胎漏。

西医诊断　复发性流产。

治　法　补脾肾、安胎元。

处　方	菟丝子 15g	墨旱莲 15g	枸杞子 15g	续断 15g
	山茱萸 15g	女贞子 15g	黄芩炭 10g	杜仲 15g
	党参 15g	黄芪 15g		

每日 1 剂，水煎 2 次早晚分服，连服 3 剂。

二　诊　2018 年 7 月 15 日

病　史　患者 2018 年 7 月 12 日自然流产，腰酸下腹闷痛，阴道少量出血。

舌　脉　舌淡黄，脉细。

治　法　益气补肾，化瘀止血。

处　方　藕节 15g　　枸杞子 15g　　菟丝子 15g　　山茱萸 15g，
　　　　　女贞子 15g　　艾叶 5g　　　山楂炭 15g　　党参 15g，
　　　　　当归 4g　　　黄芪 10g　　　海螵蛸 15g

每日 1 剂，水煎 2 次早晚分服，连服 7 剂。

三　诊　2018 年 7 月 30 日

病　史　无阴道出血。

舌　脉　如常。

治　法　益气养血，调理月经。

处　方　赤芍 15g　　川芎 6g　　　当归 6g　　　香附 10g
　　　　　黄芪 15g　　党参 15g　　鹿角霜 15g　　白芍 10g
　　　　　枸杞子 15g　制何首乌 15g　菟丝子 15g　　茯苓 15g

每日 1 剂，水煎 2 次早晚分服。

上方加减连续治疗 3 个多月，经前多营气血、调冲任；经后多补肝肾、助孕育。于 2018 年 10 月 8 日第四诊时，告曰已停经 34 天，自测尿妊娠试验阳性，阴道少量咖啡色分泌物，于福建省妇幼保健院就诊，查 β-HCG 176.7mIU/mL，P 21.4ng/mL，无腹痛，予地屈孕酮每次 10mg，每日 2 次，连服 3 天后未见阴道出血。

四　诊　2018 年 10 月 8 日。

病　史　下肢酸痛，腹部烧灼感，眠差纳可，二便调。

血　查　β-HCG 1469.91mIU/mL，P 20.8ng/mL，E2 235pg/mL。

舌　脉　舌红、苔微黄稍厚。

诊　断　早早孕。

治　法　补脾肾，安胎元。

处　方　（1）中药。

　　　　　菟丝子 15g　　枸杞子 12g　　山茱萸 10g　　熟地黄 15g

| 党参 15g | 黄芪 10g | 白芍 15g | 山药 15g |
| 砂仁^后入 6g | 黄芩 10g | 桑寄生 10g | 续断 15g |

每日 1 剂，水煎 2 次，早晚分服，连服 10 剂。

（2）西药：地屈孕酮每次 10mg，每日 2 次，连服 7 天。

后期继续守上法治疗。随访，告已顺产一子。

第十三节　滑胎

病例一

某女。

初　诊　1975 年 7 月 8 日。

主　诉　妊娠 3 个月，二阴下坠感。

病　史　既往连续妊娠 2 次，每到妊娠 2～3 个月即流产。今又妊娠 3 个月，面色萎黄，消瘦，精神不佳，呕吐食少，惊悸怔忡，腹痛腰酸，二阴下坠感。

舌　脉　苔白，脉弦细。

中医诊断　滑胎。

西医诊断　习惯性流产。

治　法　健脾宁心，和胃安胎。

处　方

人参 10g	酸枣仁 15g	远志 4.5g	生黄芪 15g
炙甘草 6g	杭白芍 9g	煮半夏 6g	稻香陈 4.5g
抱木神 15g	菟丝子 15g	续断 15g	

每日 1 剂，水煎 2 次，早晚饭后分服。连服 7 剂。

二　诊　1975 年 7 月 15 日。

病　史　药后惊悸腰酸，少腹坠感仍见。

舌　脉　苔白，脉弦细。

治　法　健脾宁心，和胃安胎。

处　方

| 人参 10g | 酸枣仁 15g | 远志 4.5g | 生黄芪 15g |
| 升麻 6g | 白术 10g | 白芍 9g | 煮半夏 6g |

远志 4.5g　　　续断 12g　　　稻香陈 4g

以补中益气汤去当归加升麻以升阳气，使参芪易于立功。

每日 1 剂，水煎 2 次，早晚饭后分服。连服 7 剂。

三　诊　1975 年 7 月 22 日。

病　史　药后惊悸腰酸，少腹坠感减轻。

舌　脉　苔白，脉弦滑。

治　法　健脾和胃，补肾安胎。

处　方　党参 15g　　　炙黄芪 9g　　　白术 6g　　　续断 9g

菟丝子 9g　　　黄芩 6g　　　枸杞子 10g　　　杭白芍 9g

黑豆 30g　　　山茱萸 6g　　　莲子 10g

每日 1 剂，水煎 2 次，早晚饭后分服。频服至诸恙缓解。

按语　患者系习惯性流产，观其面色萎黄，察其体质瘦弱，知为气血虚弱所致。盖养胎以血为充，以肾为本，药以健脾升阳、益气养血为主。况营出中焦，血因气行，血虚无以养心，故以健脾养血，宁心安神。肾虚则胎失所系则见腰酸，少腹坠感，继而滑胎。予以补肾安胎，则腰酸，二阴下坠感亦愈。

病例二

某某。

初　诊　1972 年 5 月 18 日。

主　诉　停经 2 个月。腰酸如折，下腹闷痛 7 天。

病　史　顺产 2 胎，此后连续流产 3 次。现又停经 2 个月，头晕，下腹闷痛，腰酸如折，恶心，倦怠少食，B 超检查示宫内早孕。

舌　脉　舌质淡，脉细弱。

中医诊断　滑胎。

西医诊断　习惯性流产。

治　法　益气养血，补肾安胎。

处　方　人参 3g　　　黄芪 9g　　　竹茹 9g　　　续断 9g

当归 3g　　　川芎 2.5g　　　白芍 9g　　　白术 6g

炙甘草 1.5g　　　砂仁（后入） 1.5g　　　黄芩 9g　　　杜仲 10g

|按语| 上方常用于妊娠气血两虚，或肥而不实，或瘦而血弱，或肝脾素虚、倦怠少食、屡有堕胎者。参芪四物汤健脾益气，养血安胎；续断、杜仲补肾强腰，安胎固妊；黄芩、白术为安胎妙品；芍药甘草汤安胎止痛。素体有热者，少用砂仁，多用黄芩加竹茹；血虚血热者可加生地黄、熟地黄；当归乃血家气药，为气血虚寒专用，血随气行，有补血效力，凡血热胎火旺或发热胎漏者则不宜用。川芎辛温走窜，上行头目，下达血海，阴虚火旺者忌用，如有漏红则禁用。

病例三

沈某某，女，29岁。

初　诊　2017年7月29日。

主　诉　自然流产3次，月经量少5个月。

病　史　自然流产3次后，月经量少，仅3天，已历5个月，体型肥胖。

舌　脉　舌淡，脉细濡。

月经史　14岁初潮，经期3~5天，周期38天左右。末次月经为2017年7月9日。

婚育史　0-1-2-0。2015年12月孕11周自然流产；2016年9月孕23周自然流产；2017年2月孕8周自然流产。

其　他　自查胰岛素210.9uU/mL↑；自服二甲双胍。

中医诊断　滑胎。

西医诊断　复发性流产。

治　法　补肾健脾，调理气血。

处　方　党参15g　　黄芪15g　　锁阳15g　　淫羊藿15g
　　　　　茯苓20g　　薏苡仁20g　川芎5g　　菟丝子10g
　　　　　香附6g　　 牛膝20g　　当归10g　　鹿角霜15g

每日1剂，水煎2次，早晚饭后分服。连服7剂。

二　诊　2017年8月15日。

病　史　今日月经来潮，推后7天，量少，色粉红，形体肥胖，无痛经。

舌　脉　舌质淡，脉细沉。

检　　查　血查胰岛素 13.32uU/mL。

治　　法　健补脾肾，活血调经。

处　　方
川芎 6g	当归 10g	香附 10g	覆盆子 15g
党参 15g	黄芪 15g	茯苓 30g	鹿角霜 15g
锁阳 10g	巴戟天 15g	丹参 15g	淫羊藿 15g

每日 1 剂，水煎 2 次，早晚饭后分服。连服 7 剂。

三　　诊　2017 年 8 月 21 日。

病　　史　8 月 15 日月经来潮，量稍增加，色淡红，无痛经，形体肥胖。

舌　　脉　舌质淡，脉细沉。

治　　法　健脾养血，温阳化痰。

处　　方
川芎 6g	当归 10g	胆南星 6g	覆盆子 15g
党参 15g	黄芪 15g	茯苓 30g	鹿角霜 15g
锁阳 10g	神曲 15g	淫羊藿 15g	

每日 1 剂，水煎 2 次，早晚饭后分服。连服 10 剂。

四　　诊　2017 年 9 月 23 日。

病　　史　月经于 9 月 22 日来潮，推后 7 天，现值月经第二天，量稍增，色淡红，无痛经，无腰酸。

舌　　脉　舌质淡，脉细软。

治　　法　健补脾肾，活血调经。

处　　方
川芎 5g	当归 10g	香附 10g	石楠藤 15g
茯苓 30g	党参 15g	黄芪 15g	紫石英 10g
枳壳 6g	枸杞子 15g	丹参 15g	淫羊藿 15g

每日 1 剂，水煎 2 次，早晚饭后分服。连服 7 剂。

五　　诊　2017 年 10 月 4 日。

病　　史　药后月经量稍增，色鲜红，形体肥胖，余无不适。

舌　　脉　舌淡，脉濡。

治　　法　继守上法。

处　　方
女贞子 15g	枸杞子 15g	覆盆子 15g	鹿衔草 15g

党参 15g　　　黄芪 15g　　　山茱萸 15g　　　菟丝子 15g
　　锁阳 15g　　　淫羊藿 15g　　鹿角霜 15g　　　当归 10g

此后 3 个月，经前以健脾理气，养血调经，经后健脾补肾，温阳化痰治疗。

六　诊　2018 年 3 月 3 日。

病　史　停经 52 天，腰酸痛，下腹不适，泛恶纳呆，末次月经为 2018 年 1 月 12 日。

辅助检查　血 β-HCG 69186.7IU/mL；P 16.6ng/mL。B 超检查：宫内早孕。

中医诊断　胎动不安。

西医诊断　先兆流产。

治　法　补肾安胎，健脾和胃。

处　方　党参 15g　　　黄芪 15g　　　砂仁^{后入} 5g　　稻香陈 6g
　　　　　半夏 10g　　　茯苓 15g　　　菟丝子 15g　　　续断 15g
　　　　　淮山药 15g　　杜仲 15g　　　炙甘草 1.5g　　　白术 10g

每日 1 剂，水煎 2 次，早晚饭后分服。连服 7 剂。

黄体酮 20mg，肌内注射。每日 1 次，7 天。

六　诊　2018 年 3 月 12 日。

病　史　妊娠 3 个月，B 超复查符合正常妊娠。腰酸口干见瘥，惟感寐欠。

舌　脉　舌质红、苔薄黄，脉滑。

治　法　清热安胎，佐以补肾。

处　方　黄芩 10g　　　白芍 15g　　　竹茹 15g　　　砂仁^{后入} 5g
　　　　　苎麻根 30g　　续断 25g　　　杜仲 20g　　　桑寄生 15g
　　　　　酸枣仁 15g　　茯神 15g　　　白术 10g　　　菟丝子 20g

每日 1 剂，水煎 2 次，早晚饭后分服。连服 7 剂。

七　诊　2018 年 4 月 15 日。

病　史　妊娠 4 个月，产科检查符合正常妊娠。辰下腰微酸，口微干，下腹疑似坠感。

舌　脉　舌质红，脉滑数。

治　法　益气安胎，养阴清热。

处　方　党参 15g　　黄芪 15g　　升麻 3g　　砂仁^后入 3g
　　　　　白芍 15g　　白术 10g　　麦冬 15g　　黄芩 10g
　　　　　竹茹 15g　　苎麻根 10g　　黑豆 15g　　甘草 5g

每日 1 剂，水煎 2 次，早晚饭后分服。连服 10 剂。

患者十月怀胎终育一女，回报喜讯。

> **按语**　胎儿居于母体之内，全赖母体，肾予系胎，气以载胎，血以养胎，冲任以固胎，胎元不固，则屡孕屡堕。患者肾气亏虚，精血不足，血海不能充盈而致经血量少；肾虚火不暖土，脾失健运，痰湿阻于冲任胞脉，月经量少；且痰湿内阻，中阳不正，则形体肥胖。方中鹿角霜、淫羊藿、锁阳、紫石英、石楠藤温肾补肾。女贞子、枸杞子、覆盆子补肾填精；党参、黄芪、薏苡仁、茯苓、胆南星健脾利湿化痰；佐以桂枝温脾肾阳气，暖宫通经。脾肾功能正常则自然受孕。月经前期应予行气养血，祛痰调经，药如川芎、当归、牛膝、香附、丹参、枳壳、神曲行气调经。总之，益气补肾，养血调经宜为宗旨。

病例四

张某某，女，已婚，31 岁。

初　诊　2018 年 7 月 20 日。

主　诉　7 月 12 日自然流产，阴道少量出血 8 天。

病　史　分别于 2017 年 3 月及 7 月因胎停清宫。今年 7 月 12 日自然流产，阴道少量出血，神疲乏力，无腹痛，无腰酸。

月经史　平素月经规律，13 岁初潮，30 天一潮，历 4 天，量偏少，痛经（±），腰酸（±），乳房胀痛（±）。

婚育史　2016 年结婚，0-0-3-0，分别于 2017 年 3 月及 7 月胎停清宫。丈夫体健同居。

过敏史　否认。

辅助检查　血检查 TORCH（−）。

家族史　母亲甲状腺功能亢进，父亲健康，兄弟姐妹体健。

舌　脉　舌质红、苔薄黄、脉滑。

中医诊断　滑胎。

西医诊断 复发性流产。

治　法 益气活血，化瘀止血。

处　方
赤芍 15g	川芎 6g	鸡血藤 15g	香附 10g
三七 4g	蒲黄 10g	海螵蛸 15g	党参 15g
黄芪 15g	益母草 15g	麸炒枳壳 10g	当归 6g

每日 1 剂，水煎 2 次，早晚饭后分服。连服 7 剂。

二　诊 2018 年 8 月 8 日。

病　史 月经 2018 年 8 月 5 日来潮，值月经第四天，量少色暗伴腰酸。

舌　脉 舌质红，脉细。

辅助检查 （2018 年 8 月 8 日）性激素六项：P 0.1ng/mL，T 0.25ng/mL，FSH 5.55IU/L，LH 5.01mIU/mL，PRL 11.41ng/mL，E2 < 10pg/mL。

治　法 行气活血，补肾调经。

处　方
川芎 5g	当归 10g	赤芍 12g	海螵蛸 15g
牛膝 15g	丹参 15g	党参 15g	醋香附 6g
鹿角霜 15g	枸杞子 15g	女贞子 15g	益母草 15g

每日 1 剂，水煎 2 次，早晚饭后分服。连服 7 剂。

三　诊 2018 年 8 月 13 日。

病　史 现值经后，仍感腰酸。

舌　脉 舌尖红，脉滑。

治　法 健脾补肾，调理冲任。

处　方
石楠藤 15g	女贞子 15g	枸杞子 12g	菟丝子 15g
山茱萸 10g	熟地黄 15g	生地黄 15g	覆盆子 15g
茯苓 15g	白芍 15g	鹿衔草 10g	党参 15g

每日 1 剂，水煎 2 次，早晚饭后分服。连服 7 剂。

四　诊 2018 年 8 月 22 日。

病　史 腰酸见瘥，纳眠可，二便调。

辅助检查 B 超检查：子宫内膜 7mm，子宫双侧卵巢未见优势卵泡。

舌　脉 舌红苔薄白，脉滑数。

治　　法　补益肝肾，调养冲任。

处　　方

石楠藤 15g	女贞子 15g	枸杞子 12g	菟丝子 15g
山茱萸 10g	熟地黄 15g	生地黄 15g	覆盆子 15g
茯苓 15g	白芍 15g	鹿角胶 12g	

每日 1 剂，水煎 2 次，早晚饭后分服。连服 7 剂。

五　诊　2018 年 8 月 27 日。

病　　史　B 超检查：双侧卵巢未见优势卵泡，子宫内膜厚 8.5mm。

治法及处方　守上法，照上方去鹿衔草改鹿角胶，以峻补肾气。

每日 1 剂，水煎 2 次，早晚饭后分服。连服 7 剂。

六　诊　2018 年 9 月 3 日。

病　　史　末次月经为 2018 年 8 月 5 日，现已值经期，手心烦热，纳可，神疲乏力，眠可，二便调。

舌　　脉　舌红、苔白干，脉细弦滑。

治　　法　补益肝肾，养血调经。

处　　方

女贞子 15g	枸杞子 12g	菟丝子 15g	熟地黄 15g
生地黄 15g	覆盆子 15g	鹿角胶 12g	川芎 5g
当归 6g	盐杜仲 15g	醋香附 10g	茯苓 15g

每日 1 剂，水煎 2 次，早晚饭后分服。连服 7 剂。

七　诊　2018 年 9 月 10 日。

病　　史　末次月经 2018 年 9 月 4 日至 7 日，量少，夹血块，腹痛隐隐，腰酸，纳眠可，二便调。

舌　　脉　舌红、苔薄白干，脉细滑稍弦。

治　　法　补益肝肾，调养冲任。

处　　方

女贞子 15g	枸杞子 12g	菟丝子 15g	山茱萸 10g
熟地黄 15g	生地黄 15g	覆盆子 15g	茯苓 15g
白芍 15g	鹿角胶 12g	鹿衔草 15g	黄芪 10g

每日 1 剂，水煎 2 次，早晚饭后分服。连服 7 剂。

八　诊　2018 年 9 月 17 日。

病　史　现值月经氤氲期。

舌　脉　舌红、苔干稍厚，脉细滑。

辅助检查　（2018 年 9 月 17 日）B 超检查：右卵泡 18.9mm×13.8mm，子宫内膜厚 6.0mm。

处　方　中药守上方去鹿衔草加当归 10g、路路通 10g，以促排助孕。

每日 1 剂，水煎 2 次，早晚饭后分服。连服 3 剂。

九　诊　2018 年 9 月 19 日。

病　史　时值氤氲期。

辅助检查　B 超检查：右侧卵泡 18.7mm×16.5mm，子宫内膜厚 8.3mm。

治　法　调理冲任，养血促排。

处　方

女贞子 15g	枸杞子 12g	菟丝子 15g	山茱萸 10g
熟地黄 15g	生地黄 15g	覆盆子 15g	鹿角胶 12g
黄芪 10g	路路通 10g	当归 10g	丹参 15g

每日 1 剂，水煎 2 次，早晚饭后分服。连服 2 剂。

十　诊　2018 年 9 月 21 日。

病　史　腰酸明显，基础体温＞36.5℃。

舌　脉　舌红、苔白干稍厚，脉滑。

辅助检查　B 超检查：卵泡已排，子宫内膜厚 8.4mm。

治　法　健脾补肾，调冲助孕。

处　方　（1）中药。

女贞子 15g	枸杞子 12g	菟丝子 15g	山茱萸 10g
熟地黄 10g	生地黄 20g	鹿角胶 12g	黄芪 10g
续断 15g	杜仲 15g	砂仁^{后入} 5g	淮山药 15g

每日 1 剂，水煎 2 次，早晚饭后分服。连服 10 剂。

（2）西药：地屈孕酮 10mg，1 日 2 次，10 天。

十一诊　2018 年 9 月 30 日。

病　史　末次月经为 2018 年 9 月 4 日，基础体温＞36.5℃已逾 10 天。

腰酸，纳眠可，小便调，大便黏腻。

舌　脉　舌红、苔微黄，脉细滑稍弦。

处　方　（1）中药守上方。

每日1剂，水煎2次，早晚饭后分服。连服7剂。

（2）西药：地屈孕酮10mg，1日2次，4天。

十二诊　2018年10月8日。

病　史　末次月经为2018年9月4日，停经34天，腰酸，阴道少量咖啡色分泌物1天。眠差，下肢酸痛，腹部烧灼感。于2018年10月3日自测尿妊娠试验阳性，阴道少量咖啡色分泌物，就诊于福建省妇幼保健院查β-HCG 176.7mIU/mL，P 21.4ng/mL，无腹痛，予3天地屈孕酮10mg，1日2次，后未见阴道出血。

辅助检查　β-HCG 1469.91mIU/mL，P 20.8ng/mL，E2 235pg/mL。

舌　脉　舌红、苔微黄稍厚，脉滑。

中医诊断　胎动不安。

西医诊断　先兆流产。

治　法　补肾养阴，清热安胎。

处　方　（1）中药。

女贞子15g	墨旱莲12g	山茱萸10g	竹茹15g
生地黄15g	桑寄生15g	白芍15g	山药15g
砂仁^{后入}6g	苎麻根10g	续断15g	百合15g

每日1剂，水煎2次，早晚饭后分服。连服7剂。

（2）西药予地屈孕酮10mg，1日2次，7天。

十三诊　2018年10月15日。

病　史　停经41天，排便之前腹痛，排便之后缓解已4天。辰下：无阴道出血，无腹痛，腰酸改善，纳眠可，恶心，厌油腻。

辅助检查　β-HCG 32891.04IU/L，P 20ng/mL，E2 382pg/mL。B超检查：宫内厚壁无回声区17.5mm×9.4mm，宫内早孕可能，双附件（-）。

舌　脉　舌暗红、苔微黄稍厚，脉滑。

治　法　健脾理气，补肾安胎。

处　方　（1）中药。

山药 15g	砂仁^{后入}6g	黄芩 10g	桑寄生 15g
续断 15g	盐杜仲 15g	陈皮 5g	漂白术 10g
竹茹 15g	甘草片 5g	党参 15g	菟丝子 15g

每日 1 剂，水煎 2 次，早晚饭后分服。连服 7 剂。

（2）西药予地屈孕酮 10mg，1 日 2 次，7 天。

十四诊　2018 年 10 月 24 日。

病　史　停经 50 天，现脐部临厕隐痛，少许恶心，无呕吐，纳眠可，二便调。

舌　脉　舌红稍干、苔白，脉细弦滑。

辅助检查　（2018 年 10 月 23 日）查 β-HCG 122243.61IU/L，P 21ng/mL。B 超检查：宫内早孕，孕囊 30mm×13mm，胚芽长 10mm（约 7W0D）。

舌　脉　舌红稍干、苔白，脉细弦滑。

治　法　健脾和胃，补肾安胎。

处　方　（1）中药：照上方继服 7 剂。

（2）西药予地屈孕酮 10mg，1 日 2 次，6 天。

十五诊　2018 年 10 月 29 日。

末次月经为 2018 年 9 月 4 日，妊娠 55 天。

辅助检查　β-HCG 182701.59IU/L，P 23.10ng/mL，E2 885pg/mL。B 超提示：宫内孕囊 30mm×13mm，见卵黄囊、胎心，胎芽 10mm，孕 7 周。

处　方　守上方连服 7 剂调理。

于 2018 年 11 月 28 日 B 超检查示宫内早孕，见胎心，孕囊大小 7.0cm×6.6cm，头臀长 5.3cm，符合正常妊娠。

按语　患者习惯性流产 3 次，西医检查均未见异常，中医则责之于脾肾亏虚，冲任不固。当予以健脾补肾、益气养血，调理冲任，经 3 个月余精心治疗，胎孕乃成。再以健脾补肾，固妊安胎之法保胎。鉴于 3 个月前自然流产，加地屈孕酮保胎至妊娠 3 个月。其间定期复查血 β-HCG 及孕酮，并定期 B 超监测胚胎发育。

病例五

林某，37 岁，已婚。

初　诊　2013 年 8 月 1 日。

主　诉　连续 3 年难免流产 3 次。

病　史　婚后连续 3 年难免流产 3 次，第一次孕 2 个多月，第二次仅孕 40 多天胎堕，末次流产于去年 3 月，迄今年余未孕。末次月经为 2013 年 7 月 27 日，较平时提前 5 天，量多如崩，色鲜红，至今未止。面色欠荣，神疲纳呆，腰背酸痛。

月经史　13 岁初潮，周期 26 天，5～7 天经净。

舌　脉　舌薄，脉细软。

中医诊断　滑胎；不孕症。

西医诊断　复发性流产；继发性不孕。

治　法　益气摄血，固冲止崩。

处　方　党参 25g　　黄芪 25g　　阿胶^{烊冲}15g　　贯众 12g
　　　　　　藕节 12g　　山楂炭 12g　　升麻炭 4g　　熟地黄炭 12g
　　　　　　紫珠草 12g　　山茱萸 15g　　墨旱莲 15g　　女贞子 15g

每日 1 剂，水煎 2 次，早晚饭后分服。连服 5 剂。

二　诊　2013 年 8 月 8 日。

病　史　药后月经已净，惟腰酸神疲，纳呆倦卧。

舌　脉　舌薄，脉细软。

治　法　健脾补肾，调理冲任。

处　方　党参 25g　　黄芪 15g　　阿胶^{烊冲}15g　　升麻 4g
　　　　　　鹿角霜 12g　　女贞子 15g　　石枣 15g　　枸杞子 15g
　　　　　　覆盆子 15g　　砂仁^{后入}4.5g　　甘草 5g　　续断 15g

每日 1 剂，水煎 2 次，早晚饭后分服。连服 10 剂。

三　诊　2013 年 8 月 26 日。

病　史　月经于 2013 年 8 月 21 日提前 6 天来潮，量虽多但较前减少，辰下月经新净，腰酸神疲。

舌　脉　舌薄，脉细软。

治　法　健脾补肾，养血固冲。

处　方　党参 25g　　黄芪 25g　　阿胶^(烊冲) 15g　　山茱萸 15g
　　　　　女贞子 12g　桑椹 12g　　升麻炭 4g　　　熟地黄炭 12g
　　　　　紫珠草 12g　贯众 12g　　墨旱莲 15g

每日 1 剂，水煎 2 次，早晚饭后分服。连服 7 剂。

四　诊　2013 年 10 月 6 日。

病　史　月经于 9 月 24 日来潮，仅提前 3 天，月经量正常，历 5 天，现正值氤氲期。

治　法　健脾补肾，调冲助孕。

处　方　党参 15g　　路通子 10g　女贞子 15g　　熟地黄 12g
　　　　　黄芪 15g　　鹿角霜 10g　肉苁蓉 12g　　当归 4g
　　　　　石枣 15g　　枸杞子 15g　菟丝子 15g　　白芍 10g

每日 1 剂，水煎 2 次，早晚饭后分服。连服 7 剂。

五　诊　2013 年 10 月 29 日。

病　史　停经 35 天，末次月经为 2013 年 9 月 24 日，腰背酸楚，乳房胀痛，尿妊娠试验阳性。

治　法　健脾补肾、安胎护胎。

处　方　党参 15g　　黄芪 15g　　桑寄生 12g　　熟地黄 12g
　　　　　杜仲 10g　　续断 10g　　女贞子 15g　　砂仁^(后入) 3g
　　　　　白术 10g　　山药 15g　　菟丝子 15g　　白芍 10g

每日 1 剂，水煎 2 次，早晚饭后分服。连服 7 剂。

按语　患者屡孕屡堕，脾肾益虚致年余而不孕。肾虚无以系胎；脾虚无以载胎；生化之源匮乏，气血亏虚无以养胎；冲任失调无以固胎。故应以健脾补肾、调理冲任为主要宗旨，应用党参、黄芪、升麻益气升提；阿胶、当归、熟地黄以养血调冲；肉苁蓉、山茱萸、桑椹、菟丝子、枸杞子、覆盆子重在补肾填精；加鹿角霜血肉有情之品，增强温肾补气、养血填精之功，路通子疏通胞络。经两个月治疗，肾气充，精血旺，脾气足，胞宫气血充盈，冲任功能正常，则摄精成孕。

病例六

张某，40岁，女。

初　诊　2017年7月29日。

主　诉　不良妊娠2次，计划妊娠，要求孕前调理。

病　史　分别于2015年孕11周胎停及2016年孕23周胎停，现避孕中。月经量少，形体肥胖。血清胰岛素（空腹）偏高，现服二甲双胍。

月经史　14岁初潮，经期5天，周期38天，末次月经2017年7月9日。

婚育史　0-1-1-0。

舌　脉　舌淡、苔浊，脉细。

中医诊断　滑胎。

西医诊断　复发性流产。

治　法　补肾健脾，调养冲任。

处　方　党参15g　　黄芪15g　　当归6g　　白芍12g
　　　　　茯苓15g　　菟丝子15g　续断15g　熟地黄12g
　　　　　砂仁^{后入}5g　薏苡仁24g　苍术10g

每日1剂，水煎2次，早晚饭后分服。连服7剂。

二　诊　2017年8月12日。

病　史　现值经前，乳房微胀，末次月经为2017年7月9日。

舌　脉　舌淡红、苔薄浊，脉细。

治　法　养血调经，调养冲任。

处　方　当归10g　　川芎5g　　赤芍15g　白芍15g
　　　　　泽兰15g　　党参15g　牛膝15g　马鞭草15g
　　　　　黄芪15g　　夏枯草10g　茯苓15g　菟丝子15g
　　　　　香附10g

每日1剂，水煎2次，早晚饭后分服。连服7剂。

三　诊　2017年8月26日。

病　史　末次月经为2017年8月15日，量少，色红，仅3天，无痛经。

舌　脉　舌淡红、苔浊，脉沉细。

治　法　时值氤氲期，健脾补肾，促排助孕。

处　方　　党参 15g　　　黄芪 15g　　　茯苓 15 g　　　菟丝子 15g
　　　　　　续断 15g　　　川芎 3g　　　 沙苑子 15g　　淫羊藿 10g
　　　　　　当归 6g　　　 路路通 9g　　　白术 10g　　　山茱萸 15g

每日 1 剂，水煎 2 次，早晚饭后分服。连服 10 剂。

四　诊　2017 年 9 月 16 日。

病　史　今日月经尚未来潮，腰酸，形体肥胖，余无不适。

辅助检查　（2017 年 9 月 15 日）B 超检查：子宫 5.3cm×4.9cm×4.5cm，子宫内膜厚约 1.1cm，盆腔积液 1.3cm。

舌　脉　舌淡红、苔薄浊，脉濡。

治　法　健脾补肾，养血调经。

处　方　　党参 15g　　　黄芪 15g　　　鹿角霜 15g　　白芍 10g
　　　　　　茯苓 15g　　　菟丝子 15g　　仙灵脾 15g　　当归 6g
　　　　　　香附 6g　　　 川芎 4g　　　 丹参 10g　　　牛膝 10g

每日 1 剂，水煎 2 次，早晚饭后分服。连服 7 剂。

五　诊　2017 年 9 月 23 日。

病　史　末次月经为 2017 年 9 月 22 日，量中，时值行经第 2 天，经量稍增，无腹痛及不适。

舌　脉　舌淡红、苔薄浊，脉细。

治　法　养血活血，益气调冲。

处　方　　当归 10g　　　川芎 5g　　　 赤芍 15g　　　白芍 15g
　　　　　　泽兰 15g　　　牛膝 15g　　　党参 15g　　　海螵蛸 15g
　　　　　　黄芪 15g　　　菟丝子 15g　　锁阳 10g　　　鹿角霜 15g
　　　　　　香附 10g

每日 1 剂，水煎 2 次，早晚饭后分服。连服 7 剂。

六　诊　2018 年 1 月 16 日。

病　史　月经量少 4 个月，计划今年怀孕，形体肥胖。末次月经为 2018 年 1 月 15 日，现值行经第 2 天，量少，腰微酸，无痛经。

辅助检查　性激素六项：FSH 5.04 IU/L，LH 2.9 IU/L，PRL 12.9 ng/mL，

E2 21pg/mL，T 0.38 ng/mL。AMH 3.79ng/mL。

舌　脉　舌淡红、苔薄，脉细。

治　法　健脾补肾，调理气血。

处　方　党参 15g　　黄芪 15g　　茯苓 15g　　菟丝子 15g
　　　　川芎 5g　　 丹参 12g　　神曲 15g　　淫羊藿 10g
　　　　当归 10g　　香附 10g　　苍术 10g　　海螵蛸 10g

每日 1 剂，水煎 2 次，早晚饭后分服。连服 7 剂。

七　诊　2018 年 1 月 28 日。

病　史　现值氤氲期，舌脉如前。

治　法　健脾补肾，助孕调冲。

处　方　党参 15g　　黄芪 15g　　茯苓 15g　　菟丝子 15g
　　　　川芎 5g　　 丹参 12g　　路路通 12g　淫羊藿 10g
　　　　当归 10g　　香附 6g　　 枸杞子 15g　山茱萸 15g

每日 1 剂，水煎 2 次，早晚饭后分服。连服 7 剂。

嘱患者测基础体温。

八　诊　2018 年 2 月 9 日。

病　史　已届经前期，下腹闷痛，腰酸。

舌　脉　舌淡红，脉细滑。

治　法　健脾补肾，调冲助孕。

处　方　党参 15g　　黄芪 15g　　菟丝子 15g　砂仁^{后入} 5g
　　　　当归 5g　　 杜仲 15g　　桑寄生 15g　白术 12g
　　　　淮山药 15g　白芍 12g　　甘草 6g

每日 1 剂，水煎 2 次，早晚饭后分服。连服 7 剂。

九　诊　2018 年 2 月 15 日。

病　史　已值行经期，下腹闷痛，腰微酸似将行经，BBT＞36.5℃。

舌　脉　舌淡红，脉细滑。

处　方　守上方连服 7 天。

嘱继续测基础体温。

十　诊　2018年3月5日。

病　史　停经40天，下腹坠闷不适，腰酸。

辅助检查　尿妊娠试验阳性，P 16.2ng/mL，β-HCG 12000 nmol/mL。

处　方　守上方连服7天。

西药予地屈孕酮10mg，1日2次，7天（防止滑胎）。

十一诊　2018年3月13日。

病　史　孕8周，下腹坠闷不适，腰酸。

舌　脉　舌淡红、苔薄浊，脉滑数。

辅助检查　β-HCG 185304nmol/mL，P 16.9ng/mL。

治　法　健脾补肾，固任安胎。

方　药　党参15g　　　黄芪15g　　　茯苓10g　　　菟丝子15g
　　　　　续断15g　　　白术9g　　　杜仲15g　　　白芍12g
　　　　　苎麻根15g　　黄芩5g　　　砂仁^{后入}5g　　甘草5g

每日1剂，水煎2次，早晚饭后分服。连服7剂。

西药予地屈孕酮10mg，1日2次，7天（防止滑胎）。

十二诊　2018年3月20日。

病　史　停经65天，腰酸，下腹不适。

舌　脉　舌淡红、苔薄浊，脉细滑，两尺弱。

辅助检查　（2018年3月19日）HCG > 220000nmol/mL，P 19.3ng/mL。
B超检查：宫内早孕，胚芽长约2.1cm，见原始心管搏动，孕囊与宫壁间见无回声区1.1cm×0.5cm×1.0cm。

中医诊断　胎动不安。

西医诊断　先兆流产。

中西药守上方，守上法继续保胎。

按语　《景岳全书》云："痰之化，无不在脾，痰之本，无不在肾"，患者年届不惑，脾肾素虚，水湿难化，聚湿成痰，故见形体肥胖，难以摄精成孕。党参、黄芪健脾以治本；菟丝子、续断、淫羊藿、鹿角霜、沙苑子、锁阳等补肾以养后天，以越鞠丸加减苍术、薏苡仁、神曲、马鞭草利湿化痰，川芎、当归、香附、路路通、牛膝、丹参活血养血，助孕促排。脾肾功能正常，痰湿得化，气血通畅，冲任通调而子嗣矣。

病例七

游某某，女，28岁。

初　诊　2013年5月5日。

主　诉　自然流产2次，未再孕1年余。

病　史　第一次于2011年6月孕40天自然流产，第二次于2012年1月孕3月余"胚胎停育"行清宫术。平素无腰酸，寐可，纳可，大便正常。

舌　脉　舌淡红、苔薄，脉细。

既往史　子宫肌瘤。

月经史　17岁初潮，周期30天，经期4~5天，量中，痛经（-），末次月经为2013年4月21日。

婚育史　0-0-2-0。

家族史　无特殊。

中医诊断　滑胎。

西医诊断　复发性流产。

治　法　补肾健脾，养血调冲。

方　药　党参15g　　山茱萸15g　　覆盆子15g　　女贞子15g
　　　　　　熟地黄15g　　菟丝子15g　　枸杞子15g　　生地黄15g
　　　　　　黄芪15g　　　淫羊藿15g　　白芍15g　　　当归4g

每日1剂，水煎2次，早晚饭后分服。连服10剂。

二　诊　2013年5月10日。

病　史　胃脘不适，末次月经为2013年4月21日，第21天卵泡监测：右卵泡1.8cm×1.7cm。

舌　脉　舌淡红、苔薄，脉滑。

治　法　补肾健脾，行气养血。

处　方　党参15g　　黄芪15g　　　覆盆子15g　　女贞子15g
　　　　　　枸杞子15g　续断12g　　　菟丝子15g　　当归4g
　　　　　　木香6g　　　檀香5g　　　砂仁^{后入}5g　　甘草5g

每日1剂，水煎2次，早晚饭后分服。连服10剂。

三　诊　2013年5月31日。

病　史　末次月经为2013年4月21日，停经40天，胃脘不适欲呕，尿妊娠试验阳性。

舌　脉　舌淡红、苔薄，脉细滑。

治　法　健脾理气，和胃止呕。

处　方　党参15g　　陈皮5g　　新竹茹15g　　白术10g
　　　　　　砂仁^{后入}5g　山药15g　　女贞子15g　　半夏9g
　　　　　　茯苓9g　　甘草5g　　生黄芪10g

每日1剂，水煎2次，早晚饭后分服。连服7剂。

四　诊　2013年6月7日。

病　史　时值妊娠47天，胃脘闷痛已除，偶感腰酸。

辅助检查　B超检查：宫内早孕。

舌　脉　同前。

治　法　健脾理气，固妊安胎。

处　方　党参15g　　黄芪15g　　山茱萸15g　　淮山药15g
　　　　　　白术10g　　砂仁^{后入}5g　菟丝子15g　　桑寄生15g
　　　　　　续断15g　　杜仲15g

每日1剂，水煎2次，早晚饭后分服。连服10剂。

病例八

方某某，30岁，已婚。

初　诊　2013年3月13日。

主　诉　自然流产3次，未避孕未再孕2年。

病　史　结婚7年，自然流产3次，分别孕3~5个月，末次流产于2年前，此后未再孕。平素腰背酸楚、四肢不温，下肢尤冷，带下量多色淡，面色欠荣。末次月经为2013年2月28日。

舌　脉　舌淡，脉细软。

中医诊断　滑胎。

西医诊断 复发性流产。

治　　法 温补肾阳，调养冲任。

处　　方 紫石英 10g　　石楠藤 12g　　淫羊藿 12g　　肉苁蓉 12g
　　　　　　菟丝子 15g　　女贞子 15g　　枸杞子 15g　　覆盆子 15g
　　　　　　九蒸地黄 15g　鹿角霜 15g　　党参 15g　　　锁阳 10g

每日 1 剂，水煎 2 次，早晚饭后分服。连服 10 剂。

二　诊 2013 年 3 月 29 日。

病　　史 今日月经来潮，下腹闷痛，月经量少，呕吐纳呆，腰膝酸软，形寒肢冷。

舌　　脉 舌淡，脉细涩。

治　　法 温经止痛，调养气血。

处　　方 小桂枝 9g　　党参 15g　　小茴香^{后入} 4.5g　泡吴茱萸 6g
　　　　　　细辛 4g　　　干姜 4g　　　川芎 5g　　　　酒芍药 10g
　　　　　　当归 10g　　甘草 5g　　　香附 9g　　　　海螵蛸 15g

每日 1 剂，水煎 2 次，早晚饭后分服。连服 5 剂。

如是经前温经散寒、调理气血，经后温补肾气、调和冲任，连续治疗 3 个月。

三　诊 2013 年 8 月 29 日。

病　　史 末次月经为 2013 年 7 月 14 日，现已停经 45 天，欲呕纳呆，下腹坠闷。

辅助检查 B 超检查：宫内孕囊 1.7cm×1.6cm，见胚芽及心管搏动。

舌　　脉 舌淡，脉细。

治　　法 健脾和胃，补肾安胎。

处　　方 党参 15g　　黄芪 15g　　菟丝子 15g　　杜仲 15g
　　　　　　续断 15g　　枸杞子 15g　　杭白芍 15g　　砂仁^{后入} 6g
　　　　　　半夏 9g　　　白术 10g　　淮山药 15g　　甘草 5g

每日 1 剂，水煎 2 次，早晚饭后分服。连服 7 剂。

按语 胎儿居母体之内，全赖母体肾以系之，气以载之，血以养之，冲任以固之。屡孕屡堕者，脾肾益虚，腰背酸楚，四肢不温，参芪益气以载之；

面色欠荣，四物汤以养之；胎元不固，枸杞子、续断、杜仲、覆盆子、菟丝子等补肾调之，佐以温肾理气以温之。故健脾补肾乃固妊安胎之首要宗旨，方可养胎，载胎，系胎，固胎，以免滑胎之虞。

病例九

张某某，女，31岁。

初　诊　2018年8月13日。

病　史　末次月经为2018年8月5日，量少，现值经后，腰背酸，手足心热。

舌　脉　舌尖红、苔薄黄，脉细。

月经史　13岁初潮，规律，30天一潮，4天干净，量偏少，痛经（±），腰酸（±），乳房胀痛（±）。

婚育史　2016年结婚，先后流产3次，末次2017年3月，丈夫体健同居。

家族史　母亲甲状腺功能亢进，父亲健康，兄弟姐妹体健。

中医诊断　滑胎。

西医诊断　习惯性流产。

治　法　补益肝肾，调理冲任。

处　方　石楠藤15g　　女贞子15g　　枸杞子12g　　茯苓15g
　　　　　　山茱萸10g　　熟地黄15g　　生地黄15g　　白芍15g
　　　　　　菟丝子15g　　覆盆子15g　　鹿衔草10g

每日1剂，水煎2次，早晚饭后分服。连服10剂。

二　诊　2018年8月22日。

病　史　辰下腰酸，手足心热，纳眠可，二便调。

舌　脉　舌红、苔薄白，脉滑数。

辅助检查　B超检查：子宫内膜厚7mm，子宫双侧卵巢未见卵泡。

治　法　仍守上法。

处　方　覆盆子15g　　女贞子15g　　枸杞子12g　　茯苓15g
　　　　　　山茱萸10g　　熟地黄15g　　生地黄15g　　白芍15g
　　　　　　菟丝子15g　　沙苑子15g　　鹿角胶12g

每日1剂，水煎2次，早晚饭后分服。连服5剂。

三　诊　2018年8月27日。

病　史　药后腰酸见瘥，纳眠可，手心烦热，二便调。

舌　脉　舌红、苔微黄，脉细滑。

辅助检查　（2018年8月24日）B超检查：双侧卵巢未见优势卵泡，子宫内膜厚8.5mm。

治　法　健脾补肾，养血调冲。

处　方　女贞子15g　枸杞子12g　菟丝子15g　当归6g
　　　　　　生地黄15g　覆盆子15g　鹿角胶12g　川芎5g
　　　　　　熟地黄15g　续断15g　　盐杜仲15g　砂仁^后入5g

每日1剂，水煎2次，早晚饭后分服。连服4剂。

四　诊　2018年9月10日。

病　史　末次月经2018年9月4～7日，量少，夹血块，腰酸。辰下纳眠可，二便调。

舌　脉　舌红、苔薄白干，脉细滑、稍弦。

治　法　补肾填精，益肝养血。

处　方　女贞子15g　枸杞子12g　菟丝子15g　生地黄15g
　　　　　　熟地黄15g　山茱萸10g　覆盆子15g　茯苓15g
　　　　　　鹿角胶12g　鹿衔草15g　白芍15g　　黄芪10g

每日1剂，水煎2次，早晚饭后分服。连服7剂。

五　诊　2018年9月17日。

病　史　现值月经第13天，腰酸瘥，余恙同前。

舌　脉　舌红、苔干稍厚，脉细滑。

辅助检查　（2018年9月17日）B超检查：右卵泡18.9mm×13.8mm，子宫内膜厚6.0mm。

治　法　益气健脾，补养肝肾。

处　方　女贞子15g　枸杞子12g　菟丝子15g　黄芪10g
　　　　　　熟地黄15g　生地黄15g　覆盆子15g　山药15g
　　　　　　鹿角胶12g　山茱萸10g　天冬15g　　砂仁^后入6g

每日1剂，水煎2次，早晚饭后分服。连服7剂。

六 诊 2018 年 9 月 19 日。

病 史 月经第 15 天，正值氤氲期。

辅助检查 B 超检查：右侧卵泡 18.7mm×16.5mm，子宫内膜厚 8.3mm。

舌 脉 舌红、苔白干稍厚，脉细滑。

治 法 补肾调冲，促排助孕。

处 方　　女贞子 15g　　枸杞子 12g　　菟丝子 15g　　黄芪 10g

　　　　　　熟地黄 15g　　生地黄 15g　　覆盆子 15g　　当归 4g

　　　　　　鹿角胶 12g　　山茱萸 10g　　路路通 10g　　丹参 15g

每日 1 剂，水煎 2 次，早晚饭后分服。连服 2 剂。

七 诊 2018 年 9 月 21 日。

病 史 末次月经为 2018 年 9 月 4 日，现值排卵后，子宫内膜厚 8.4mm。

舌 脉 舌红、苔白干稍厚，脉滑。

治 法 补肾调冲，养血助孕。

处 方　（1）中药。

　　　　　　女贞子 15g　　枸杞子 12g　　菟丝子 15g　　黄芪 10g

　　　　　　熟地黄 10g　　生地黄 15g　　覆盆子 15g　　当归 4g

　　　　　　鹿角胶 10g　　山茱萸 10g　　续断 15g　　　杜仲 15g

每日 1 剂，水煎 2 次，早晚饭后分服。连服 10 剂。

（2）西药：地屈孕酮 10mg，1 日 2 次，连服 10 天。

八 诊 2018 年 9 月 30 日。

病 史 已届经期，纳眠可，小便调，大便黏腻。

舌 脉 舌红、苔微黄，脉细滑、稍弦。

治 法 健脾补肾，养血调冲。

处 方　（1）中药。

　　　　　　女贞子 15g　　枸杞子 12g　　菟丝子 15g　　黄芪 10g

　　　　　　生地黄 15g　　山茱萸 10g　　鹿角胶 10g　　当归 4g

　　　　　　白芍 15g　　　续断 15g　　　杜仲 15g　　　狗脊 15g

每日 1 剂，水煎 2 次，早晚饭后分服。连服 10 剂。

（2）西药：地屈孕酮 10mg，1 日 2 次，连服 10 天。

九　诊　2018 年 10 月 8 日。

病　史　停经 34 天，阴道出现少量咖啡色分泌物 1 天，10 月 3 日自测尿妊娠试验阳性，伴腰酸，无腹痛。于福建省妇幼保健院，查 β-HCG 176.7mIU/mL，P 21.4ng/mL。予 3 天地屈孕酮 10mg，1 日 2 次，未再见阴道出血。辰下睡眠差，腰及下肢酸痛，腹部烧灼感，食纳可，二便调。

辅助检查　β-HCG 1469.91mIU/mL，P 20.8ng/mL，E2 235pg/mL。

舌　脉　舌红、苔微黄稍厚，脉滑。

诊　断　早早孕；异位妊娠待排。

治　法　健脾理气，安胎助孕。

处　方　（1）中药。

女贞子 15g	枸杞子 12g	山茱萸 10g	黄芪 10g
生地黄 15g	山药 15g	砂仁^{后入}6g	黄芩 10g
桑寄生 10g	续断 15g	百合 15g	白芍 15g

每日 1 剂，水煎 2 次，早晚饭后分服。连服 7 剂。

（2）西药：地屈孕酮 10mg，1 日 2 次，连服 7 天。

十　诊　2018 年 10 月 15 日。

病　史　停经 41 天，排便之前腹痛、排便之后缓解已经 4 天。辰下：无阴道出血，无腹痛，唯腰酸，纳眠可，恶心，厌油腻。

舌　脉　舌暗红、苔微黄稍厚，脉滑。

辅助检查　β-HCG 32891.04IU/L，P 20ng/mL，E2 2382pg/mL。B 超检查：宫内厚壁无回声区 17.5mm×9.4mm，宫内早孕可能，双附件（-）。

治　法　健脾补肾，安胎固妊。

处　方　（1）中药。

山药 15g	砂仁^{后入}6g	黄芩 10g	桑寄生 15g
续断 15g	杜仲 15g	陈皮 5g	茯苓 15g
竹茹 15g	甘草 5g	党参 15g	菟丝子 15g

每日 1 剂，水煎 2 次，早晚饭后分服。连服 7 剂。

（2）西药：地屈孕酮 10mg，1 日 2 次，连服 7 天。

十一诊　2018 年 10 月 24 日。

病　史　停经 50 天，现腰酸，脐部临厕隐痛，少许恶心，无呕吐，纳眠可，二便调。

舌　脉　舌红稍干、苔白，脉细弦滑。

辅助检查　（2018 年 10 月 23 日）β-HCG 122243.61IU/L，P 21ng/mL。B 超检查：宫内早孕，孕囊 30mm×13mm，胚芽长 10mm，约 7W0D。

治　法　补益肝肾，固任安胎。

处　方　山药 15g　　砂仁^{后入} 6g　　黄芩 10g　　桑寄生 15g
　　　　　续断 15g　　盐杜仲 15g　　茯苓 15g　　制陈皮 5g
　　　　　竹茹 15g　　菟丝子 15g　　党参 15g　　甘草 5g

每日 1 剂，水煎 2 次，早晚饭后分服。连服 10 剂。

此后继以固冲任、安胎元巩固疗效，善后调理。于 11 月 14 日查 β-HCG 133864IU/L、P 23ng/mL。B 超检查：胚芽 3.04cm（10W）。11 月 28 日复查 B 超示宫内早孕，见胎心，孕囊大小 7.0cm×6.6cm，头臀长 5.3cm，双附件未见异常。符合正常妊娠。

第十四节　异位妊娠

病例一

肖某，34 岁，已婚。

初　诊　2016 年 6 月 27 日。

主　诉　停经 42 天，阴道少量出血 2 天。

现病史　末次月经 2016 年 5 月 15 日，5 月 25 日于外院行体外受精-胚胎移植，5 月 26 日至 6 月 8 日予口服地屈孕酮 10mg，每日 2 次。6 月 8 日自查尿妊娠试验阴性。6 月 18 日来院要求确诊治疗。时已停经 33 天，无恶心呕吐，少许疲乏，腰酸，口干，无头晕，无阴道出血，无腹痛，食纳一般，睡眠欠佳。

舌　脉　舌淡红、苔薄黄，脉细滑。

个人史　无特殊，否认过敏史。

月经史　14 岁初潮，月经规律，经期 5 天，周期 28 天，量中等，无痛经。

婚育史　2008 年结婚至今未育。

家族史 无特殊。

辅助检查 （2016年6月18日）血检β-HCG：55.86IU/L；P 11.80ng/mL。（2016年6月27日）血检：β-HCG 108.28IU/L；P 12.30ng/mL。

中医诊断 早孕；异位妊娠待排。

西医诊断 附带妊娠状态；异位妊娠待排。

治　法 调理冲任，补肾安胎。

处　方　党参15g　　白术9g　　　黄芪20g　　杜仲15g
　　　　　菟丝子15g　砂仁^{后入}6g　黄芩9g　　　苎麻根15g
　　　　　续断15g　　甘草5g　　　白芍15g　　桑寄生15g

每日1剂，水煎2次，早晚饭后分服。连服3剂。

嘱患者B超检查排除宫外孕，复查β-HCG和孕酮。

观察腹痛剧烈及阴道出血，随诊。

二　诊　2016年7月2日。

病　史　停经47天，阴道出血量由少增多，腰酸，无腹痛。

辅助检查　β-HCG 169IU/L。B超检查：子宫（-），子宫内膜厚1.0cm，右侧包块1.62cm×1.56cm。

联勤保障部队第九〇〇医院诊断为宫外孕，收住治疗。

三　诊　2016年7月9日。

病　史　7月2日，联勤保障部队第九〇〇医院予口服米非司酮保守治疗，因阴道出血量多，要求中药治疗。患者面色欠荣，阴道出血至今未净，腰酸，腹痛隐隐。

舌　脉　舌浊，脉细。

治　法　益气活血，化瘀杀胚。

处　方　党参30g　　黄芪20g　　三七9g　　桃仁9g
　　　　　蒲黄25g　　紫草15g　　全蝎6g　　枳壳15g
　　　　　益母草30g　红花6g　　　莪术10g　当归12g

每日1剂，水煎2次，早晚饭后分服。连服7剂。

四　诊　2016年7月16日。

病　　史　药后阴道出血量减少，色黑，眠差，面色欠荣。
舌　　脉　舌浊，脉细。
辅助检查　β-HCG 74.45IU/L（数值逐渐下降）。
治　　法　益气固冲、化瘀止血。
处　　方　党参 30g　　　黄芪 30g　　　三七 6g　　　藕节 30g
　　　　　　　蒲黄 15g　　　山楂炭 15g　　紫草 15g　　枳壳 15g
　　　　　　　鳖甲 15g　　　海螵蛸 20g　　墨旱莲 15g　莪术 6g
每日 1 剂，水煎 2 次，早晚饭后分服。连服 7 剂。

五　　诊　2016 年 7 月 25 日。
病　　史　阴道出血量少，色淡，面色㿠白，神疲倦怠。
舌　　脉　舌淡，脉细。
辅助检查　β-HCG 13.32IU/L。
治　　法　益气固冲，化瘀止血。
处　　方　上方去枳壳、鳖甲、全蝎，加何首乌 15g、阿胶 10g、海螵蛸 30g。
每日 1 剂，水煎 2 次，早晚饭后分服。连服 7 剂。

六　　诊　2016 年 8 月 10 日。
病　　史　7 月 2 日因宫外孕行药流，月经尚未来潮，右下腹刺痛。
舌　　脉　舌薄，脉滑。
治　　法　益气活血，化瘀止痛。
处　　方　党参 30g　　　黄芪 30g　　　三七 9g　　　当归 10g
　　　　　　　川芎 6g　　　海螵蛸 30g　　蒲黄 20g　　香附 10g
　　　　　　　枳壳 15g　　　益母草 15g　　桃仁 6g　　红花 6g
每日 1 剂，水煎 2 次，早晚饭后分服。连服 7 剂。

七　　诊　2016 年 8 月 20 日。
病　　史　末次月经为 2016 年 8 月 11 日至 8 月 16 日，量中等。
舌　　脉　舌薄，脉细。
辅助检查　B 超检查：右侧包块缩小。

八　诊　2017年4月16日。

病　史　末次月经为2017年4月2日，经期退后量少，5天干净，形体肥胖，纳呆神疲。

舌　脉　舌薄，脉细。

治　法　健脾补肾，调理冲任。

处　方　女贞子15g　　枸杞子15g　　党参15g　　黄芪15g

　　　　　覆盆子15g　　山茱萸15g　　菟丝子15g　　淫羊藿15g

　　　　　巴戟天10g　　沙苑子15g　　鹿角霜15g　　茯苓20g

每日1剂，水煎2次，早晚饭后分服。连服10剂。

九　诊　2017年4月26日。

病　史　现值经前期，余恙同前。

舌　脉　舌薄，脉细。

治　法　益气养血，补肾调冲。

处　方　女贞子15g　　枸杞子15g　　党参15g　　黄芪15g

　　　　　香附6g　　　　川芎5g　　　生地黄15g　　熟地黄15g

　　　　　淮山药15g　　鹿角霜15g　　茯苓20g　　当归10g

每日1剂，水煎2次，早晚饭后分服。连服7剂。

十　诊　2017年5月15日。

病　史　停经43天，纳呆泛恶，腰背酸楚。

舌　脉　舌苔薄黄，脉滑数。

辅助检查　β-HCG 64553.08IU/L；P 22.65ng/mL；E2 671pg/mL。B超检查：宫内孕囊。

治　法　健脾补肾，固妊安胎。

处　方　（1）中药。

　　　　　党参15g　　黄芪20g　　苎麻根15g　　砂仁^{后入}6g

　　　　　杜仲15g　　续断15g　　桑寄生15g　　菟丝子15g

　　　　　白芍15g　　甘草5g　　莲子15g　　　白术10g

水煎频服。

（2）西药：地屈孕酮10mg，每日2次，口服，连服10天。

十一诊 2017 年 6 月 26 日。

病　史 妊娠 3 个月。

舌　脉 舌薄，脉细滑。

辅助检查 β–HCG 131918.46IU/L，P 25.94ng/mL，E2 ＞ 1000pg/mL。B 超检查：胚胎头臀 62mm，胎心 163 次/分，胎盘低置，羊水 37mm。

2017 年 12 月足月顺产一子。

> **按语** 该患者 34 岁，接近高龄，求孕多年，就诊我院妇产科前，已在他院行体外受精–胚胎移植，要求保胎，查 B 超示宫外孕，西药给予口服米非司酮保守治疗后继续我科治疗。中药以活血化瘀、消癥杀胚之法疏通胞络，使气血运行通畅，达到杀胚化瘀、消癥散结、胞脉畅通以臻下次孕育的疗效。待瘀结散去，再针对患者腰酸、形体肥胖、疲乏纳欠、舌淡红、脉细滑诸多虚症，予以补肾健脾，并按月经周期补益冲任、调理气血，使任通冲盛、气血和调、摄精成孕，再予补肾健脾安胎，终得偿所愿。

病例二

曾某某，女，30 岁。

初　诊 2019 年 8 月 6 日

主　诉 宫外孕保守治疗后 21 天。

病　史 末次月经为 2019 年 5 月 29 日，7 月 16 日因"左侧输卵管妊娠"在福建省妇幼保健院药物保守治疗，妇科检查：外阴（–），阴道（–），宫体前位，右附件扪及一约鸽蛋大小包块，质中，无明显压痛。妇科彩超：左附件包块（2.8cm×1.2cm×1.4cm），内为不均中等回声夹杂无回声区；右卵巢囊性肿物 3.5cm×2.8cm；盆腔少量积液。7 月 29 日阴道出血已止。（2019 年 8 月 5 日）妇科彩超：左附件区包块（1.2cm×4.0cm×1.2cm），右卵巢炎性肿物 2.5cm×2.2cm。

婚育史 0–0–1–0。

舌　脉 舌边尖红、苔浊，脉细软。

中医诊断 异位妊娠；肠覃。

西医诊断 异位妊娠保守治疗后；盆腔炎。

治　法 益气活血，化湿消癥。

（1）中药。

处　方　党参 15g　　黄芪 15g　　大血藤 15g　　三棱 10g
　　　　　败酱草 15g　当归 10g　　川红花 9g　　　香附 10g
　　　　　生蒲黄 10g　丹参 15g　　五灵脂 10g　　莪术 10g

每日 1 剂，水煎 2 次，早晚饭后分服。连服 7 剂。

（2）灌肠方，处方如下：

　　　　　大血藤 30g　桂枝 9g　　　桃仁 10g　　　红花 10g
　　　　　丹参 30g　　蒲黄 10g　　 五灵脂 10g　　三棱 15g

水煎 150mL 保留灌肠，每日 1 次，共 7 天。

二　诊　2018 年 8 月 15 日。

病　史　病史同前，药后面部发麻，无阴道出血。口干喜饮，二便调。

舌　脉　舌边尖红、苔薄，脉弦细。

治　法　益气活血，化瘀消癥。

处　方　（1）中药。

　　　　　太子参 15g　香附 10g　　当归 10g　　　丹参 15g
　　　　　败酱草 15g　桃仁 6g　　 白术 10g　　　大血藤 15g
　　　　　野菊花 10g　赤芍 15g　　甘草 6g　　　 红花 5g

每日 1 剂，水煎 2 次，早晚饭后分服。连服 10 剂。

（2）灌肠方同上。水煎 150mL 保留灌肠，每日 1 次，共 10 天。

三　诊　2019 年 8 月 25 日。

病　史　今日月经来潮，量少痛经，口干，便硬。

舌　脉　舌淡红、苔薄，脉细软弱。

治　法　活血止痛，化瘀消癥。

处　方　太子参 15g　黄芪 20g　　大血藤 20g　　当归 10g
　　　　　川楝子 10g　蒲黄 10g　　五灵脂 10g　　莪术 10g
　　　　　桃仁 10g　　丹参 15g　　茺蔚子 10g　　枳实 10g

每日 1 剂，水煎 2 次，早晚饭后分服。连服 7 剂。

四　诊　2019 年 9 月 10 日

病　　史　左下腹不适。

辅助检查　经阴道彩超：左附件区包块（1.0cm×2.0cm×1.2cm），右卵巢未见异常。

舌　脉　舌淡红、苔薄，脉细软弱。

治　法　活血化瘀，消癥散结。

处　方　党参15g　　当归10g　　丹参15g　　醋香附10g
　　　　皂角刺10g　蒲黄10g　　莪术10g　　五灵脂10g
　　　　桃仁10g　　丹参15g　　枳壳10g　　野菊花15g

每日1剂，水煎2次，早晚饭后分服。连服10剂。

建议月经后继续守上方治疗3个月并避孕。

按语　《诸病源候论》曰"癥瘕者，皆由寒温不调，饮食不化，与脏气相搏结所生也"。《景岳全书·妇人规》："瘀血留滞，唯妇人有之"。患者素体气虚，气血失调而致瘀血与湿热留滞冲任胞脉结为癥瘕，病情虚实错杂。故治以活血化瘀、消癥散结、清利湿热同时，宜加固护脾气药，如参芪。方中败酱草、野菊花、大血藤清热利湿；蒲黄、五灵脂二药合成失笑散，合桃红四物汤活血祛瘀；莪术、白术同用，一补一消，一攻一守，治疗脾虚血瘀癥瘕；加丹参、赤芍、枳壳、皂角刺、茺蔚子通瘀调经，散结消癥，合香附、川楝子行气止痛。诸药共奏活血化瘀、消癥散结、清利湿热之功效。

第十五节　子嗽

郭某某，女，23岁。

初　诊　2019年6月16日。

主　诉　停经9周，咳嗽3天，痰黄质稠、量少难咯。

病　史　3天前无明显诱因寒热往来，咳嗽，痰黄黏稠，量少难咳，但无鼻塞、流涕，于福建省妇幼保健院就诊，服用中药后无寒热往来（具体用药不详），今来我院就诊。末次月经2019年4月1日，现已停经9周多。辰下神清，精神可，低热，咽痛略痒，咳嗽痰少、质黏难咳，口干，恶心呕吐，小便自调，大便干结。

舌　脉　苔黄腻，脉滑数。

查　体　咽喉少许充血。

辅助检查　血常规：WBC：9.7×10^9/L，CRP：11.7%，余未见明显异常。B 超检查：宫内孕，胚胎存活，见胚芽、胎心。

中医诊断　妊娠咳嗽。

西医诊断　妊娠咳嗽。

治　法　清肺利咽，止咳化痰。

处　方　
金银花 15g	连翘 15g	板蓝根 15g	桔梗 9g
淡豆豉 10g	甘草 5g	紫苏叶 10g	薄荷 10g
连钱草 10g	枇杷叶 10g	鱼腥草 15g	前胡 10g

每日 1 剂，水煎 2 次，早晚饭后分服。连服 3 剂。

二　诊　2019 年 6 月 19 日。

病　史　妊娠 2 个月余，咽痛，低热（37.5℃），咳嗽痰黄，但易咳出。

舌　脉　如上。

治　法　守前法。

处　方　
半夏 10g	川贝母 9g	鱼腥草 25g	茯苓 15g
桔梗 9g	黄芩 12g	蜜款冬花 15g	紫菀 15g
金银花 15g	葛花 9g	鲜竹茹 25g	甘草 5g

每日 1 剂，水煎 2 次，早晚饭后分服。连服 5 剂。

三　诊　2019 年 6 月 28 日。

病　史　妊娠近 3 个月，低热已罢，咳嗽已瘥，咽痛已解，痰黄质稠，但易咳出。

舌　脉　舌浊，脉滑数。

治　法　清热化痰，润肺止咳。

处　方　
鲜竹茹 25g	桑白皮 10g	半夏 9g	稻香陈 6g
桔梗 9g	鱼腥草 20g	甘草 5g	蜜紫菀 15g
川贝母 9g	全瓜蒌 18g	黄芩 9g	蜜枇杷叶 10g

每日 1 剂，水煎 2 次，早晚饭后分服。连服 5 剂。

第四章 产后病

第一节 产后发热

陈某某,36 岁,已婚。

初　诊　2017 年 10 月 2 日。

主　诉　产后发热 4 天,体温 38.5℃(腋下)。

病　史　2017 年 9 月 15 日,剖宫产第二胎,9 月 28 日发热恶寒,体温 39℃左右,服西药退热后汗出不止,恶寒,口腔、鼻腔疱疹,乳房胀痛,恶露少。

舌　脉　舌质淡,脉滑数。

辅助检查　血常规:中性粒细胞百分比 78.9%,余正常。B 超检查:子宫增大,宫腔积液 80mm×21.3mm×31.7mm,见内絮状低回声;左乳散在不规则低回声区,倾向乳腺炎可能。

体格检查　乳房检查:双乳胀,触痛,左侧乳房硬结红肿。腹部检查:宫底脐下四横指,无压痛。

中医诊断　产后发热;乳痈。

西医诊断　产褥热;急性乳腺炎。

治　法　清热解毒,和营退热。

处　方　金银花 20g　　连翘 15g　　荆芥 9g　　淡竹叶 10g
　　　　　　寒草 10g　　　柴胡 10g　　皂角刺 15g　益母草 10g
　　　　　　蒲公英 15g　　紫花地丁 15g　野菊花 15g　甘草 5g
　　　　　　咸匏柴 15g

每日 1 剂,水煎 2 次,早晚饭后分服。连服 2 剂。

建议按摩乳房及时排乳。

二　诊　2017 年 10 月 4 日

病　史　药后第 1 天体温 37.3℃左右，第 2 天体温正常，无发热，但恶风，无乳房胀痛，恶露量多色黯夹血块。

舌　脉　舌白浊，脉濡。

治　法　调和营卫，化瘀止血。

处　方　桂枝 9g　　白芍 9g　　黄芪 10g　　防风 6g
　　　　　白术 10g　　寒草 9g　　益母草 10g　　咸鲍柴 10g
　　　　　甘草 5g　　蒲黄 6g　　枳壳 6g　　金银花 10g

每日 1 剂，水煎 2 次，早晚饭后分服。连服 4 剂。

三　诊　2017 年 10 月 11 日

病　史　药后体温均正常，无乳房胀痛，乳汁分泌正常。恶露已净，口腔疱疹已瘥，辰下恶风怕冷，腰脊酸痛。

舌　脉　舌白浊，脉细。

治　法　益气固卫，养血和营。

处　方　党参 20g　　黄芪 15g　　升麻 4g　　柴胡 4g
　　　　　桂枝 9g　　当归 4g　　白芍 10g　　玉竹 10g
　　　　　咸鲍柴 9g　　甘草 5g

每日 1 剂，水煎 2 次，早晚饭后分服。连服 7 剂，善后调理。
嘱禁冷饮、冷浴，谨防外感风寒，保持乳汁通胀。

第二节　产后恶露不止

病例一

陈某某，女，31 岁，已婚。

初　诊　2019 年 2 月 11 日。

主　诉　引产后 5 周，阴道出血不止，量少。

现病史　生化妊娠 4 次，妊娠 12 周自然流产 1 次，5 周前妊娠 20 周引产 1 次，迄今阴道点滴出血不止，患者要求中药保守治疗。（2019 年 2 月 10 日）

B超检查：宫腔尚有 1.8cm×0.8cm 不均质回声团块。

舌 脉 舌暗，脉细涩。

既往史 无特殊。

月经史 14 岁初潮，经期 5 天，周期 35 天，末次月经 2018 年 12 月 26 日。

家族史 无特殊。

舌 脉 舌暗，脉细涩。

中医诊断 恶露不净。

西医诊断 胎盘残留。

治 法 活血调经，逐瘀止血。

处 方 川芎 5g　　　当归 12g　　　桃仁 10g　　　醋香附 6g
　　　　红花 6g　　　枳壳 12g　　　三七^{冲服}6g　　海螵蛸 20g
　　　　莪术 10g　　　蒲黄^{布包}10g　贯众 30g　　　益母草 30g

每日 1 剂，水煎 2 次，早晚饭后分服。连服 7 剂。

二 诊 2019 年 2 月 18 日。

病 史 药后阴道出血已止，现值月经第 2 天，量可色黯，无腹痛，睡眠欠佳。

舌 脉 舌质偏紫，脉滑。

治 法 通调气血，活血化瘀。

处 方 川芎 5g　　　当归 10g　　　桃仁 10g　　　炒枳壳 12g
　　　　红花 6g　　　三七^{冲服}6g　　莪术 10g　　　蜜酸枣仁 15g
　　　　海螵蛸 20g　　醋香附 6g　　　蒲黄^{布包}10g　干益母草 30g

每日 1 剂，水煎 2 次，早晚饭后分服。连服 7 剂。

月经历 5 天干净，药后未再就诊。

按语 恶露不绝，常因子宫复旧不良，或胎盘胎膜残留，或子宫内膜感染，影响子宫收缩所致。中医病机有虚有实，亦常见虚实夹杂，逐瘀排瘀是为关键。患者引产后 5 周，已届经期，然旧血不去，新血不生，故当破血逐瘀，以生新血。本病患虽未正常分娩，但引产后恶露不绝亦属常见，B 超检查见不均质回声团块，这是瘀血阻滞胞宫、胞脉所致。桃红四物汤加味活血化瘀、通调气血，能使子宫复旧、月经复常，以备下次受孕。

病例二

叶某某，已婚，30岁

初　诊　2018年4月17日。

主　诉　双胎妊娠难免流产清宫术后，阴道出血30天。

现病史　2018年3月14日因胎盘植入，双胎妊娠难免流产，于院外行B超引导下清宫术，双侧子宫动脉造影＋灌注＋栓塞术，术后仍有右侧子宫角残留胎盘。

月经史　13岁月经初潮，经期5~7天，间隔30~45天，量中等，清宫至今30天阴道出血未止，量少，色褐。

舌　脉　舌浊，脉细。

辅助检查　B超检查：宫腔内不均匀高回声区5.4cm×2.5cm×4.8cm，并向右宫角内延伸，稍高回声区与右宫角界限欠清。

中医诊断　恶露不绝。

西医诊断　产后晚期出血。

治　法　益气活血，化瘀止血。

处　方　蒲黄^布包 112g　金银花 15g　海螵蛸 15g　党参 15g
莪术 10g　醋香附 10g　三七 5g　黄芪 15g
川芎 5g　当归 10g　红花 5g　甘草 5g

每日1剂，水煎2次，早晚饭后分服。连服10剂。

二　诊　2018年5月1日。

病　史　药后阴道出血已止，下腹闷痛，胃脘不适，月经尚未来潮。

舌　脉　舌浊，脉细。

治　法　健脾理气，活血调经。

处　方　海螵蛸 15g　党参 15g　枳壳 12g　茯苓 15g
醋香附 10g　黄芪 15g　当归 10g　红花 5g
炒山楂 10g　陈皮 5g　三七^冲服 4g　藕节 15g

每日1剂，水煎2次，早晚饭后分服。连服7剂。

三　诊　2018年5月8日。

病　史　阴道出现褐色血块，量少，下腹闷痛。

舌　脉　舌苔燥质红，脉细。

治　法　活血化瘀，调理月经。

处　方　海螵蛸 15g　　党参 15g　　枳壳 12g　　黄芪 15g
　　　　　　当归 10g　　　香附 10g　　红花 5g　　　川芎 5g
　　　　　　狗脊 15g　　　丹参 15g　　桃仁 6g　　　蒲黄^{布包} 12g

每日 1 剂，水煎 2 次，早晚饭后分服。连服 10 剂。

四　诊　2018 年 5 月 22 日。

病　史　末次月经为 2018 年 5 月 9 日，历 7 天，现无明显阴道出血，无腹痛，带下淡褐色。

舌　脉　舌薄，脉细。

辅助检查　B 超检查：近右宫角稍高回声 0.7cm×0.4cm×0.5cm，宫腔后壁见团块状中等回声 4.0cm×1.2cm×1.6 cm。

治　法　活血散瘀，益气固冲。

处　方　党参 15g　　　黄芪 15g　　　当归 10g　　　醋香附 10g
　　　　　　红花 5g　　　　川芎 5g　　　 莪术 15g　　　北山楂 10g
　　　　　　三七 5g　　　　蒲黄^{布包} 10g　鳖甲 6g　　　　山茱萸 15g

每日 1 剂，水煎 2 次，早晚饭后分服。连服 7 剂。

五　诊　2018 年 5 月 29 日。

病　史　下腹闷痛，无阴道出血，带下透明色黄。

舌　脉　舌薄，脉细。

治　法　调理冲任，行气止痛。

处　方　当归 10g　　　金银花 15g　　党参 15g　　　绿枳壳 12g
　　　　　　黄芪 15g　　　醋香附 10g　　川芎 6g　　　　延胡索 15g
　　　　　　毛柴胡 6g　　 赤芍 15g　　　白芍 15g　　　丹参 15g
　　　　　　小茴香^{后入} 5g

每日 1 剂，水煎 2 次，早晚饭后分服。连服 7 剂。

六　诊　2018 年 6 月 5 日。

病　史　月经未潮，脐周疼痛，矢气，眠欠。

舌　　脉　舌浊，脉濡。
辅助检查　血常规未见明显异常。
治　　法　健脾理气，调经止痛。
处　　方

当归 10g	党参 15g	黄芪 15g	川芎 6g
香附 10g	丹参 15g	木香 9g	桃仁 5g
红花 6g	檀香 6g	甘草 5g	首乌藤 20g

每日 1 剂，水煎 2 次，早晚饭后分服。连服 7 剂。

七　　诊　2018 年 6 月 12 日。
病　　史　今日经潮，下腹闷痛，经量偏多。
舌　　脉　舌薄黄，脉细。
治　　法　益气活血，化瘀止痛。
处　　方

当归 10g	党参 15g	枳壳 12g	益母草 20g
川芎 6g	黄芪 15g	三七^{冲服}6g	小茴香^{后入}5g
红花 10g	蒲黄^{布包}12g	香附 10g	海螵蛸 30g

每日 1 剂，水煎 2 次，早晚饭后分服。连服 7 剂。

八　　诊　2018 年 6 月 23 日。
病　　史　2018 年 6 月 12 日经潮，6 月 19 日经净，历时 7 天，痛经好转，阴道无出血，带下色白，下腹闷痛。
舌　　脉　舌浊，脉细。
辅助检查　B 超检查：宫腔后壁见中等回声团块，大小约 2.0cm×0.5cm×0.8cm，近右宫角稍高回声 0.5cm×0.4cm×0.7cm。
治　　法　益气活血，散结化瘀。
处　　方

党参 15g	黄芪 15g	延胡索 10g	香附 10g
甘草 5g	莪术 10g	当归 12g	红花 6g
蒲黄^{布包}10g	五灵脂 10g	紫草 12g	三七^{冲服}4g

每日 1 剂，水煎 2 次，早晚饭后分服。连服 7 剂。

7 月 16 日月经来潮，无痛经。8 月 16 日再次行经，仍无痛经，经后均未见阴道出血。酌以益气行气、养血活血、化瘀消癥等法调理治疗。（2018 年 8 月 14 日）B 超检查：右宫角稍高回声 0.7cm×0.4cm×0.5cm。月经后继续散结化瘀治疗3个月，同时按月经周期辨证用药，为再次孕育做准备。

> **按语** 患者因双胎难免流产清宫，由于胎盘植入，不可彻底清宫而留瘀于胞宫，瘀血阻于胞宫，瘀血不去，新血不生，故而持续出血30天，治以活血化瘀，消癥散结，癥块逐渐缩小，子宫复旧正常，再以益气活血，调理月经，月经周期逐渐恢复正常，痛经亦愈，以利下次受孕。

第五章 不孕症

第一节 原发性不孕症

病例一

安某，女，29岁。

初　诊　2018年8月13日。

主　诉　结婚2年未孕，月经推后2个月。

现病史　平素月经规律，13岁初潮，历6～7天，周期30～40天，量较少，色暗红。2个月前出现月经推后7～10天不等，量较少，色红，伴痛经，腰酸，乳房胀痛。上次月经6月24日至6月29日，末次月经为7月31日。结婚2年未孕。

舌　脉　舌腻，脉细

既往史　胃镜检查提示浅表性胃炎（未见具体报告单）。

婚育史　已婚，0-0-0-0。

中医诊断　不孕症；月经后期。

西医诊断　原发性不孕症；月经失调。

治　法　健脾补肾　调理冲任。

处　方　
党参 15g	黄芪 15g	熟地黄 15g	生地黄 15g
续断 15g	杜仲 15g	砂仁^{后入} 5g	淮山药 15g
白芍 15g	枸杞子 15g	鹿角霜 15g	当归 6g

每日1剂，水煎2次，早晚饭后分服。连服10剂。

二　诊　2018年8月29日。

病　史　月经于2018年8月28日如期来潮，现值月经第2天，痛经，腰酸，量偏少。

舌　脉　舌暗红、苔薄腻，脉细弦。

治　法　行气活血，调经止痛。

处　方　川芎 9g　　　当归 10g　　　丹参 15g　　　制香附 9g

党参 15g　　　海螵蛸 15g　　　甘草 6g　　　延胡索 15g

桂枝 6g　　　炒白芍 15g　　　白芍 15g　　　炙甘草 6g

每日 1 剂，水煎 2 次，早晚饭后分服。连服 7 剂。

三　诊　2018 年 10 月 15 日。

病　史　末次月经 9 月 30 日至 10 月 4 日，月经如期来潮，痛经瘥，量稍增，现正值氤氲期，腰酸。

舌　脉　舌薄，脉细。

辅助检查　彩超检查：①子宫浆膜下肌瘤（56mm×37mm）；子宫内膜息肉（11mm×10mm）；右侧卵泡（15mm×11mm）。

中医诊断　癥瘕。

西医诊断　子宫浆膜下肌瘤；子宫内膜息肉。

治　法　患者虽见大于 5cm 子宫肌瘤及内膜息肉，但因求子欲望迫切，故仍应以养血调经、辅助孕育为主、为先，佐以消癥散结。

处　方　女贞子 15g　　　枸杞子 15g　　　覆盆子 15g　　　菟丝子 15g

沙苑子 15g　　　桑椹 10g　　　党参 15g　　　鹿角霜 15g

茯苓 20g　　　当归 6g　　　续断 15g　　　白花蛇舌草 15g

每日 1 剂，水煎 2 次，早晚饭后分服。连服 7 剂。

四　诊　2018 年 10 月 23 日。

病　史　末次月经 9 月 30 日，现已届氤氲期。

舌　脉　舌薄，脉细滑。

辅助检查　（2018 年 10 月 22 日）彩超检查：右侧卵泡 22mm×15mm，子宫内膜厚 9.8mm。

治　法　补肾养血，调冲促排。

处　方　川芎 5g　　　当归 6g　　　路路通 15g　　　五味子 6g

丹参 15g　　　枸杞子 15g　　　女贞子 15g　　　赤芍 12g

续断 15g　　　杜仲 15g　　　菟丝子 15g　　　白芍 12g

每日 1 剂，水煎 2 次，早晚饭后分服。连服 2 剂。

五　诊　2018 年 10 月 25 日。

病　史　卵泡已排，子宫内膜厚 10.1mm，基础体温上升。

治　法　补肝肾，护冲任，以司胎元。

处　方
续断 25g　　　杜仲 15g　　　菟丝子 25g　　　砂仁^{后入} 5g
淮山药 15g　　党参 15g　　　白芍 12g　　　桑寄生 15g
甘草 5g　　　枸杞子 15g

每日 1 剂，水煎 2 次，早晚饭后分服。连服 10 剂。

六　诊　2018 年 11 月 19 日。

病　史　停经 51 天，腹泻 3 次，无阴道出血，恶心，呕吐酸水，稍头晕，纳寐瘥。停经 30 天时感下腹隐痛，但无出血。11 月 16 日停经 46 天时自测尿妊娠试验阳性。

舌　脉　舌薄浊，脉滑。

辅助检查　β-HCG 55581.98IU/L，P 28.40ng/mL。彩超检查：①宫内早孕（1.8cm×1.34cm），可见卵黄囊、胚芽回声及心管搏动，胚芽长 0.39cm（约 6 周 +1 天）；②子宫浆膜下肌瘤（5.6cm×5.35cm）。

中医诊断　妊娠泄泻；癥瘕。

西医诊断　早孕肠炎；子宫肌瘤。

治　法　益气健脾，安胎止呕。

处　方
木香 6g　　　砂仁^{后入} 5g　　党参 15g　　　白术 10g
黄芪 15g　　　半夏 10g　　　野麻草 25g　　　淮山药 15g
续断 15g　　　杜仲 15g　　　菟丝子 25g　　　甘草 5g

每日 1 剂，水煎 2 次，早晚饭后分服。连服 7 剂。

七　诊　2018 年 11 月 30 日。

病　史　妊娠 2 个月，下利已止，下腹不适，恶心纳呆。

舌　脉　舌薄，脉细滑。

治　法　益气健脾，安胎止泻。

处　方	木香 6g	砂仁^{后入} 5g	党参 15g	白术 10g
	黄芪 15g	半夏 10g	陈皮 5g	淮山药 15g
	续断 15g	茯苓 15g	菟丝子 25g	甘草 5g

每日1剂，水煎2次，早晚饭后分服。连服7剂调理。

后患者足月产一男婴。

按语 张锡纯曰："男女生育皆赖肾气作强，肾旺自然萌胎也。"脾肾素虚，冲任亏虚，血海不满不能摄精成孕及月经后期。方中续断、杜仲、枸杞子补肾益精；党参、黄芪、淮山药健脾益气；白芍、生地黄、熟地黄补益肝肾；鹿角霜温补督脉，任督相通。经期以行气活血，调经止痛为主，海螵蛸、丹参、川芎、当归活血行气；香附、枳壳、延胡索行气止痛；桂枝温通经脉；白芍、炒白芍和甘草、炙甘草合用，拘挛缓急止痛则痛经即愈，月经正常。彩超检查虽见大于5cm子宫肌瘤及内膜息肉，但患者求子欲望迫切，故仍应以养血调经、助孕育为主。氤氲期以川芎、当归理气养血；丹参、赤芍、路路通活血疏通胞脉促排；五味子、枸杞子、女贞子、续断、杜仲、菟丝子、白芍滋补肝肾，调补冲任，摄精成孕。再继健脾补肾安胎。

病例二

陈某某，32岁，已婚。

初　诊 2017年6月21日。

主　诉 未避孕未孕2年，伴月经量减少2月余。

现病史 4年前结婚，性生活正常，2年前开始备孕，至今未孕。平素月经规律，13岁初潮，经期7天，周期30～40天，量可，色淡红，经前腰酸，无痛经，无经行乳房胀痛。末次月经为2017年6月16日，近2个月经量减少，色稍黑，无痛经。

个人史 无特殊。

生育史 0-0-0-0。

家族史 无特殊。

辅助检查 PRL：91.08ng/mL。

中医诊断 不孕症；月经过少。

西医诊断 原发性不孕症；月经不规则。

舌　脉 舌质红、苔白，脉细。

治　法　健脾补肾，调理冲任。

处　方　
女贞子 15g　　枸杞子 12g　　菟丝子 15g　　茯苓 15g
山茱萸 10g　　山药 15g　　焦麦芽 30g　　党参 15g
黄芪 15g　　麦芽 30g　　熟地黄 15g

每日 1 剂，水煎 2 次，早晚饭后分服。连服 12 剂。

二　诊　2017 年 7 月 17 日。

病　史　末次月经 7 月 13 日，现值经净后，腰微酸。

舌　脉　舌薄，脉滑。

治　法　益气健脾，调养肝肾。

处　方　
党参 15g　　黄芪 15g　　茯苓 20g　　麦芽 30g
炒麦芽 30g　　锁阳 10g　　女贞子 15g　　枸杞子 15g
鹿角霜 15g　　菟丝子 15g　　覆盆子 15g

每日 1 剂，水煎 2 次，早晚饭后分服。连服 10 剂。

三　诊　2017 年 8 月 2 日。

病　史　自行口服地屈孕酮，中断于 7 月 24 日，阴道出血，量如月经，伴腰酸。

舌　脉　舌薄，脉细滑。

辅助检查　PRL：95.39ng/mL。

治　法　补益肝肾，调理冲任。

处　方　（1）中药。

女贞子 15g　　枸杞子 15g　　菟丝子 15g　　川芎 5g
党参 15g　　黄芪 15g　　海螵蛸 10g　　茯苓 15g
川芎 5g　　麦芽 30g　　焦麦芽 30g　　熟地黄 10g

每日 1 剂，水煎 2 次，早晚饭后分服。连服 7 剂。

（2）维生素 B_6，30mg，每日 3 次。

四　诊　2017 年 8 月 16 日。

病　史　辰下无不适，病史如前。

舌　脉　舌薄，脉细。

辅助检查 妇科彩超：子宫内膜厚 4.3mm，未见优势卵泡。

治　法 补益肝肾，调理冲任。

处　方
女贞子 15g	枸杞子 12g	菟丝子 15g	山茱萸 10g
党参 15g	黄芪 15g	鹿角霜 1g	麦芽 30g
熟地黄 15g	当归 4g	覆盆子 15g	生地黄 15g

每日 1 剂，水煎 2 次，早晚饭后分服。连服 10 剂。

五　诊 2017 年 8 月 24 日。

病　史 末次月经为 7 月 24 日，现已届经期，下腹胀，腰臀酸楚。

舌　脉 舌燥，脉细。

治　法 理气养血，调理冲任。

处　方
女贞子 15g	枸杞子 12g	菟丝子 15g	党参 15g
黄芪 10g	白芍 10g	麦芽 30g	熟地黄 15g
鹿角霜 15g	川芎 5g	海螵蛸 15g	当归 4g

每日 1 剂，水煎 2 次，早晚饭后分服。连服 7 剂。

六　诊 2017 年 9 月 6 日。

病　史 末次月经 8 月 31 日至 9 月 6 日，量可，色鲜红，有血块，偶感腰酸。

舌　脉 舌燥，脉细。

治　法 健脾益气，调补肝肾。

处　方
女贞子 15g	枸杞子 12g	菟丝子 15g	炒麦芽 30g
天冬 10g	麦芽 30g	熟地黄 15g	鹿角霜 15g
覆盆子 15g	生地黄 15g	党参 15g	山茱萸 15g

每日 1 剂，水煎 2 次，早晚饭后分服。连服 7 剂。

七　诊 2017 年 9 月 13 日。

病　史 末次月经 8 月 31 日，现正值氤氲期。

舌　脉 舌薄，脉滑。

辅助检查 （2017 年 9 月 13 日）妇科彩超：子宫内膜厚 5.6mm，双侧多囊卵巢，无优势卵泡。

治　法 健脾益气，调补肝肾。

处　方　女贞子 15g　　枸杞子 12g　　菟丝子 15g　　党参 15g
　　　　　天冬 10g　　　麦芽 30g　　　熟地黄 15g　　鹿角霜 15g
　　　　　覆盆子 15g　　生地黄 15g　　炒麦芽 30g　　山茱萸 15g
　　　　　沙苑子 10g

每日 1 剂，水煎 2 次，早晚饭后分服。连服 10 剂。

八　诊　2017 年 10 月 11 日。

病　史　停经 41 天，自测尿妊娠试验阴性，偶感腰酸，下腹闷痛，末次月经 8 月 31 日。

舌　脉　舌薄，脉滑。

治　法　养血调经，补益肝肾。

处　方　女贞子 15g　　枸杞子 12g　　菟丝子 15g　　党参 15g
　　　　　麦芽 50g　　　丹参 15g　　　鹿角霜 15g　　覆盆子 15g
　　　　　川芎 5g　　　 当归 9g　　　 醋香附 9g　　 炒麦芽 50g

每日 1 剂，水煎 2 次，早晚饭后分服。连服 5 剂。

九　诊　2017 年 10 月 13 日。

病　史　药后 10 月 12 日行经，量中，色红，无痛经，偶感腰酸。

舌　脉　舌薄，脉滑。

治　法　养血调经，补益肝肾。

处　方　枸杞子 15g　　菟丝子 15g　　党参 15g　　　麦芽 50g
　　　　　熟地黄 15g　　鹿角霜 15g　　覆盆子 15g　　生地黄 15g
　　　　　当归 9g　　　 醋香附 10g　　焦麦芽 50g　　川芎 6g

每日 1 剂，水煎 2 次，早晚饭后分服。连服 7 剂。

十　诊　2017 年 10 月 31 日。

病　史　末次月经 10 月 12 日，现已是月经第 19 天。

辅助检查　（2017 年 10 月 31 日）妇科彩超：右侧卵泡 18.3mm×13.5mm，左侧卵泡 19.4mm×17.0mm，子宫内膜厚 1.5cm。

治　法　补养气血，通络助孕。

处　方　菟丝子 15g　　党参 15g　　　麦芽 50g　　　熟地黄 15g

鹿角霜 15g　　覆盆子 15g　　生地黄 15g　　黄芪 15g
山茱萸 15g　　路路通 10g　　川芎 5g　　　当归 10g
香附 10g

每日 1 剂，水煎 2 次，早晚饭后分服。连服 5 剂。

十一诊　2017 年 11 月 22 日。

病　　史　末次月经 10 月 12 日，停经 40 天，自测尿妊娠试验阳性，腰微酸，乳房微胀。

舌　　脉　舌薄，脉细滑。

辅助检查　（2017 年 11 月 18 日）β-HCG：252.4IU/L。（2017 年 11 月 22 日）β-HCG 1496.34IU/L，P 6.89ng/mL。

诊　　断　早孕；宫外孕待排。

治　　法　健脾补肾，固妊安胎。

处　　方　菟丝子 15g　　党参 15g　　麦芽 30g　　熟地黄 15g
　　　　　　黄芪 15g　　　续断 15g　　盐杜仲 10g　砂仁^{后入} 6g
　　　　　　黄芩 6g　　　 甘草 5g　　　桑寄生 15g　白术 10g

每日 1 剂，水煎 2 次，早晚饭后分服。连服 7 剂。

十二诊　2017 年 11 月 27 日。

病　　史　末次月经 10 月 12 日，现已停经 45 天，胃脘不适。

舌　　脉　舌薄，脉细滑。

辅助检查　β-HCG 8403.22IU/L，P 16.79ng/mL。彩超检查示宫内早孕。

诊　　断　早孕。

治　　法　健脾和胃，补肾安胎。

处　　方　（1）中药。

菟丝子 15g　　党参 15g　　麦芽 30g　　黄芪 15g
续断 15g　　　杜仲 10g　　砂仁^{后入} 6g　桑寄生 15g
枸杞子 15g　　白术 10g　　甘草 5g　　　陈皮 5g

每日 1 剂，水煎 2 次，早晚饭后分服。连服 7 剂。

（2）地屈孕酮 10mg，每日 2 次，连服 7 天。

十三诊 2017年12月5日。

病　史 末次月经10月12日，停经55天，腰酸，胃脘不适，欲呕，无阴道出血。

舌　脉 舌薄，脉滑。

辅助检查 （2017年12月4日）β-HCG 25527.41IU/L，P 13.70ng/mL。彩超检查：宫内早孕，孕囊20.2mm×9.8mm，胚芽2.2mm，孕约5W+5D，见胎心；宫腔少量积液，宫腔内见不规则无回声区，范围约15.1mm×6.6mm；双附件区未见明显占位性病变。

中医诊断 胎动不安。

西医诊断 先兆流产。

治　法 健脾理气，补肾安胎。

处　方 （1）中药。

续断25g	杜仲25g	菟丝子25g	白术10g
黄芩9g	砂仁^{后入}5g	淮山药20g	党参20g
苎麻根30g	枸杞子1g	白芍15g	甘草6g

每日1剂，水煎2次，早晚饭后分服。连服7剂。

（2）地屈孕酮10mg，每日2次，连服7天。

十四诊 2017年12月11日。

病　史 已妊娠2个月。

辅助检查 β-HCG 43387.25IU/L，P 15.7ng/mL。妇科彩超：宫内正常妊娠。

治　法 继续以上法善后调理后，足月得一健康男婴。

病例三

林某某，26岁，已婚。

初　诊 2018年4月2日。

主　诉 未避孕未孕8年。

现病史 结婚8年，至今未孕。月经14岁初潮，历时4～5天，周期28天，痛经（±），面部痤疮。末次月经4月1日，现值行经第二天，腹痛隐隐，腰微酸。

舌　脉　舌质红，脉细滑。

个人史　无特殊。

婚育史　已婚，0-0-0-0。

辅助检查　性激素六项：P 0.6ng/mL，T 0.33ng/mL，FSH 9.42IU/L，LH 5.27IU/L，PRL 8.98ng/mL，E2 < 10pg/mL。

中医诊断　不孕症。

西医诊断　原发性不孕症。

治　法　行气止痛，养血调经。

处　方　
川芎 9g	当归 10g	香附 10g	白芍 15g
甘草 5g	枳壳 10g	丹参 15g	桃仁 6g
泽兰 15g	海螵蛸 15g	牛膝 15g	川楝子 15g

每日 1 剂，水煎 2 次，早晚饭后分服。连服 7 剂。

二　诊　2018 年 4 月 10 日。

病　史　现值经后，面部痤疮。

舌　脉　舌红，脉滑。

治　法　补益肝肾，调理冲任。

处　方　
女贞子 15g	菟丝子 15g	覆盆子 15g	桑椹 15g
枸杞子 15g	生地黄 15g	熟地黄 15g	牡丹皮 15g
茯苓 20g	赤豆 15g	山茱萸 15g	牛膝 6g

每日 1 剂，水煎 2 次，早晚饭后分服。连服 14 剂。

三　诊　2018 年 5 月 4 日。

病　史　停经 34 天，自测尿妊娠试验阳性，下腹憋闷似月经将来潮，面部痤疮。

舌　脉　舌质红、苔薄，脉滑。

辅助检查　β-HCG 876.98IU/mL，P 16.50 ng/mL。

诊　断　早孕；宫外孕待排。

治　法　滋养肝肾，凉血安胎。

处　方　（1）中药。

黄芩 10g	白术 10g	竹茹 15g	生地黄 15g

熟地黄 15g　　砂仁^{后入} 5g　　苎麻根 15g　　白芍 15g

黑豆 15g　　太子参 15g　　甘草 5g

每日 1 剂，水煎 2 次，早晚饭后分服。连服 7 剂。

（2）地屈孕酮 10mg，每日 3 次，连服 3 天。

四　诊　2018 年 5 月 7 日。

病　史　停经 37 天，面部痤疮，下腹闷痛。

舌　脉　舌浊、质红，脉细滑。

辅助检查　β-HCG 5894.50，P 17.20 ng/mL。

治　法　滋阴养血，固妊安胎。

处　方　中药守上方续服 4 剂。

地屈孕酮 10mg，每日 3 次，连服 4 天。

五　诊　2018 年 5 月 10 日。

病　史　停经 40 天，下腹胀闷。

舌　脉　舌质红、苔浊，脉滑数。

辅助检查　β-HCG 16802.35IU/mL，P 19.10 ng/mL。

治　法　鉴于患者面部痤疮，考虑胎火较旺，扰动胎元，不改凉血安胎之法。

处　方　守上方服 7 剂。

六　诊　2018 年 5 月 16 日。

病　史　停经 46 天，面部痤疮、下腹胀闷见瘥。

舌　脉　舌质红、苔薄，脉细滑。

辅助检查　β-HCG 56351.71IU/mL，P 21.90 ng/mL。B 超检查：见宫内早孕。

治　法　滋阴养血，固妊安胎。

处　方　（1）中药。

黄芩 10g　　白术 10g　　金银花 10g　　生地黄 15g

熟地黄 15g　　砂仁^{后入} 5g　　苎麻根 15g　　白芍 15g

黑豆 15g　　太子参 15g　　川楝子 10g　　甘草 5g

每日 1 剂，水煎 2 次，早晚饭后分服。连服 5 剂。

（2）地屈孕酮 10mg，每日 3 次，连服 5 天。

七　诊　2018 年 5 月 21 日。

病　史　停经 51 天，腹痛已瘥，面部痤疮见好。

舌　脉　舌质红，脉细滑。

辅助检查　β-HCG 112489IU/mL，P 22.30 ng/mL。彩超检查：宫内 22.7cm×14.2cm，胚芽 1.03cm，见胎心。

处　方　按上方继续服 5 剂保胎。

八　诊　2018 年 5 月 26 日。

病　史　妊娠 8 周，腹痛神疲。

舌　脉　舌浊，脉细滑。

辅助检查　β-HCG 171322.03IU/mL；P 16.10 ng/mL。

处　方　中药守上方续服 7 剂善后调理。

按语　患者不孕 8 年，究其病因虚实夹杂，迁延日久，难以摄精成孕。患者本虚标实，实者乃气血失调，气郁气滞，则血行不畅致痛经。气血瘀滞，阻滞胞脉胞宫，冲任不能相资，致不能摄精成孕。气血瘀滞久则蕴热，则见面部痤疮。故月经前予以行气止痛，养血调经，则气血和顺，冲任得养。虚者为不孕症之根本。肾为先天之本，主生殖，肾虚则不能触发氤氲乐育之气，冲任亏虚而致不孕伴腰酸、腰痛。故经后则予以滋补肝肾，调理冲任，多年不孕一朝治愈。再以补肝肾，安胎元善后。

病例四

彭某，30 岁，已婚。

初　诊　2017 年 11 月 5 日。

主　诉　结婚 2 年未孕。

病　史　末次月经 10 月 2 日，停经 34 天，腰酸肢楚，10 月 31 日自服地屈孕酮。

舌　脉　舌淡，脉细。

月经史　14 岁初潮，经期 7～8 天，周期 28～40 天，量少，色淡红，无血块，无痛经。

婚育史 0-0-0-0。

既往史 无特殊。

辅助检查 尿妊娠试验：阳性。B 超检查：子宫正常大小，双侧卵巢呈多囊样改变，盆腔少量积液。

中医诊断 不孕症。

西医诊断 原发性不孕症。

治　法 养血调经，益气调冲。

处　方　川芎 5g　　　当归 10g　　　香附 10g　　　赤芍 12g

　　　　　鹿角霜 15g　　牛膝 10g　　　海螵蛸 15g　　续断 15g

　　　　　杜仲 15g　　　党参 15g　　　黄芪 15g

每日 1 剂，水煎 2 次，早晚饭后分服。连服 7 剂。

二　诊 2017 年 11 月 22 日。

病　史 末次月经 11 月 19 日，现值行经第 3 天，经量中等，无痛经。

舌　脉 舌淡，脉细。

检　查 性激素六项：均正常。弓形体 IgM（+）、IgG（-）；巨细胞病毒 IgM（+）、IgG（+）；风疹病毒 IgM（-）、IgG（-）。抗精子抗体 IgM（+）、IgG（-）；抗心磷脂抗体 IgM（+）、IgG（+）。

治　法 补肾养血，调理冲任。

处　方　山茱萸 15g　　茯苓 15g　　　淮山药 15g　　当归 10g

　　　　　枸杞子 15g　　白芍 15g　　　党参 15g　　　黄芪 15g

　　　　　女贞子 15g　　菟丝子 15g　　鹿衔草 15g　　覆盆子 15g

每日 1 剂，水煎 2 次，早晚饭后分服。连服 10 剂。

嘱患者避孕。

12 月初开始 B 超检查观察卵泡发育，未见优势卵泡，子宫内膜偏薄，经 2 个月以补肝肾、养气血、调冲任治疗。分别于 2017 年 12 月 21 日、2018 年 1 月 25 日月经如期来潮。

治疗 3 个月后于 2018 年 2 月 12 日复查 TORCH 检查：弓形体 IgM（-）、IgG（-）；巨细胞病毒 IgM（-）、IgG（+）；风疹病毒 IgM（-）、IgG（+）。抗精子抗体：IgM（-）、IgG（-）；抗心磷脂抗体：IgM（-）、IgG（-）。

三　诊　2018 年 4 月 25 日。

病　史　末次月经 4 月 14 日，现为经后第 12 天，监测卵泡，未见优势卵泡，双侧卵巢呈多囊样改变。余无明显不适。

舌　脉　舌质红、苔浊，脉细。

治　法　健脾滋肾，助孕调冲。

处　方　党参 15g　　茯苓 20g　　薏苡仁 15g　　砂仁^{后入} 5g

淮山药 15g　　山茱萸 15g　　女贞子 15g　　枸杞子 15g

覆盆子 15g　　菟丝子 15g　　熟地黄 15g　　牡丹皮 5g

每日 1 剂，水煎 2 次，早晚饭后分服。连服 10 剂。

5 月 19 日月经来潮，6 月 27 日月经来潮，均未监测到优势卵泡。7、8、9 月分别以克罗米芬 50～100mg，每天一次，连服 5 天以促排卵；中药按周期以补肝肾、养气血、调冲任治疗。均未见优势卵泡。但在此期间追踪 TORCH 及抗体均正常。

四　诊　2018 年 11 月 10 日。

病　史　末次月经 11 月 6 日，现值月经第 5 天，经量中等，无痛经。

治　法　健脾理气，活血调经。

处　方　（1）中药。

川芎 5g　　当归 10g　　丹参 15g　　熟地黄 15g

香附 10g　　茺蔚子 15g　　茯苓 15g　　党参 15g

白芍 15g　　黄芪 15g　　鹿衔草 15g　　赤芍 15g

每日 1 剂，水煎 2 次，早晚饭后分服。连服 7 剂。

（2）西药予来曲唑 5mg，1 日 1 次，5 天。

五　诊　2018 年 11 月 19 日。

病　史　B 超检查示左侧卵泡 1.8cm×1.4cm，子宫内膜厚 0.74cm。

舌　脉　舌淡黄，脉细。

治　法　补肾健脾，促排助孕。

处　方　女贞子 15g　　枸杞子 15g　　覆盆子 15g　　当归 6g

五味子 6g　　白芍 12g　　山茱萸 15g　　党参 15g

路通子 15g　　茯苓 15g　　沙苑子 15g　　熟地黄 15g

每日 1 剂，水煎 2 次，早晚饭后分服。连服 5 剂。

六　诊　2018 年 11 月 24 日。

病　史　B 超检查示卵泡已排，子宫内膜厚 1.0cm，基础体温上升。

治　法　补肾健脾，调冲助孕。

处　方　
党参 15g	黄芪 12g	白芍 15g	菟丝子 15g
续断 15g	杜仲 15g	砂仁^{后入} 5g	淮山药 15g
山茱萸 12g	生地黄 15g	熟地黄 15g	茯苓 10g

每日 1 剂，水煎 2 次，早晚饭后分服。连服 14 剂。

七　诊　2018 年 12 月 12 日。

病　史　末次月经 12 月 9 日，现值行经第 4 天，经量尚可，无痛经。

舌　脉　舌薄，脉滑。

治　法　活血养血，理气调经。

处　方　（1）中药。

川芎 5g	当归 10g	香附 9g	白芍 10g
熟地黄 15g	丹参 15g	海螵蛸 12g	枳壳 9g
藕节 15g	女贞子 15g	墨旱莲 15g	

每日 1 剂，水煎 2 次，早晚饭后分服。连服 7 剂。

（2）西药：来曲唑 5mg，每日 1 次。连服 5 天。

八　诊　2018 年 12 月 23 日。

病　史　现正值氤氲期，带下偏多，质稀，余无不适。

舌　脉　舌质淡，脉细。

辅助检查　（2018 年 12 月 21 日）B 超检查：子宫内卵泡 2.4cm×1.7cm，子宫内膜厚 1.04cm。

治　法　补肾活血　通络助孕。

处　方　
生地黄 15g	熟地黄 15g	白芍 15g	当归 9g
路通子 15g	覆盆子 15g	丹参 10g	女贞子 15g
枸杞子 15g	牛膝 10g	山茱萸 15g	沙苑子 15g

每日 1 剂，水煎 2 次，早晚饭后分服。连服 2 剂。

九　　诊　2018 年 12 月 25 日。

病　　史　末次月经 12 月 9 日，腰微酸，余无不适。

舌　　脉　舌质淡，脉细。

辅助检查　B 超检查：卵泡已排，盆腔积液，子宫内膜厚 1.0cm。

治　　法　补肾健脾，调冲助孕。

处　　方　菟丝子 15g　　枸杞子 15g　　续断 25g　　杜仲 25g

　　　　　　白芍 15g　　　熟地黄 15g　　党参 15g　　白术 10g

　　　　　　砂仁^{后入} 5g　　淮山药 15g　　山茱萸 15g　　甘草 5g

每日 1 剂，水煎 2 次，早晚饭后分服。连服 14 剂。

十　　诊　2019 年 1 月 9 日。

病　　史　已届月经第 30 天，临经期腰酸，带下褐色，量少，口干。

舌　　脉　舌质红，脉滑。

血　　查　β-HCG 640 IU/mL；P 28.30 ng/mL。

中医诊断　早早孕；异位妊娠待排。

西医诊断　早早孕；宫外孕待排。

治　　法　健脾补肾，清热安胎。

处　　方　（1）中药。

　　　　　　枯黄芩 10g　　白芍 15g　　　黑豆 15g　　续断 25g

　　　　　　杜仲 25g　　　菟丝子 18g　　白术 10g　　砂仁^{后入} 5g

　　　　　　淮山药 15g　　苎麻根 30g　　党参 15g　　甘草 5g

每日 1 剂，水煎 2 次，早晚饭后分服。连服 5 剂。

（2）西药：地屈孕酮 10mg，每日 3 次，连服 5 天。

十一诊　2019 年 1 月 14 日。

病　　史　停经 35 天，阴道出血点滴，色淡，伴腰酸口干。

舌　　脉　舌淡，脉细滑。

血　　查　β-HCG 5354.68IU/mL，P 34.50ng/mL。

诊　　断　同上。

治　　法　健脾补肾，清热安胎。

处　　方　黄芩 10g　　白芍 15g　　续断 25g　　杜仲 25g

菟丝子 18g　　白术 10g　　砂仁^(后入) 5g　　淮山药 15g
苎麻根 30g　　党参 15g　　山茱萸 15g　　黄芪 10g

每日 1 剂，水煎 2 次，早晚饭后分服，连服 7 剂。

十二诊　2019 年 1 月 21 日。

病　史　停经 43 天，阴道出血已止，腰酸如折。

舌　脉　舌淡黄，脉滑。

辅助检查　B 超检查：宫内 1.6cm×0.8cm 无回声区，未见孕囊，双附件（−）。

治　法　健脾补肾、清热安胎。

处　方　（1）中药。

续断 30g　　杜仲 30g　　菟丝子 25g　　白术 10g
砂仁^(后入) 5g　　党参 15g　　黄芩 10g　　白芍 12g
甘草 5g　　狗脊 15g　　淮山药 15g　　黄芪 10g

每日 1 剂，水煎 2 次，早晚饭后分服。连服 7 剂。

（2）西药：地屈孕酮 10mg，每日 2 次，连服 7 天。

十三诊　2019 年 1 月 28 日。

病　史　停经 50 天，无阴道出血，腰酸见瘥。

舌　脉　舌质红，脉滑。

检　查　B 超检查：宫内孕囊 3.0cm×2.3cm，见胚芽，胎儿约 6W+5D。

治　法　健脾补肾、清热安胎。

处　方　（1）中药：守上方连服 10 剂．

（2）西药：地屈孕酮 10mg，每日 2 次，连服 7 天

十四诊　2019 年 2 月 27 日。

病　史　停经 2 个月余，B 超检查示宫内早孕 11W+4D，见胎心，符合正常妊娠。

按语　患者前后治疗近 1 年 3 个月（2017 年 11 月至 2019 年 2 月），先是发现免疫功能异常，治疗近 3 个月后恢复正常；后 9 个月侧重调理月经，以补肾健脾，调冲助孕治疗，月经恢复正常；妊娠后予健脾补肾，清热安胎治疗近 3 个月，终获良效。

病例五

张某，女，1987年。

初　诊　2018年10月24日。

主　诉　未避孕未孕3年。

现病史　2016年1月结婚至今，性生活正常且未避孕未孕，于福建医科大学附属第一医院查子宫输卵管碘油造影提示双侧输卵管通畅，监测卵泡提示排卵障碍，促排后未孕，建议人工授精，患者拒绝，丈夫精液常规提示精子活力弱（未见单）。辰下形体肥胖，平素畏寒，纳寐可，小便调，每日大便3～4次，成形。

舌　脉　舌淡红、苔黄腻，脉细滑。

既往史　无特殊。

月经史　15岁初潮，经期7天，周期为30天，夹血块，无痛经。近期月经情况：8月3日行经，7天干净，9月10日行经，淋漓不尽12天，末次月经为10月10日，血块多，无痛经，无腰酸，无乳房胀痛，7天干净。

婚育史　已婚，0-0-0-0。

辅助检查　妇科彩超：未见优势卵泡，子宫内膜厚6.2mm。

中医诊断　不孕症。

西医诊断　原发性不孕症。

治　法　补肾固冲，佐以养血。

处　方　女贞子15g　　枸杞子15g　　菟丝子18g　　山茱萸15g
　　　　　　党参15g　　　熟地黄15g　　淫羊藿15g　　鹿角霜15g
　　　　　　白芍15g　　　覆盆子10g　　沙苑子10g　　当归6g

每日1剂，水煎2次，早晚饭后分服。连服5剂。

二　诊　2018年10月31日。

病　史　月经第21天，腰酸畏寒。

辅助检查　妇科彩超：卵泡（-），子宫内膜厚6.5mm，盆腔无积液。

舌　脉　舌淡红，脉细滑。

治　法　健脾补肾，调理冲任。

处　方　女贞子15g　　枸杞子15g　　菟丝子18g　　山茱萸15g
　　　　　　党参15g　　　黄芪15g　　　鹿角霜15g　　淫羊藿15g

　　　　锁阳 10g　　　　茯苓 15g　　　　覆盆子 10g

每日 1 剂，水煎 2 次，早晚饭后分服。连服 7 剂。

三　诊　2018 年 11 月 7 日。

病　史　末次月经为 10 月 10 日，已届经期，乳房微胀，形体肥胖，形寒畏冷。

治　法　补肾健脾，行气活血。

处　方　女贞子 15g　　枸杞子 15g　　菟丝子 18g　　山茱萸 15g
　　　　　党参 15g　　　鹿角霜 15g　　覆盆子 10g　　茯苓 15g
　　　　　川芎 5g　　　 当归 10g　　　醋香附 10g　　丝瓜络 9g

每日 1 剂，水煎 2 次，早晚饭后分服。连服 7 剂。

四　诊　2018 年 11 月 21 日。

病　史　末次月经为 11 月 12 日，夹血块，形体肥胖，形寒畏冷。

舌　脉　舌浊，脉细。

治　法　补肾温阳，健脾养血。

处　方　仙灵脾 12g　　党参 15g　　　黄芪 15g　　　锁阳 10g
　　　　　巴戟天 15g　　茯苓 20g　　　鹿角霜 15g　　山茱萸 15g
　　　　　当归 6g　　　 枸杞子 15g　　熟地黄 15g　　菟丝子 15g

每日 1 剂，水煎 2 次，早晚饭后分服。连服 5 剂。

五　诊　2018 年 11 月 26 日。

病　史　同前，末次月经为 11 月 12 日。

舌　脉　舌浊，脉细。

辅助检查　（2018 年 11 月 24 日）妇科彩超：左侧卵泡 1.1cm×0.8cm，子宫内膜厚 0.7cm。

处　方　守上方服 5 剂。每日 1 剂，水煎服。

六　诊　2018 年 12 月 1 日。

病　史　同前。

辅助检查　妇科彩超：左侧卵泡已排，子宫内膜厚 0.74cm。

舌　脉　舌淡红，脉细滑。

治　法　健脾补肾，调冲助孕。

处　方　女贞子 15g　　枸杞子 15g　　菟丝子 18g　　山茱萸 15g

党参 15g　　砂仁^{后入} 6g　　覆盆子 10g　　茯苓 30g

黄芪 15g　　续断 15g　　沙苑子 15g　　盐杜仲 15g

每日 1 剂，水煎 2 次，早晚饭后分服。连服 10 剂。

七　诊　2019 年 1 月 7 日

病　史　末次月经为 12 月 22 日，血块多，腰酸，形寒畏冷。

辅助检查　左侧卵泡 2.33cm×2.65cm，子宫内膜厚 0.73cm。

舌　脉　舌淡红，脉细滑。

治　疗　健脾补肾，调冲促排。

处　方　枸杞子 15g　　菟丝子 18g　　党参 15g　　覆盆子 10g

茯苓 15g　　山茱萸 10g　　黄芪 15g　　鹿角霜 15g

川芎 5g　　路路通 15g　　醋香附 6g　　当归 10g

每日 1 剂，水煎 2 次，早晚饭后分服。服 2 剂。

八　诊　2019 年 1 月 9 日

病　史　B 超检查示卵泡已排，子宫内膜厚 0.84cm。

治　法　健脾补肾，调冲助孕。

舌　脉　舌淡红，脉细滑。

处　方　枸杞子 15g　　菟丝子 18g　　党参 15g　　覆盆子 10g

茯苓 15g　　山茱萸 10g　　黄芪 15g　　鹿角霜 15g

续断 15g　　杜仲 15g　　砂仁^{后入} 5g　　淮山药 15g

每日 1 剂，水煎 2 次，早晚饭后分服。连服 10 剂。

九　诊　2019 年 2 月 27 日

病　史　末次月经 2 月 23 日，月经量减少，色可，无血块，痛经轻，腰酸畏寒渐瘥，纳寐可，二便调，形体肥胖。

舌　脉　舌红、苔薄白，脉细数。

治　法　养血调经，暖宫温肾。

处　　方　　川芎 5g　　　当归 10g　　　女贞子 15g　　　狗脊 15g
　　　　　　赤芍 15g　　　党参 15g　　　补骨脂 15g　　　枸杞子 15g
　　　　　　鹿角霜 15g　　覆盆子 15g　　淫羊藿 15g　　　锁阳 10g

每日 1 剂，水煎 2 次，早晚饭后分服。连服 7 剂。

十　　诊　　2019 年 3 月 9 日

病　　史　　末次月经为 2 月 23 日。

辅助检查　　（2019 年 3 月 7 日）妇科彩超：右侧卵泡 2.5cm×1.8cm，子宫内膜厚 1.03cm。（2019 年 3 月 8 日）妇科彩超：卵泡已排，子宫内膜厚 0.98cm。

治　　疗　　益气补肾，调冲助孕。

处　　方　　党参 15g　　　黄芪 15g　　　山茱萸 15g　　　续断 15g
　　　　　　枸杞子 15g　　菟丝子 15g　　女贞子 15g　　　杜仲 20g
　　　　　　当归 6g　　　 山药 15g　　　桑寄生 15g　　　狗脊 10g

每日 1 剂，水煎 2 次，早晚饭后分服。连服 10 剂。

十一诊　　2019 年 3 月 30 日。

病　　史　　末次月经为 2 月 23 日，停经 36 天，下腹闷痛，腰酸神疲，形寒畏冷。

舌　　脉　　舌淡，脉细滑。

辅助检查　　（2019 年 3 月 24 日）β-HCG 146IU/mL，P 18.48ng/mL。尿妊娠试验（+）。（2019 年 3 月 30 日）妇科彩超：子宫内膜厚 14.6mm，双附件未见异常，盆腔积液。

诊　　断　　早早孕；宫外孕待排。

治　　疗　　益气补肾，固妊安胎。

处　　方　　（1）中药。

　　　　　　党参 15g　　　黄芪 15g　　　枸杞子 15g　　　菟丝子 25g
　　　　　　杜仲 25g　　　续断 25g　　　莲子 15g　　　　槲寄生 15g
　　　　　　白芍 15g　　　砂仁^{后入} 5g　　山药 25g　　　　炙甘草 5g

每日 1 剂，水煎 2 次，早晚饭后分服。连服 7 剂。

（2）西药：地屈孕酮 10mg，每日 2 次，连服 7 天。

十二诊 2019 年 4 月 10 日。

病　史　末次月经为 2 月 23 日，停经 47 天，口干，腰酸便溏，形寒畏冷。

舌　脉　舌淡红、苔白，脉细滑。

辅助检查　β-HCG 48238.77IU/mL，P 25.3ng/mL。妇科彩超：宫内早孕。

治　疗　健脾补肾，固妊安胎。

处　方　党参 15g　　黄芪 15g　　白术 10g　　砂仁^{后入} 5g
　　　　　淮山药 15g　麦芽 15g　　谷芽 15g　　芡实 15g
　　　　　菟丝子 25g　续断 25g　　杜仲 25g　　甘草 5g

每日 1 剂，水煎 2 次，早晚饭后分服。连服 7 剂。

十三诊 2019 年 4 月 22 日

病　史　末次月经为 2 月 23 日，停经 59 天，下腹闷痛缓解，寐欠。

（2019 年 4 月 16 日）妇科彩超：孕囊 38cm×20cm，见胚芽 6.7cm（6W+4D），见心管搏动，符合正常妊娠。（2019 年 4 月 22 日）β-HCG：164497.58IU/mL，P：22.4ng/mL。

处　方　方药同上方加合欢皮 9g。

每日 1 剂，水煎 2 次，早晚饭后分服。连服 7 剂。

十四诊 2019 年 4 月 29 日。

病　史　末次月经为 2 月 23 日，停经 2 月余。

辅助检查　β-HCG 187160.41IU/mL，P 24.5ng/mL。妇科彩超：孕囊 5.56cm×3.2cm，头臀长 2.43cm（9W+1D），可见胎心、胎动。

按语　患者素体肾阳亏虚，阳气虚弱则生化失期，不能触发氤氲乐育之气，令不能摄精成孕。阳虚则肾失温煦，见形寒腰酸，形体肥胖，肾虚火不暖土，则下利泄泻。治以补肾温阳，健脾暖宫，益气养血。历时半年治疗，喜获良效。方中仙灵脾、鹿角霜、锁阳、巴戟天补肾助阳；女贞子、枸杞子、菟丝子、山茱萸、覆盆子、沙苑子、续断、杜仲等补益肝肾，填精养髓；临届经期，参芪四物汤加香附益气养血，理气活血。彩超检查见优势卵泡，酌加川芎、当归、醋香附、路路通、丝瓜络调冲通络以促排助孕。灵活辨证，正确施治，方可摄精成孕，再以益气补肾，固妊安胎善后。

病例六

陈某某，29岁，已婚。

初　诊　2013年10月22日。

主　诉　结婚1年余未孕。

现病史　13岁月经初潮，周期正常，30天一潮。惟量少色黯，行经期下腹坠痛冷感，性欲淡漠。末次月经为10月3日。

舌　脉　舌质淡，脉沉细。

中医诊断　不孕症。

西医诊断　原发性不孕症。

治　法　温补肾气，健脾益血。

处　方　紫河车4g　　　石楠藤15g　　紫石英15g　　党参15g
　　　　　（正生）黄芪15g　肉苁蓉15g　　菟丝子15g　　山茱萸15g
　　　　　（九蒸）地黄15g　淫羊藿15g　　当归中6g

每日1剂，水煎2次，早晚饭后分服。连服7剂。

二　诊　2013年10月29日。

病　史　药后下腹冷感见轻，唯精神稍差。

舌　脉　舌质淡，脉沉细。

治　法　已届经期，守上方加香附6g、川芎3g以养气血。连服5剂。

三　诊　2013年11月12日。

病　史　末次月经11月5日，下腹冷感、坠痛均瘥，经色暗红，经量稍增。

舌　脉　舌质淡，脉沉细。

治　法　补肾温阳，填精养血。

处　方　紫河车4g　　当归4g　　　熟地黄10g　　紫石英15g
　　　　　石楠藤15g　　肉苁蓉15g　　覆盆子15g　　山茱萸15g
　　　　　党参15g　　　淫羊藿15g　　黄花金龟15g

每日1剂，水煎2次，早晚饭后分服。连服7剂。

四　诊　2013年11月19日。

病　史　已届氤氲期，下腹冷感见瘥，形寒畏冷。

舌　脉　舌质淡，脉沉细。

治　法　补肾温阳，调理冲任。

处　方　紫河车 6g　　石楠藤 15g　　路路通 15g　　当归 4g

　　　　　制香附 4g　　紫石英 15g　　淫羊藿 15g　　党参 15g

　　　　　山茱萸 15g　　熟地黄 15g　　鹿角霜 10g

每日 1 剂，水煎 2 次，早晚饭后分服。连服 5 剂。

嘱即日起测 BBT。

五　诊　2013 年 11 月 28 日。

病　史　月经第 23 天，BBT 维持在 36.8～36.9℃已经 7 天，失眠，泛恶，纳呆。

舌　脉　舌质淡，脉细滑。

治　法　健脾补肾，理气和胃。

处　方　广木香 3g　　砂仁^{后入} 5g　　稻香陈 5g　　姜竹茹 15g

　　　　　党参 15g　　淮山药 15g　　白术 9g　　甘草梢 6g

　　　　　菟丝子 15g

每日 1 剂，水煎 2 次，早晚饭后分服。连服 7 剂。

六　诊　2013 年 12 月 5 日。

病　史　已届经期，口干口渴，下腹闷痛似月经将潮。BBT 已连续 14 天维持在 36.8～37℃。尿妊娠试验呈极弱阳性。

舌　脉　舌淡、苔微黄，脉细滑尺弱。

诊　断　恐胎元不固，须防暗产。

治　法　补益脾肾，安胎固妊。

处　方　（1）中药。

　　　　　党参 15g　　黄芪 15g　　续断 15g　　杜仲 15g

　　　　　桑寄生 15g　　白术 9g　　黄芩 6g　　姜竹茹 15g

　　　　　白芍 10g　　甘草 5g　　砂仁^{后入} 3g

每日 1 剂，水煎 2 次，早晚饭后分服。连服 7 剂。

（2）西药：地屈孕酮 10mg，每日 2 次，连服 7 天。

七　诊　2013年12月12日。

病　史　停经37天，微恶风寒，轻咳，泛恶，纳呆，腰背酸楚，BBT：36.8～37℃。

诊　断　咳嗽（风寒外束腠理）。

治　法　辛温解表，宣肺止咳。

处　方　小桂枝4g　　寒草6g　　白芍10g　　甘草5g
　　　　　紫苏叶9g　　陈皮5g　　前胡6g　　枇杷叶9g
　　　　　桔梗6g　　　甘草5g　　白术9g

每日1剂，水煎2次，早晚饭后分服。连服3剂。

七　诊　2013年12月25日。

病　史　停经50天，腰酸欲呕，B超检查确诊宫内早孕。

舌　脉　舌淡，脉细滑。

诊　断　胎动不安。

治　法　健脾补肾，安胎固妊。

处　方　党参15g　　黄芪15g　　续断15g　　杜仲15g
　　　　　桑寄生15g　白术9g　　　半夏9g　　姜竹茹15g
　　　　　菟丝子15g　砂仁^{后入}5g　甘草4g

每日1剂，水煎2次，早晚饭后分服。连服7剂善后。

病例七

曹某某，30岁，已婚。

初　诊　2013年4月11日。

主　诉　结婚2年未孕，阴道少量出血6天。

病　史　14岁月经初潮，历7天，周期35～37天，末次月经3月6日，阴道少量出血已6天，量少色淡，烦躁，乳房胀，但无腰酸。尿妊娠试验（－）。

舌　脉　舌淡黄，脉弦。

既往史　荨麻疹史。

中医诊断　不孕症；月经后期。

西医诊断　原发性不孕症；月经失调。

治　法　疏肝理气，活血调经。

处　方　牡丹皮 6g　　玫瑰花 5g　　代代花 6g　　夏枯草 12g
　　　　当归中 4g　　川芎 3g　　　海螵蛸 10g　　生蒲黄 6g
　　　　益母草 10g　　茺蔚子 10g　　制香附 6g
每日 1 剂，水煎 2 次，早晚饭后分服。连服 5 剂。

二　诊　2013 年 5 月 2 日。

病　史　月经 4 月 11 日来潮，药后经量增多，7 天干净。辰下月经提前 9 天于今日来潮，量多色淡，腰酸，乳房胀，少腹闷痛。

舌　脉　舌淡黄，脉细软。

治　法　益气养血，调理月经。

处　方　川芎 5g　　　当归 6g　　　丹参 12g　　赤芍 15g
　　　　白芍 15g　　　党参 15g　　　黄芪 12g　　香附 9g
　　　　夏枯草 10g　　柴胡 5g　　　熟地黄 12g　　枳壳 6g
每日 1 剂，水煎 2 次，早晚饭后分服。连服 7 剂。

三　诊　2013 年 5 月 10 日。

病　史　正值月经干净，神疲乏力，腰酸背痛，大便溏薄，偶有身痒。

舌　脉　舌薄、质淡，脉细滑。

治　法　健脾补肾，调理冲任。

处　方　党参 15g　　　黄芪 15g　　　鹿角霜 12g　　女贞子 15g
　　　　枸杞子 15g　　菟丝子 15g　　熟地黄 15g　　覆盆子 12g
　　　　淮山药 15g　　芡实 15g　　　砂仁^{后入} 3g
每日 1 剂，水煎 2 次，早晚饭后分服。连服 7 剂。
经治疗 3 个月，月经周期恢复正常。

四　诊　2013 年 9 月 26 日。

病　史　末次月经为 8 月 19 日，现已停经 38 天，纳呆，恶寒怕冷，下腹闷痛，似月经之将兆。BBT 为 36.8℃，尿妊娠试验（+）。

舌　脉　舌薄白，脉滑。

诊　断　早早孕，宫外孕待排。

治　法　补肾健脾，安胎固孕。

处　方　党参 15g　　　黄芪 15g　　　砂仁^{后入} 3g　　白术 9g
　　　　　陈皮 5g　　　　紫苏梗 5g　　菟丝子 15g　　白芍 12g
　　　　　淮山药 15g　　　续断 15g　　　杜仲 15g

每日 1 剂，水煎 2 次，早晚饭后分服。连服 7 剂。

五　诊　2013 年 10 月 7 日。

病　史　妊娠 48 天，B 超检查宫内早孕。

处　方　继续守上方保胎善后。

> **按语**　患者因久未受孕，继发肝气郁结，症见烦躁、乳房胀痛，肝气郁甚，以致冲任不能相资，无以摄精成孕。肝郁克脾，脾伤则生化不足，月经量少、色暗；脾气虚则不能通任脉以达带脉，任带失调，胎孕不受。治疗原则：经前疏肝行气，养血调经；经后以健脾益气，调理冲任。经 3 个月经周期治疗，月经恢复正常，冲任相资，喜获胎孕。

病例八

黄某某，30 岁，已婚。

初　诊　2013 年 7 月 31 日。

主　诉　未避孕 1 年未孕。

现病史　结婚 2 年，避孕 1 年，未避孕 1 年未孕。14 岁月经初潮，周期 30～35 天，经期 3 天，今日月经来潮，量少，色暗红，无痛经。

舌　脉　舌淡红，脉细滑。

中医诊断　不孕症。

西医诊断　原发性不孕症。

治　法　益气养血，调理月经。

处　方　川芎 5g　　　当归 6g　　　赤芍 5g　　　白芍 5g
　　　　　丹参 15g　　　穞豆 15g　　香附 9g　　　益母草 15g
　　　　　熟地黄 15g　　女贞子 15g　海螵蛸 15g

每日 1 剂，水煎 2 次，早晚饭后分服。连服 5 剂。

二　诊　2013 年 8 月 11 日。

病　史　末次月经为 7 月 31 日至 8 月 3 日，量少，色转鲜红，历 4 天，现已届经后第 12 天，偶感腰背酸楚。

舌　　脉　舌淡红，脉细滑。

治　　法　补益肝肾，养血调冲。

处　　方　

女贞子 15g	枸杞子 15g	覆盆子 15g	菟丝子 15g
党参 15g	淫羊藿 15g	黄花金龟 15g	鹿角霜 15g
石枣 15g	生地黄 15g	熟地黄 15g	当归中 6g

每日 1 剂，水煎 2 次，早晚饭后分服。连服 7 剂。

三　　诊　2013 年 8 月 18 日。

病　　史　经后 18 天，腰背酸楚稍瘥。

舌　　脉　如前。

治　　法　仍继补肝肾、益气血之法。

处　　方　

女贞子 15g	枸杞子 15g	覆盆子 15g	菟丝子 15g
白芍 15g	党参 15g	生地黄 15g	熟地黄 15g
当归中 4g	杭白芍 12g	续断 15g	山茱萸 15g

每日 1 剂，水煎 2 次，早晚饭后分服。连服 7 剂。

四　　诊　2013 年 9 月 1 日。

病　　史　已届经期，自查尿妊娠试验弱阳性，无腰酸肢楚，但全身浮热。

舌　　脉　舌质红、苔薄，脉细滑、两尺弱。

诊　　断　种子成功。

治　　法　健脾补肾、固任安胎。

处　　方　

党参 15g	黄芪 15g	续断 15g	杜仲 15g
桑寄生 15g	菟丝子 15g	白术 9g	苎麻根 15g
黄芩 6g	黑豆 15g	白芍 15g	甘草 5g

每日 1 剂，水煎 2 次，早晚饭后分服。连服 7 剂。

五　　诊　2013 年 9 月 10 日。

病　　史　停经 41 天，阴道少量出血 2 天，色淡，腰背酸楚，口干纳呆，全身浮热，大便硬结。尿妊娠试验（＋）。

舌　　脉　舌红、苔薄，脉细滑、两尺弱。

诊　　断　早早孕，宫外孕待排。

治　　法　滋肾安胎、安胎止血。

处　　方　菟丝子15g　　枸杞子15g　　续断15g　　杜仲15g
　　　　　苎麻根30g　　山茱萸15g　　地榆15g　　黄芩9g
　　　　　墨旱莲15g　　杭白芍15g　　甘草5g　　　竹茹10g

每日1剂，水煎2次，早晚饭后分服。连服7剂。

六　　诊　2013年9月17日。

病　　史　停经47天，药后阴道出血已止，B超检查示宫内早孕。

处　　方　照上方继以安胎善后。

按语　患者虽月经周期正常，但经量少，色暗红，常伴腰背酸楚，可见肾虚，不能摄精成孕，冲任失调，血海亏虚，故见月经量少，治以补肝肾、调冲任、养气血。任通冲盛、血海充盈、肾气充实，能触发氤氲乐育之气，进而摄精成孕，再以寿胎丸为主补肾固妊安胎。

病例九

陈某，35岁，已婚。

初　　诊　2015年6月20日。

主　　诉　未避孕未再孕3年，带下量多已2个多月。

现 病 史　未避孕未再孕3年，带下量多已2个多月，色黄，质黏稠，伴下部闷疼痛，末次月经6月11日。

舌　　脉　舌苔黄腻，脉滑。

月 经 史　月经30多天一周期，历5~7天。

婚 育 史　1-0-1-1。3年前流产，此后未避孕未再孕。

辅助检查　白带常规：霉菌（-）；滴虫（-），清洁度Ⅲ度。

妇科检查　阴道见脓性分泌物，宫体前位，饱满，轻压痛，双附件触痛。

中医诊断　带下；不孕症。

西医诊断　盆腔炎；继发性不孕症。

治　　法　清热利湿，行气止痛。

处　　方　金银花15g　　天葵15g　　蒲公英15g　　紫花地丁15g
　　　　　香附9g　　　延胡索15g　　小茴香^{后入}6g　　胭脂根15g

| | | 连翘 15g | 薏苡仁 15g | 甘草梢 6g | 石韦 15g |

每日 1 剂，水煎 2 次，早晚饭后分服。连服 10 剂。

二　诊　2015 年 7 月 14 日。
病　史　今日月经来潮，量中等，夹血块，下腹闷痛，腰酸。
舌　脉　苔薄浊，脉滑。
治　法　清热活血，行气止痛。
处　方　金银花 15g　　天葵子 15g　　蒲公英 15g　　杭白芍 15g
　　　　　　香附 9g　　　　延胡索 15g　　小茴香^{后入} 6g　当归中 10g
　　　　　　连翘 15g　　　川芎 6g　　　海螵蛸 15g　　甘草梢 6g

每日 1 剂，水煎 2 次，早晚饭后分服。连服 7 剂。

三　诊　2015 年 7 月 31 日。
病　史　药后腹痛见瘥，带下量多，色黄，质黏稠。
舌　脉　苔薄浊，脉滑。
辅助检查　白带常规：清洁度Ⅲ度。
妇科检查　阴道见脓性分泌物，宫体前倾较大，左附件压痛。
治　法　清热利湿，行气止痛。
处　方　苍术 9g　　　白术 9g　　　土茯苓 15g　　黄柏 10g
　　　　　　砂仁^{后入} 5g　鸡冠花 15g　　椿根皮 15g　　甘草 5g
　　　　　　金银花 15g　　胭脂根 15g　　延胡索 15g　　川楝子 15g

每日 1 剂，水煎 2 次，早晚饭后分服。连服 7 剂。

四　诊　2015 年 8 月 7 日。
病　史　药后下腹闷痛，腰酸，经后带下多色黄，质稠。
舌　脉　舌微黄，脉滑。
辅助检查　白带常规：白细胞酯酶（+）；清洁度Ⅱ度。
妇科检查　外阴（-），阴道见少量脓性分泌物，宫颈（-），宫体轻压痛，双附件轻压痛。

上方继服 10 天。

五　诊　2015 年 8 月 29 日。

病　史　8 月 14 日月经来潮，量中等，夹血块，色黑，尿痛，下腹闷痛。辰下腰酸疼痛，带下已少，尿痛已瘥，下腹闷痛。

舌　脉　舌黄，脉滑。

辅助检查　尿十项：细菌（++）。微生态：滴虫（-），霉菌（-），清洁度Ⅱ°。

治　法　清热利湿，利尿通淋。

处　方　鱼腥草 30g　　荠菜 20g　　桂枝 4g　　茯苓 20g
　　　　　车前草 15g　　金银花 15g　蒲公英 15g　甘草 6g
　　　　　薏苡仁 20g　　赤小豆 20g　白茅根 15g　黄柏 6g

每日 1 剂，水煎 2 次，早晚饭后分服。连服 7 剂。

六　诊　2015 年 9 月 27 日。

病　史　带下已少，尿痛已解，下腹闷痛均瘥。末次月经 9 月 13 日，量少，腰酸有闷坠感。

舌　脉　舌薄黄，脉滑。

治　法　补益肝肾，调理冲任。

处　方　党参 15g　　续断 15g　　枸杞子 15g　狗脊 15g
　　　　　桑寄生 15g　菟丝子 15g　砂仁^{后入} 5g　山茱萸 15g
　　　　　女贞子 15g　白芍 15g　　甘草 5g　　马齿苋 15g

每日 1 剂，水煎 2 次，早晚饭后分服。连服 10 剂。

七　诊　2015 年 10 月 19 日。

病　史　月经于 10 月 16 日来潮，量少，色暗，神疲，腰酸。

舌　脉　舌质红、苔薄，脉弦细。

治　法　益气养血，活血调经。

处　方　川芎 6g　　当归 10g　　赤芍 15g　　丹参 15g
　　　　　红花 6g　　香附 9g　　党参 15g　　白芍 15g
　　　　　甘草 5g　　海螵蛸 15g　黄芪 10g　　鹿角霜 10g

每日 1 剂，水煎 2 次，早晚饭后分服。连服 5 剂。

八　诊　2015 年 10 月 28 日。

病　史　带下已少，胃脘胀，嗳气，神疲，腰酸。

舌　脉　舌质红、苔黄，脉细。

辅助检查　B 超检查：左卵巢见一卵泡大约 13.2mm×13mm，子宫内膜厚 6mm。

治　法　健脾补肾，理气和胃。

处　方　女贞子 15g　　覆盆子 15g　　砂仁^{后入} 5g　　陈皮 5g
　　　　　菟丝子 15g　　太子参 15g　　茯苓 25g　　　枸杞子 15g
　　　　　沙苑子 15g　　山茱萸 15g　　甘草 6g　　　 佛手 10g

每日 1 剂，水煎 2 次，早晚饭后分服。连服 5 剂。

九　诊　2015 年 11 月 1 日。

病　史　B 超检查提示卵泡已排，子宫内膜厚 9mm，可见盆腔积液。

治　法　补益肝肾，调冲助孕。

舌　脉　舌质红、苔黄，脉细。

处　方　女贞子 15g　　覆盆子 15g　　菟丝子 15g　　熟地黄 15g
　　　　　白芍 15g　　　太子参 15g　　山茱萸 15g　　枸杞子 15g
　　　　　黑豆 15g　　　续断 15g　　　杜仲 15g　　　白芍 10g

每日 1 剂，水煎 2 次，早晚饭后分服。连服 10 剂。

十　诊　2015 年 11 月 15 日。

病　史　已届经期，下腹闷痛，乳房胀，腰疼痛，四肢疲乏，末次月经为 10 月 16 日。

舌　脉　舌淡，脉细。

辅助检查　尿妊娠试验阳性。血 β-HCG 99.14IU/mL；P 16.96ng/mL。

诊　断　早早孕；宫外孕待排。

治　法　补肾安胎，理气止痛。

处　方　（1）中药。

　　　　　枸杞子 15g　　太子参 15g　　砂仁^{后入} 5g　　白术 12g
　　　　　甘草 5g　　　 白芍 15g　　　甘草 5g　　　 续断 15g
　　　　　黑豆 15g　　　杜仲 15g　　　菟丝子 15g

每日1剂，水煎2次，早晚饭后分服。连服7剂。

（2）西药：地屈孕酮10mg，每日2次，连服7天。

十一诊 2015年11月22日。

病　史 停经37天，神疲，嗜睡，纳呆泛恶。

舌　脉 同前。

辅助检查 血β-HCG 3075.18IU/mL；P 23.21ng/mL，E2 197pg/mL。B超检查：宫内孕囊0.6cm×0.8cm。

治　法 健脾补肾，固妊安胎。

处　方　党参15g　　　白术9g　　　稻香陈6g　　　甘草5g
　　　　　　竹茹15g　　　半夏9g　　　续断25g　　　　杜仲25g
　　　　　　菟丝子15g　　淮山药15g

每日1剂，水煎2次，早晚饭后分服。连服10剂。

此后患者未来就诊。

病例十

吴某某，28岁，已婚。

初　诊 2012年12月16日。

主　诉 结婚1年未避孕未孕。

病　史 10月曾因带下量多，色浓绿，就诊福建省妇幼保健院，查出支原体性阴道炎及滴虫性阴道炎，经治疗已愈。平素带下仍多伴右下腹闷痛。B超检查示右卵巢囊肿4cm×4cm。月经周期30~50天，量多，色暗红夹血块，经行前一天下腹疼痛。末次月经为11月24日。

舌　脉 舌浊腻，脉濡。

中医诊断 不孕症；带下；肠覃。

西医诊断 原发性不孕症；阴道炎；卵巢囊肿。

治　法 清湿热，养气血，散瘀滞。

处　方　苍术9g　　　　黄柏9g　　　砂仁^{后入}5g　　大血藤15g
　　　　　　胭脂根15g　　　当归4g　　　香附6g　　　　白花蛇舌草15g
　　　　　　半边莲15g　　　紫草12g　　　皂角刺10g　　　醋鳖甲10g

每日1剂，水煎2次，早晚饭后分服。连服7剂。

二　诊　2013 年 1 月 3 日。

病　史　停经 40 天，腰酸痛，带下多，下腹闷痛。尿妊娠试验阴性。

舌　脉　舌浊腻，脉滑。

治　法　养气血，清湿热，调月经。

处　方

川芎 5g	当归 6g	丹参 15g	赤芍 15g
香附 9g	益母草 15g	椿皮 10g	大血藤 15g
黄柏 6g	枳壳 4.5g	留行子 9g	天葵子 12g

每日 1 剂，水煎 2 次，早晚饭后分服。连服 7 剂。

三　诊　2013 年 2 月 22 日。

病　史　药后月经于 1 月 9 日来潮，2 月 14 日月经自然来潮。B 超检查，提示右附件囊肿，而来就诊。辰下带下量多秽臭，色浓绿，伴下腹胀痛、腰背酸痛。阴道分泌物查出滴虫性阴道炎。

舌　脉　舌浊腻，脉滑。

治　法　清湿热，理带下，散瘀结。

处　方

龙胆草 9g	黄柏 9g	砂仁^{后入} 5g	大血藤 15g
胭脂根 15g	当归 6g	香附 9g	栀子 6g
半边莲 15g	紫草 12g	皂角刺 10g	鳖甲 10g

每日 1 剂，水煎 2 次，早晚饭后分服。连服 10 剂。

需连续 3 个月经后中西医结合治疗滴虫性阴道炎，且夫妻同治。

四　诊　2013 年 6 月 8 日。

病　史　6 月 1 日经潮，在福建省妇幼保健院复诊：滴虫性阴道炎已愈，复染人型支原体性阴道炎。带下多如米糊样，无秽臭，下腹闷痛，腰酸胀。

舌　脉　舌黄腻，脉滑。

治　法　清湿热，消带下，散瘀结。

处　方

萆薢 15g	龙胆草 6g	土茯苓 15g	黄柏 6g
蚕沙 6g	醋鳖甲 10g	金银花 15g	甘草 5g
栀子 6g	木槿花 15g	鸡冠花 15g	当归 6g

上方随症加减，治疗一个月。

五　诊　2013 年 7 月 21 日。

病　史　停经 50 天，尿妊娠试验阴性，带下已减少，B 超检查示子宫内膜厚 0.8cm，双附件未见异常。

舌　脉　舌黄腻，脉滑。

治　法　补冲任，养气血，调月经。

处　方
川芎 5g	当归 6g	海螵蛸 10g	茺蔚子 10g
丹参 12g	党参 10g	怀牛膝 10g	制香附 9g
女贞子 15g	枸杞子 15g	鹿角霜 15g	

每日 1 剂，水煎 2 次，早晚饭后分服。连服 7 剂。

六　诊　2013 年 8 月 8 日。

病　史　月经退后于 7 月 30 日经潮，复查滴虫性阴道炎、支原体性阴道炎、卵巢囊肿，均愈。

舌　脉　舌薄腻，脉滑。

治　法　补肾气，调冲任，助孕育。

处　方
鹿角霜 12g	党参 15g	女贞子 15g	云茯苓 12g
覆盆子 15g	黄柏 6g	枸杞子 15g	肉苁蓉 15g
菟丝子 15g	甘草 5g		

每日 1 剂，水煎 2 次，早晚饭后分服。连服 7 剂。

七　诊　2013 年 8 月 23 日。

病　史　已近月经预期，下腹部隐痛。

舌　脉　舌薄腻，脉滑。

治　法　补气血，调月经，固冲任。

处　方
川芎 5g	当归 6g	海螵蛸 10g	鹿角霜 12g
白芍 12g	党参 10g	怀牛膝 10g	制香附 6g
丹参 10g	枸杞子 12g		

每日 1 剂，水煎 2 次，早晚饭后分服。连服 7 剂。

八　诊　2013 年 9 月 15 日。

病　史　末次月经 9 月 4 日，带下色白，腰微酸。

舌　脉　舌薄，脉滑。

治　法　补肾气，止带下，调冲任。

处　方　鹿角霜 12g　　党参 15g　　女贞子 15g　　续断 12g

　　　　　覆盆子 15g　　白果 6g　　枸杞子 15g　　肉苁蓉 15g

　　　　　菟丝子 15g　　甘草 5g

每日 1 剂，水煎 2 次，早晚饭后分服。连服 7 剂。

十　诊　2013 年 10 月 13 日。

病　史　末次月经 9 月 4 日，现已停经 39 天，下腹坠胀，欲呕嗜睡，纳呆，乳房微胀，尿妊娠试验阳性。

舌　脉　舌薄腻，脉滑。

诊　断　早孕；宫外孕待排。

治　法　健脾气，补肾气，安胎元。

处　方　黄芪 12g　　党参 15g　　女贞子 15g　　茯苓 12g

　　　　　续断 15g　　杜仲 15g　　菟丝子 15g　　白术 10g

　　　　　砂仁^{后入}3g　　稻香陈 5g　　半夏 6g　　甘草 3g

每日 1 剂，水煎 2 次，早晚饭后分服。连服 10 剂。

建议 B 超检查排除宫外孕。

按语　患者自 2012 年 12 月起，滴虫性阴道炎、支原体性阴道炎反复发作，伴卵巢囊肿迁延未愈，月经后期，以致结婚年余未孕。首当清热利湿，杀虫解毒，配合西药治疗阴道炎。经 3 个月余治疗，滴虫性阴道炎、支原体性阴道炎均治愈，中医继续在经前予以行气活血，清热散瘀，既解湿热蕴结之弊，消除囊肿，又可通调月经，使月经恢复正常。俟带下、肠覃之疾既罢，再予健脾气，补肾气，调气血，则可自然受孕。

病例十一

余某某，已婚，30 岁。

初　诊　1971 年 3 月 1 日

主　诉　结婚 8 年未避孕未孕。

病　史　结婚 8 年未避孕未孕，带下多，阴痒，经前恶寒，下肢无力，性欲减退，面色晦赤。碘油造影示输卵管不通。末次月经 2 月 25 日。

舌　　脉　苔白黄滑，脉平。
中医诊断　不孕症；带下。
西医诊断　原发性不孕症；带下。
治　　法　行气活血，通络理带。
处　　方

当归 9g	香附 9g	路路通 9g	青皮 4.5g
陈皮 4.5g	川芎 6g	苦参 9g	花槟榔 9g
土茯苓 25g	小茴香^{后入} 6g	狗脊 1g	赤豆卷 15g

每日 1 剂，水煎 2 次，早晚饭后分服。连服 6 剂。

二　　诊　1971 年 3 月 3 日。
病　　史　上药服后，带下减少，腰酸见瘥，余无变化。
舌　　脉　舌质淡，脉滑。
治　　法　行气利湿，温经通络。
处　　方

吴茱萸 2.5g	香附 9g	（煮）半夏 6g	土茯苓 30g
苦参 9g	当归 9g	狗脊 15g	青皮 4.5g
陈皮 4.5g	槟榔 6g	艾叶 3g	石菖蒲 3g

每日 1 剂，水煎 2 次，早晚饭后分服。连服 7 剂。

三　　诊　1971 年 3 月 13 日。
病　　史　带下色白量少，腰酸见瘥。
舌　　脉　舌质淡，脉滑。
治　　法　补肾利湿，温经通络。
处　　方

艾叶 3g	吴茱萸 3g	石楠藤 9g	狗脊 30g
赤豆卷 15g	紫河车 9g	防己 9g	当归 4.5g
仙灵脾 30g	苍术 9g	白术 9g	

经前行气活血、温经通络，经后利湿理带、养血通络；继而补肾调冲，用上 3 方交替服用 4 个月余。

四　　诊　1971 年 9 月 12 日。
病　　史　末次月经 7 月 28 日，现已停经 45 天，纳呆欲呕，腰酸，带下量多，色白。尿妊娠试验阳性。B 超检查示宫内早孕。

舌　脉　舌苔白滑，脉细滑。

诊　断　早孕。

治　法　健脾补肾，和胃保胎。

处　方　
黄芪 12g	党参 15g	桑寄生 15g	云茯苓 12g
续断 15g	杜仲 15g	菟丝子 15g	枸杞子 15g
稻香陈 5g	鸡冠花 15g		

每日 1 剂，水煎 2 次，早晚饭后频服调理。

病例十二

李某，女，已婚，26 岁。

初　诊　2018 年 7 月 21 日。

主　诉　未避孕未孕 1 年余。

现病史　2017 年结婚，性生活正常，未避孕未孕，于外院查妇科彩超示：子宫内膜异位症、子宫腺肌病、子宫内膜息肉。已行子宫内膜息肉切除术。2018 年 6 月行碘油造影示双侧输卵管通畅。辰下：腰酸，口干，无头晕，无阴道出血，无腹痛，纳寐可。

舌　脉　舌淡红、苔薄白，脉细。

个人史　无特殊。

过敏史　未发现。

月经史　月经 14 岁初潮，经期 5～6 天，月期 28～30 天，量中，痛经（+），末次月经为 7 月 13 日至 7 月 18 日。

婚育史　已婚，0-0-0-0。

家族史　无特殊。

辅助检查　（2018 年 7 月 21 日）妇科彩超：子宫后壁肌瘤 2.2cm×1.8cm×2.4cm、1.2cm×1.2cm×1.7cm，子宫内膜厚 0.38cm。

中医诊断　不孕症。

西医诊断　不孕症。

治　法　补肾养血，佐以消癥。

处　方　
党参 15g	菟丝子 15g	锁阳 10g	覆盆子 15g
枸杞子 15g	女贞子 15g	当归 4g	鹿角胶 15g
黄芪 15g	山慈菇 15g	熟地黄 15g	淫羊藿 15g

每日 1 剂，水煎 2 次，早晚饭后分服，连服 7 剂。

二　诊　2018 年 7 月 28 日。

病　史　末次月经为 7 月 13 日，下腹疼痛，腰酸，口干。

舌　脉　舌红，脉弦。

辅助检查　妇科彩超：子宫后位 5.4cm×4.4cm×5.5cm，子宫内膜厚 0.62cm，子宫腺肌瘤 2.5cm×1.9cm×3.0cm，子宫息肉 0.5cm×0.2cm×0.5cm。

治　法　补益脾肾，理气止痛。

处　方　
党参 15g	黄芪 15g	覆盆子 15g	枸杞子 15g
菟丝子 15g	当归 9g	鹿角胶 15g	川芎 5g
生地黄 12g	白芍 15g	川楝子 10g	甘草 5g

每日 1 剂，水煎 2 次，早晚饭后分服，连服 5 剂。

三　诊　2018 年 8 月 22 日。

病　史　末次月经为 7 月 13 日，停经 39 天，阴道出血量由少增多 8 天，查 β-HCG：169IU/L，妇科彩超示子宫（-），内膜 1.0cm，右侧包块 1.62cm×1.56cm。联勤保障部队第九〇〇医院诊断为宫外孕，给予口服米非司酮 8 盒（16 天），同时中药予活血化瘀，杀胚消癥。在此后半年，嘱咐病人避孕，并按月经周期进行辨证治疗，以仗气血和调，月候如常。

四　诊　2019 年 4 月 16 日。

病　史　末次月经为 4 月 2 日，量少，5 天干净，腰酸，口干，头晕。

舌　脉　舌淡红、苔薄白，脉细。

治　法　健脾补肾，调理冲任。

处　方　
女贞子 15g	枸杞子 15g	党参 15g	黄芪 15g
覆盆子 15g	山茱萸 15g	菟丝子 20g	淫羊藿 10g
巴戟天 10g	沙苑子 12g	鹿角霜 15g	当归中 5g

每日 1 剂，水煎 2 次，早晚饭后分服，连服 7 剂。

五　诊　2019 年 4 月 28 日。

病　史　现值经前期，感腰酸，头晕，无腹痛。

舌　脉　舌淡、苔白，脉细。

治　法　健脾补肾，养血调冲。

处　方　
女贞子 15g	枸杞子 15g	杜仲 15g	续断 15g
砂仁^{后入} 5g	白芍 15g	生地黄 15g	熟地黄 15g
淮山药 15g	当归 5g	菟丝子 15g	党参 15g

每日 1 剂，水煎 2 次，早晚饭后分服，连服 10 剂。

六　诊　2019 年 5 月 15 日

病　史　末次月经 4 月 2 日，停经 43 天，腰酸口干，下腹闷痛，纳呆泛恶。

舌　脉　舌薄黄，脉滑数。

辅助检查　β-HCG 64553.08IU/L，P 22.65ng/mL，E2 671pg/mL。妇科彩超：宫内见孕囊。

治　法　益气安胎，缓急止痛。

处　方　
党参 15g	竹茹 10g	菟丝子 20g	砂仁^{后入} 5g
杜仲 20g	续断 20g	桑寄生 20g	甘草 5g
半夏 5g	黄芩 9g	白术 10g	白芍 15g

每日 1 剂，水煎 2 次，早晚饭后分服，连服 10 剂。

七　诊　2019 年 6 月 26 日。

病　史　末次月经 4 月 2 日，妊娠近 3 个月。

舌　脉　舌薄，脉细滑。

辅助检查　β-HCG 131918.46IU/L，P 25.94ng/mL，E2 > 1000pg/mL。妇科彩超：胚胎头臀径 62mm，胎心 163 次/分，胎盘低置，羊水 37mm。

按语　《圣济总录》云："妇人所以无子者，冲任不足，肾气寒也。"患者未孕年余，碘油造影示双侧输卵管通畅，经补肾养血，调理冲任治疗，次月即受孕，却是出乎意料的右侧输卵管妊娠，经西药保守治疗，中药配合杀胚消癥。此后历半年，按月经周期辨证治疗，使气顺血和，月候如常。《医部全录》载："今妇人少不足以摄精也，血之少也，固非一端，然欲得子者，必须补其精血，使无亏欠，乃可以成胎孕。"遂以健脾补肾、养血调冲治疗，患者次月再次顺利妊娠。值得一提，患者 B 超检查见子宫后壁肌瘤抑或是子宫腺肌瘤，不必以攻伐之剂，影响受孕，只需调理气血则可。

病例十三

林某，女，31 岁。

初　诊　2017 年 7 月 29 日。

主　诉　未避孕未孕 4 年。

现病史　结婚 4 年，性生活正常，未避孕至今未孕。

月经史　月经 14 岁初潮，经期 7 天，周期 30 天，每半个月阴道少量出血，腰酸，已 3 个月，末次月经 6 月 14 日，7 月 1 日阴道少量出血，7 月 16 日带下夹血，历 7 天。BBT<36.5℃，尿妊娠试验阴性。

舌　脉　舌淡黄，脉细。

既往史　多囊卵巢综合征。

婚育史　已婚，0-0-0-0。

中医诊断　不孕症；经间期出血；月经过少。

西医诊断　原发性不孕症；排卵期出血；月经不调。

治　法　补养肝肾，调冲止血。

处　方　狗脊 15g　　当归 4g　　　白芍 15g　　熟地黄 15g
　　　　　女贞子 15g　墨旱莲 15g　枸杞子 15g　山茱萸 12g
　　　　　覆盆子 12g　菟丝子 15g　芡实 10g

每日 1 剂，水煎 2 次，早晚饭后分服。连服 7 剂。

二　诊　2017 年 8 月 5 日。

病　史　阴道出血已止，BBT<36.5℃，肠鸣下利，每日 3 次。

舌　脉　舌浊，脉细。

辅助检查　彩超检查：子宫 46mm×43mm×31mm，子宫内膜厚 0.6cm，双侧卵巢多囊样改变。

治　法　补养肝肾，健脾止泻。

处　方　党参 15g　　黄芪 10g　　茯苓 15g　　淮山药 15g
　　　　　陈皮 5g　　　木香 6g　　　白术 10g　　芡实 15g
　　　　　砂仁^{后入}5g　甘草 5g　　　薏苡仁 15g　桔梗 6g

每日 1 剂，水煎 2 次，早晚饭后分服。连服 10 剂。

三　诊　2017年9月2日。

病　史　8月13日阴道少量出血，历5天，便溏，每日3次，肠鸣。

舌　脉　舌质红、苔浊，脉细。

治　法　健脾理气，调经止泻。

处　方　党参15g　　茯苓15g　　白术9g　　扁豆15g
　　　　　　陈皮5g　　淮山药15g　砂仁^{后入}5g　川芎5g
　　　　　　当归6g　　神曲10g　　甘草5g　　野麻草10g

每日1剂，水煎2次，早晚饭后分服。连服7剂。

四　诊　2017年9月16日。

病　史　9月13日阴道少量出血，迄今，便溏下利已止，BBT<36.5℃，尿妊娠试验阴性。

舌　脉　舌质红、苔薄，脉细。

治　法　健脾益气，调理月经。

处　方　党参15g　　黄芪15g　　茯苓15g　　白术10g
　　　　　　川芎5g　　当归6g　　香附6g　　砂仁^{后入}5g
　　　　　　陈皮5g　　枳壳6g　　海螵蛸15g　甘草5g

每日1剂，水煎2次，早晚饭后分服。连服7剂。

五　诊　2017年月9月30日。

病　史　9月13日阴道少量出血，历8天，9月29日阴道少量出血，带下伴血，辰下神疲倦怠，大便溏薄。

舌　脉　舌薄，脉细。

辅助检查　彩超检查：子宫内膜厚0.5cm，子宫附件（-）。

治　法　益气养血，调理冲任。

处　方　党参15g　　黄芪15g　　茯苓15g　　扁豆15g
　　　　　　金樱子15g　芡实15g　　白术10g　　山茱萸15g
　　　　　　墨旱莲15g　女贞子15g　淫羊藿15g　鹿角霜15g

每日1剂，水煎2次，早晚饭后分服。连服10剂。

六　诊　2017年10月17日

病　　史　10月16日阴道少量出血，色淡，大便正常。

舌　　脉　舌淡，脉细。

辅助检查　（2017年10月16日）妇科彩超：双侧多囊卵巢，未见优势卵泡，子宫内膜厚0.7cm。

治　　法　健脾益气，调理月经。

处　　方　川芎5g　　　当归10g　　　香附9g　　　枳壳6g
　　　　　　白芍15g　　　甘草5g　　　　党参15g　　　黄芪15g
　　　　　　茯苓15g　　　砂仁^{后入}5g　　枸杞子15g　　鹿角霜15g

每日1剂，水煎2次，早晚饭后分服。连服5剂。

七　　诊　2017年10月21日。

病　　史　阴道出血已止，神疲乏力，大便正常。

舌　　脉　舌薄，脉细。

辅助检查　妇科彩超：左侧卵巢3.5cm×1.8cm×1.8cm，右侧卵巢3.2cm×2.2cm×2.3cm，多囊改变，右卵泡1.3cm×1.0cm，子宫内膜厚0.33cm。

治　　法　健脾补肾，调冲助孕。

处　　方　党参30g　　　黄芪20g　　　茯苓20g　　　淮山药20g
　　　　　　女贞子15g　　枸杞子15g　　淫羊藿15g　　砂仁^{后入}5g
　　　　　　锁阳10g　　　鹿角胶10g　　菟丝子25g　　山茱萸15g

每日1剂，水煎2次，早晚饭后分服。连服7剂。

八　　诊　2017年10月28日。

病　　史　神疲乏力，腰微酸，无阴道出血，大便已正常。

舌　　脉　舌淡黄，脉细。

辅助检查　妇科彩超：右卵泡2.1cm×1.8cm，子宫内膜厚0.86cm。

治　　法　健脾补肾，促排助孕。

处　　方　党参30g　　　黄芪15g　　　当归6g　　　路路通15g
　　　　　　丹参15g　　　赤芍12g　　　桑椹15g　　　山茱萸15g
　　　　　　砂仁^{后入}5g　　白术15g　　　鹿角胶6g　　　甘草5g

每日1剂，水煎2次，早晚饭后分服。连服3剂。

九　诊　2017 年 10 月 31 日。

病　史　卵泡已排，BBT 上升，神疲乏力，大便已正常。

舌　脉　舌淡黄，脉细。

辅助检查　（2017 年 10 月 30 日）妇科彩超：卵泡已排，子宫内膜厚 0.91cm，盆腔积液 1.8cm×1.5cm×2.8cm。

治　法　健脾补肾，调补冲任。

处　方　
党参 30g	黄芪 15g	白芍 15g	续断 15g
杜仲 15g	桑寄生 15g	菟丝子 25g	砂仁^{后入} 5g
淮山药 15g	枸杞子 15g	白术 10g	甘草 5g

每日 1 剂，水煎 2 次，早晚饭后分服。连服 10 剂。

十　诊　2017 年 11 月 18 日。

病　史　停经 50 天，下腹闷痛不适，无阴道出血，神疲腰酸，自汗出。

舌　脉　舌浊，脉细滑。

辅助检查　尿妊娠试验阳性。β-HCG 2907IU/L，P 20.0ng/mL。妇科彩超：宫内早孕。

诊　断　早孕。

治　法　补肾健脾，安胎固妊。

处　方　守上方去枸杞子加浮小麦 15g 善后。

每日 1 剂，水煎 2 次，早晚饭后分服。连服 7 剂。

按语　患者 5 个月来月经量少伴经间期出血。综观脉证，皆因脾肾两虚，冲任亏虚，气血不足，血海空虚，故月经量少；脾虚则运化失职，经常下利便溏、神疲乏力。肾虚封藏失职，则经期间出血；冲任亏虚，不能摄精成孕、腰酸。氤氲之时以补益肝肾，调理冲任治疗，则经期间出血即愈；再以健脾补肾、理气止泻治疗，下利便溏已止；继以健脾补肾、益气养血、调理冲任之法治疗。月经量逐渐增加，经近 4 个月调理，4 年不孕终于种子成功。继益安胎饮固肾安胎善后。

病例十四

魏某某，女，32 岁。

初　诊　2013 年 5 月 5 日。

主　诉　未避孕未孕 1 年。

病　史　月经周期尚正常，纳寐可，二便正常。现值月经新净，经后腰酸。

既往史　无特殊。

月经史　14 岁初潮，经期 7 天，周期 28～30 天，量中，痛经（-），末次月经为 4 月 30 日，量偏少。

婚育史　结婚 1 年，0-0-0-0。

家族史　无特殊。

舌　脉　舌尖红、苔薄，脉滑。

中医诊断　不孕症。

西医诊断　原发性不孕症。

治　法　补肾养血，调理冲任。

处　方　党参 15g　　黄芪 15g　　山茱萸 15g　　覆盆子 15g
　　　　　生地黄 15g　枸杞子 15g　菟丝子 15g　　女贞子 15g
　　　　　熟地黄 15g　当归 4g　　墨旱莲 15g

每日 1 剂，水煎 2 次，早晚饭后分服。连服 7 剂。

二　诊　2013 年 5 月 12 日。

病　史　末次月经为 4 月 30 日，时值氤氲期，带下多，质稠，右下腹闷痛，伴腰酸。

舌　脉　舌尖红，脉滑。

治　法　补养肝肾，促排助孕。

处　方　党参 15g　　黄芪 15g　　山茱萸 15g　　覆盆子 15g
　　　　　女贞子 15g　枸杞子 15g　菟丝子 15g　　石韦 20g
　　　　　当归 6g　　路路通 12g　续断 15g　　　杜仲 15g

每日 1 剂，水煎 2 次，早晚饭后分服。连服 5 剂。

三　诊　2013 年 5 月 31 日。

病　史　末次月经为 4 月 30 日，停经 31 天，下腹闷痛，伴腰酸，腹泻，嗳气，今日自测尿妊娠试验阳性，BBT 升高 18 天，阴道褐色分泌物 5 天。

舌　脉　舌淡红、苔浊，脉滑。

诊　　断　胎动不安。

治　　法　补肾安胎，固妊止血。

处　　方　党参 30g　　　黄芪 15g　　　山茱萸 15g　　　菟丝子 15g
　　　　　　杜仲 15g　　　续断 25g　　　苎麻根 25g　　　白术 10g
　　　　　　黄芩 9g　　　　砂仁^{后入} 5g　　桑寄生 15g　　　白芍 12g

每日 1 剂，水煎 2 次，早晚饭后分服。连服 3 剂。

建议血查 β-HCG、P，嘱腹痛随诊，谨防宫外孕。

四　　诊　2013 年 6 月 2 日。

病　　史　末次月经为 4 月 30 日，停经 34 天，今阴道出血已止，口渴，肠鸣腹痛，大便溏，每日 2 次。

舌　　脉　舌淡红、苔黄花剥，脉细滑。

辅助检查　血 β-HCG 12708.09IU/L，P 56.45ng/mL。

治　　法　补肾健脾，安胎止泻。

处　　方　党参 15g　　　黄芪 15g　　　菟丝子 15g　　　杜仲 15g
　　　　　　白术 10g　　　淮山药 15g　　续断 15g　　　　莲子 15g
　　　　　　苎麻根 15g　　陈皮 6g　　　 山茱萸 15g　　　砂仁^{后入} 5g

每日 1 剂，水煎 2 次，早晚饭后分服。连服 7 剂。

五　　诊　2013 年 6 月 12 日。

病　　史　停经 44 天，药后腹痛瘥，大便溏薄，纳呆泛恶。

舌　　脉　同前。

治　　法　健脾和胃，补肾安胎。

处　　方　党参 15g　　　黄芪 10g　　　白术 10g　　　　稻香陈 6g
　　　　　　半夏 9g　　　　砂仁^{后入} 6g　　杜仲 15g　　　紫苏梗 9g
　　　　　　甘草 6g　　　　淮山药 15g　　竹茹 15g　　　　菟丝子 15g

每日 1 剂，水煎 2 次，早晚饭后分服。连服 7 剂。

建议彩超检查排除宫外孕。

六　　诊　2013 年 6 月 20 日。

病　　史　停经 52 天，B 超检查示宫内早孕。

处　方　守上方巩固疗效。

|按语| 患者虽1年未孕,但月经周期正常,无痛经,仅感腰酸,月经量偏少,因此在月经后予以健脾补肾,氤氲期予以调理冲任,促排助孕,经2个月治疗,并予以适时指导。由于切中病机成功受孕。

第二节　继发性不孕症

病例一

陈某,28岁,已婚。

初　诊　2013年5月4日。

主　诉　未避孕未再孕3年。

病　史　婚后不良妊娠2次,均因稽留流产而行清宫术,末次流产于3年前。现月经周期28天左右,无痛经,但经量减少,色暗,经期仅3天左右,经前乳房胀痛,腰背酸痛,末次月经为4月8日。辰下已届经期,乳房胀痛,腰酸痛,烦躁。

舌　脉　舌薄黄,脉弦细。

中医诊断　不孕症；滑胎。

西医诊断　继发性不孕症；复发流产。

治　法　疏肝理气,养血调经。

处　方　
柴胡6g	玫瑰花6g	绿萼梅6g	月季花9g
牡丹皮6g	当归6g	橘核6g	丹参15g
香附6g	川芎4g	赤芍10g	白芍10g

每日1剂,水煎2次,早晚饭后分服。连服5剂。

二　诊　2013年6月14日。

病　史　末次月经6月2日,提前6天。药后乳房胀痛见瘥,烦躁亦减,唯月经量仍少,仅3天。

舌　脉　舌薄,脉细。

治　法　补益肾气,调养气血。

处　方　党参 15g　　　黄芪 15g　　　当归 6g　　　生地黄 15g
　　　　　熟地黄 15g　　女贞子 15g　　菟丝子 15g　　枸杞子 15g
　　　　　覆盆子 15g　　淫羊藿 12g　　鹿角霜 15g　　白芍 10g

每日 1 剂，水煎 2 次，早晚饭后分服。连服 7 剂。

嘱患者避孕 3～6 个月，先调理月经，待月经正常后再求孕。

三　诊　2013 年 10 月 31 日。

病　史　经调理 4 个月后，经量稍增，经期 4 天，色转鲜红，末次月经 10 月 22 日。然乳房仍胀，现值经后，乳胀未减。

舌　脉　舌薄，脉弦细。

治　法　柔肝养肝，调理冲任。

处　方　鹿角霜 15g　　淫羊藿 6g　　青皮 6g　　　丝瓜络 9g
　　　　　夏枯草 15g　　路路通 10g　　熟地黄 15g　　女贞子 15g
　　　　　枸杞子 15g　　覆盆子 15g　　橘核 9g　　　菟丝子 12g

每日 1 剂，水煎 2 次，早晚饭后分服，连服 7 剂。

四　诊　2013 年 11 月 7 日。

病　史　末次月经 10 月 22 日，昨起带下伴血丝，量少，色鲜红，下腹不适，腰酸，口微干。

舌　脉　舌淡黄，脉弦。

治　法　考虑正值氤氲期出血，当予滋肾养阴，固冲止血。

处　方　女贞子 15g　　墨旱莲 15g　　熟地黄 10g　　五味子 5g
　　　　　生地黄 12g　　桑椹 15g　　　白术 9g　　　续断 15g
　　　　　枸杞子 15g　　山茱萸 12g　　白芍 10g

每日 1 剂，水煎 2 次，早晚饭后分服。连服 10 剂。

五　诊　2013 年 12 月 10 日。

病　史　末次月经 10 月 22 日，停经 49 天，再次感到乳胀，泛恶，腰酸，尿妊娠试验阳性。

辅助检查　B 超检查：宫内早孕。

舌　脉　舌薄，脉细滑。

治　法　补肾安胎。

处　方　黄芪 12g　　党参 15g　　桑寄生 15g　　云茯苓 12g
　　　　续断 15g　　杜仲 15g　　菟丝子 15g　　枸杞子 15g
　　　　半夏 6g　　　砂仁^{后入} 3g　　甘草 5g

每日 1 剂，水煎 2 次，早晚饭后分服。连服 7 剂。

按语　患者因久未受孕，肝气郁而不畅，症见烦躁、乳房胀痛，肝气郁甚，以致冲任不能相资，无以摄精成孕。不良妊娠清宫术后，损伤肾气，故致腰痛、月经量少色暗。治疗原则：经前以疏肝行气，养血调经，方药如柴胡疏肝汤；经后补肝肾，养气血，调冲任，如参芪四物汤合五子衍宗丸方加减。前后历半年治疗方才受孕。鉴于患者不良妊娠病史，建议保胎治疗三个月，以防再次流产。

病例二

邱某，29 岁，已婚。

初　诊　2013 年 11 月 16 日。

主　诉　结婚 1 年多，难免流产后 1 年未再孕。

病　史　13 岁月经初潮，周期 28 天，经期 5 天，量少伴痛经，经前乳房胀痛，1 年前难免流产清宫术后未再孕。常感腰酸神疲。末次月经为 11 月 5 日。

舌　脉　舌淡紫、边有齿痕，脉细。

中医诊断　不孕症。

西医诊断　继发性不孕症。

治　法　补肾养血，调理冲任。

处　方　川芎 5g　　　生白芍 15g　　续断 9g　　　党参 15g
　　　　当归 9g　　　熟白芍 15g　　生甘草 6g　　熟甘草 6g
　　　　枸杞子 15g　　杜仲 15g　　　女贞子 12g

每日 1 剂，水煎 2 次，早晚饭后分服。连服 7 剂。

二　诊　2013 年 11 月 23 日。

病　史　月经净后仍感腰酸神疲。

舌　脉　舌淡黄，脉细滑。

治　法　补益肝肾　养血填精。

处　方　女贞子 15g　　生地黄 15g　　熟地黄 15g　　菟丝子 15g
　　　　　鹿角霜 12g　　枸杞子 15g　　覆盆子 15g　　山茱萸 15g
　　　　　党参 15g　　　狗脊 15g　　　沙苑子 15g

每日 1 剂,水煎 2 次,早晚饭后分服。连服 7 剂。
嘱患者自测基础体温。

三　诊　2013 年 11 月 30 日。
病　史　自测 BBT：36.8℃,腰酸见瘥,精神转佳。
舌　脉　舌淡,脉细滑。
处　方　守上方继服 5 剂。

四　诊　2013 年 12 月 3 日。
病　史　末次月经 11 月 5 日,现值月经第 28 天,阴道少量出褐色血已 2 天,腰酸如折,精神紧张,自测 BBT 上升已 10 天,均在 37℃左右,尿妊娠试验极弱阳性。
治　法　补肝肾,益胎元,固冲任,防暗产。
处　方　(1)中药。

　　　　　菟丝子 25g　　续断 15g　　　桑寄生 15g　　阿胶^{烊冲}10g
　　　　　党参 15g　　　黄芪 15g　　　石枣 15g　　　墨旱莲 15g
　　　　　莲子 15g　　　苎麻根 15g　　杜仲 15g

每日 1 剂,水煎 2 次,早晚饭后分服。连服 7 剂。
(2)西药:黄体酮 20mg 肌内注射,每日 1 次,3 天,
嘱俟月经预期再查。

五　诊　2013 年 12 月 7 日。
病　史　停经 32 天,阴道出血已止,腰酸,尿妊娠试验。
舌　脉　舌淡,脉细滑。
诊　断　早早孕;宫外孕待排。
治　法　补益肾气,安胎固妊。
处　方　黄体酮 20mg 肌内注射,每日 1 次,7 天。
前方去墨旱莲、苎麻根、阿胶,加白术 9g、黄芩 6g,连服 7 剂。

六　诊　2013 年 12 月 15 日。

病　史　妊娠 40 天，腰酸瘆，阴道出血已止，基础体温持续维持在 37℃左右。

治　法　补益肾气，安胎固妊。

处　方　菟丝子 25g　　续断 15g　　桑寄生 15g　　白术 10g
　　　　　党参 15g　　　黄芪 15g　　杜仲 15g　　　砂仁^{后入} 5g
　　　　　狗脊 15g　　　山药 15g

每日 1 剂，水煎 2 次，早晚饭后分服，善后调理。

建议 B 超检查，以防宫外孕。

按语　患者 1 年前难免流产清宫术后未再孕，经补益肝肾、调理气血冲任后得以早孕。《叶氏女科证治·安胎（下）暗产须知》曰："惟一月堕胎，人皆不知有胎，但谓不孕，不知其已受孕而堕也。"考虑患者系早早孕，胎元不固，且有自然流产史，故予黄体酮 20mg 每日 1 次肌内注射，中药继以补肾气、安胎元。配合西药治疗胎元得安。

病例三

田某某，27 岁，已婚。

初　诊　2013 年 10 月 10 日。

主　诉　难免流产后 1 年未孕。

病　史　13 岁月经初潮，周期 30 天，经期 7 天。1 年前难免流产行清宫术，此后未再孕，经期缩短，仅 3 天，经量减少，色暗，无痛经，伴腰酸。清宫术时见双阴道、双子宫。末次月经 10 月 5 日。

舌　脉　舌淡黄，脉细。

中医诊断　不孕症。

西医诊断　继发性不孕症。

治　法　补益肝肾，调理冲任。

处　方　女贞子 15g　　枸杞子 15g　　覆盆子 15g　　菟丝子 15g
　　　　　山茱萸 15g　　白芍 12g　　　肉苁蓉 10g　　党参 15g
　　　　　生地黄 15g　　熟地黄 15g　　当归 6g

每日 1 剂，水煎 2 次，早晚饭后分服。连服 7 剂。

二　诊　2013 年 10 月 17 日。

病　史　药后腰微酸，已届氤氲期，无不适。

舌　脉　舌淡黄，脉细

治　法　守上法加路路通 10g 通络促排，继服 7 剂，嘱测量 BBT。

三　诊　2013 年 11 月 16 日。

病　史　11 月 7 日月经来潮，量增加，色鲜红，乳房胀，下腹痛，历 5 天经尽，余无不适。

舌　脉　舌薄浊，脉细。

治　法　补益肝肾，调养精血。

处　方　女贞子 15g　　枸杞子 15g　　覆盆子 15g　　菟丝子 15g
　　　　　山茱萸 15g　　生地黄 15g　　熟地黄 15g　　肉苁蓉 10g
　　　　　党参 15g　　　沙苑子 12g　　鹿角霜 10g

每日 1 剂，水煎 2 次，早晚饭后分服。连服 7 剂。

嘱继续自测 BBT。

四　诊　2013 年 11 月 30 日。

病　史　BBT 持续 11 天维持在 36.7～36.8℃。近日来感冒，流涕喷嚏，咽痛咳嗽。

舌　脉　舌薄，脉浮滑。

诊　断　风热感冒。

治　法　疏风解表，清热利咽。

处　方　金银花 15g　　连翘 10g　　板蓝根 12g　　牛蒡子 15g
　　　　　紫苏叶 9g　　 薄荷 9g　　 桔梗 9g　　　 枇杷叶 9g
　　　　　甘草 5g

每日 1 剂，水煎 2 次，早晚饭后分服。连服 4 剂。

五　诊　2013 年 12 月 5 日。

病　史　感冒鼻塞已除，咳嗽痰黏色黄，下利每日 2 次，BBT 持续 36.9℃。

舌　脉　舌薄，脉细滑。

治　法　化痰止咳，健脾止泻。

处　方　紫苏叶 9g　　杏仁 3g　　　甘草 5g　　　白术 9g
　　　　　半夏 9g　　　枇杷叶 9g　　前胡 9g　　　茯苓 9g
　　　　　砂仁^{后入} 5g　姜竹茹 12g　淮山药 15g

每日 1 剂，水煎 2 次，早晚饭后分服。连服 4 剂。

六　诊　2013 年 12 月 17 日。

病　史　已停经 40 天，泛恶纳呆，BBT 持续 36.9℃，尿妊娠试验。

舌　脉　舌薄，脉细滑。

治　法　健脾和胃，安胎固妊。

处　方　菟丝子 25g　　续断 15g　　桑寄生 15g　　杜仲 15g
　　　　　党参 15g　　　黄芪 15g　　姜半夏 5g　　　白术 10g
　　　　　稻香陈 5g　　砂仁^{后入} 5g　淮山药 10g　　甘草 3g

每日 1 剂，水煎 2 次，早晚饭后分服。善后调理。
建议 B 超检查，以防宫外孕。

> **按语**　患者清宫术后肾气不足，精血亏虚，冲任血海匮乏，经血化源不足以致经行量少，经期痛经，肾虚则腰背酸软，方用五子衍宗丸加减。鹿角胶血肉有情之品峻补肾精，合四物汤及肉苁蓉、党参、黄芪补血养血调经。血海充盈，肾气盛，肾精足，月候如常，胎孕自然成功。

病例四

方某某，30 岁，已婚。

初　诊　2013 年 3 月 13 日。

主　诉　自然流产 3 次后，未再孕 2 年。

病　史　结婚 7 年，自然流产 3 次，分别孕 3～5 个月，末次流产于 2 年前，此后未再孕。平素腰酸背楚，四肢不温，下肢尤冷，带下量多色淡，面色欠荣。末次月经为 2 月 28 日。

舌　脉　舌淡，脉细软。

中医诊断　滑胎；不孕症。

西医诊断　复发流产；继发性不孕症。

治　法　温补肾气，调理冲任。

处　方　紫石英 10g　　　石楠藤 12g　　　淫羊藿 12g　　　肉苁蓉 12g
　　　　　菟丝子 15g　　　女贞子 15g　　　枸杞子 15g　　　覆盆子 15g
　　　　　九蒸地黄 15g　　鹿角霜 15g

每日 1 剂，水煎 2 次，早晚饭后分服。连服 10 剂。

二　诊　2013 年 3 月 29 日。

病　史　今日经潮，下腹闷痛，月经量少，呕吐纳呆，腰膝酸软，形寒肢冷。

舌　脉　舌淡，脉细涩。

治　法　温经止痛，调养气血。

处　方　桂枝 9g　　　党参 15g　　　小茴香^{后入} 4.5g　　泡茱萸 6g
　　　　　细辛 4g　　　干姜 4g　　　川芎 5g　　　酒芍药 6g
　　　　　当归 6g　　　甘草 5g　　　香附 9g　　　姜半夏 6g

每日 1 剂，水煎 2 次，早晚饭后分服。连服 5 剂。

如是经前温经散寒、调理气血，经后温补肾气、调和冲任，连续治疗 4 个月。

三　诊　2013 年 8 月 29 日。

病　史　末次月经为 7 月 14 日，现已停经 45 天，欲呕纳呆，下腹坠闷，BBT 在 36.9℃左右，已持续 20 天。B 超检查示宫内孕囊 0.7cm×0.6cm。

舌　脉　舌淡，脉细。

诊　断　早孕。

治　法　补肾安胎，健脾和胃。

处　方　续断 15g　　　杜仲 15g　　　砂仁^{后入} 5g　　稻香陈 5g
　　　　　白术 10g　　　党参 15g　　　白芍 10g　　　桑寄生 15g
　　　　　黄芪 15g　　　茯苓 10g　　　半夏 6g　　　炙甘草 5g

每日 1 剂，水煎 2 次，早晚饭后分服。连服 10 剂。

四　诊　2013 年 9 月 10 日。

病　史　已停经 66 天。

辅助检查　B 超检查：宫内见胚芽，胎心胎动。

舌　脉　舌淡，脉细滑。

治　法　守上法，继续保胎至妊娠 3 个月，以防再次流产。

> **按语**　肾主先天，脾主后天，脾肾俱虚，无以养胎、系胎，遂致屡孕屡堕。脾肾亏虚，症见腰背酸楚、恶阻，故以健脾补肾、固妊安胎为首要宗旨；四肢不温、面色欠荣，血以养之、补阳以温之；胎元不固，冲任以调之。方可载胎、系胎、养胎、固胎，以免滑胎之虞。

病例五

林某，37 岁，已婚。

初　诊　2013 年 8 月 1 日。

主　诉　自然流产 3 次后，未再孕 1 年余。

病　史　婚后连续 3 年难免流产 3 次，第 1 次怀孕 2 个多月，第 2 次怀孕月余，去年孕 40 多天胎堕，迄今年余未再孕。末次月经 7 月 27 日，较平时提前 5 天，量多如崩，色鲜红，至今未止。面色欠荣，神疲纳呆，腰背酸痛。

舌　脉　舌薄，脉细。

月经史　13 岁初潮，周期 26 天，经期 5～7 天。

中医诊断　滑胎；不孕症。

西医诊断　复发流产；继发性不孕症。

治　法　益气摄血，固冲止崩。

处　方　党参 25g　　黄芪 25g　　阿胶^{烊冲}15g　　贯众 12g
　　　　　藕节 12g　　山楂炭 12g　　升麻炭 4g　　熟地黄炭 12g
　　　　　紫珠草 12g　　贯众 12g

每日 1 剂，水煎 2 次，早晚饭后分服。连服 5 剂。

二　诊　2013 年 8 月 8 日。

病　史　药后月经干净，惟腰酸神疲，纳呆倦卧。

治　法　健脾补肾，调理冲任。

处　方　党参 25g　　黄芪 15g　　阿胶^{烊冲}15g　　升麻 4g
　　　　　鹿角霜 12g　　女贞子 15g　　石枣 15g　　枸杞子 15g
　　　　　覆盆子 15g　　砂仁^{后入}4.5g　　甘草 5g

每日 1 剂，水煎 2 次，早晚饭后分服。连服 10 剂。

三　诊　2013 年 8 月 26 日。

病　史　月经于 8 月 21 日提前 6 天来潮，量虽多但较前减少，腰酸神疲。

治　法　辰下月经新净，拟守上法服 7 剂予以巩固治疗。

四　诊　2013 年 10 月 6 日。

病　史　月经于 9 月 24 日正常来潮，量较前减少，现正值氤氲期。

治　法　健脾补肾，调冲助孕。

处　方　党参 15g　　黄芪 15g　　当归 4g　　熟地黄 12g
　　　　　路通子 10g　鹿角胶 10g　女贞子 15g　枸杞子 12g
　　　　　石枣 15g　　肉苁蓉 12g　白芍 10g

每日 1 剂，水煎 2 次，早晚饭后分服。连服 7 剂。

五　诊　2013 年 10 月 29 日。

病　史　停经 35 天，腰酸乳胀，未见阴道出血。尿妊娠试验阳性。

舌　脉　舌淡苔薄，脉细滑。

诊　断　早早孕；宫外孕待排。

治　法　健脾补肾，固妊安胎。

处　方　续断 15g　　杜仲 15g　　砂仁^{后入} 5g　白芍 15g
　　　　　白术 10g　　党参 15g　　淮山药 15g　桑寄生 15g
　　　　　黄芪 15g　　枸杞子 10g　黄芩 6g　　甘草 6g

每日 1 剂，水煎 2 次，早晚饭后分服。连服 7 剂。

六　诊　2013 年 11 月 8 日。

病　史　停经 41 天药后腰酸见瘥，神疲倦怠。

舌　脉　同上。

治　法　守上法。每日 1 剂，水煎 2 次，早晚饭后分服。连服 7 剂。

嘱 B 超检查排除宫外孕。

七　诊　2013 年 11 月 16 日。

病　史　停经 52 天。药后腰酸见瘥，神疲倦怠。

辅助检查　B 超检查：宫内见胚芽及胎心胎动。

舌　脉　同上。

治　法　守上法。善后调理至妊娠3个月。

病例六

张某某，女，31岁。

初　诊　2018年8月13日。

主　诉　自然流产3次后，未再孕1年余。

病　史　自然流产3次后，未再孕1年余。末次月经8月5日，量少，现值经后，腰背酸，手足心热。

舌　脉　舌尖红、苔薄黄，脉细。

月经史　13岁初潮，规律，30天1潮，经期4天，量偏少，时有痛经，腰酸脊酸楚，乳房胀痛。

婚育史　2016年结婚，先后流产3次，末次流产2017年3月。

家族史　母亲甲状腺功能亢进，父亲健康，兄弟姐妹体健，丈夫体健。

中医诊断　滑胎；不孕症。

西医诊断　习惯性流产；继发性不孕症。

治　法　补益肝肾，调理冲任。

处　方　石楠藤12g　　女贞子15g　　枸杞子12g　　菟丝子15g
　　　　山茱萸10g　　熟地黄15g　　生地黄15g　　覆盆子15g
　　　　白茯苓15g　　杭白芍15g　　鹿衔草10g

每日1剂，水煎2次，早晚饭后分服。连服10剂。

二　诊　2018年8月22日。

病　史　辰下腰酸，手足心热，纳眠可，二便调。

舌　脉　舌红、苔薄白，脉滑数。

辅助检查　B超检查：子宫内膜厚7mm，子宫双侧卵巢未见卵泡。

治　法　补益肝肾，调养冲任。

处　方　沙苑子15g　　女贞子15g　　枸杞子12g　　菟丝子15g
　　　　山茱萸10g　　熟地黄15g　　生地黄15g　　覆盆子15g
　　　　茯苓15g　　　白芍15g　　　鹿角胶10g

每日1剂，水煎2次，早晚饭后分服。连服5剂。

三　诊　2018 年 8 月 27 日。

病　史　药后腰酸见瘥，纳眠可，手心烦热，二便调。

舌　脉　舌红、苔微黄，脉细滑。

辅助检查　（2018 年 8 月 24 日）B 超检查：双侧卵巢未见优势卵泡，子宫内膜厚 8.5mm。

治　法　补益肝肾，调养气血。

处　方　女贞子 15g　　枸杞子 12g　　菟丝子 15g　　熟地黄 15g
　　　　　生地黄 15g　　覆盆子 15g　　鹿角胶 12g　　川芎 5g
　　　　　当归 6g　　　续断 15g　　　杜仲 15g　　　砂仁^后入 5g

每日 1 剂，水煎 2 次，早晚饭后分服。连服 4 剂。

四　诊　2018 年 9 月 10 日。

病　史　末次月经为 9 月 4 日至 9 月 7 日，量少，夹血块，腰酸瘥。辰下纳眠可，二便调。

舌　脉　舌红、苔薄白，脉细滑稍弦。

治　法　益气健脾，补养肝肾。

处　方　女贞子 15g　　枸杞子 12g　　菟丝子 15g　　山茱萸 10g
　　　　　熟地黄 15g　　生地黄 15g　　覆盆子 15g　　党参 15g
　　　　　白芍 15g　　　鹿角胶 12g　　鹿衔草 15g　　黄芪 10g

每日 1 剂，水煎 2 次，早晚饭后分服。连服 7 剂。

五　诊　2018 年 9 月 17 日。

病　史　现值月经第 13 天，腰酸，纳眠可，二便调。

辅助检查　B 超检查：右侧卵泡 18.9mm×13.8mm，子宫内膜厚 6.0mm。

舌　脉　舌红、苔干稍厚，脉细滑。

治　法　补益肝肾，益气调冲。

处　方　女贞子 15g　　枸杞子 12g　　菟丝子 15g　　山茱萸 10g
　　　　　熟地黄 15g　　生地黄 15g　　覆盆子 15g　　鹿角胶 12g
　　　　　黄芪 10g　　　桑寄生 15g　　砂仁^后入 5g　　党参 15g

每日 1 剂，水煎 2 次，早晚饭后分服。连服 2 剂。

六　诊　2018 年 9 月 19 日。

病　史　月经第 15 天，正值氤氲期。

辅助检查　B 超检查：右侧卵泡 18.7mm×16.5mm，子宫内膜厚 8.3mm。

舌　脉　舌红、苔白干稍厚，脉滑。

治　法　益气补肾，调冲促排。

处　方　
女贞子 15g	枸杞子 12g	菟丝子 15g	山茱萸 10g
熟地黄 15g	生地黄 15g	覆盆子 15g	鹿角胶 12g
黄芪 10g	路路通 10g	当归 4g	丹参 15g

每日 1 剂，水煎 2 次，早晚饭后分服。连服 2 剂。

七　诊　2018 年 9 月 21 日。

病　史　末次月经为 9 月 4 日，B 超检查提示卵泡已排，子宫内膜厚 8.4mm。

舌　脉　舌红、苔白干稍厚，脉滑。

治　法　滋益肝肾，益气助孕。

处　方　（1）中药。

女贞子 15g	枸杞子 12g	菟丝子 15g	熟地黄 15g
山茱萸 10g	生地黄 20g	太子参 15g	白芍 10g
黄芪 10g	续断 15g	当归 4g	杜仲 15g

每日 1 剂，水煎 2 次，早晚饭后分服。连服 10 剂。

（2）西药：地屈孕酮 10mg，每日 2 次，连服 10 天。

（3）嘱自测基础体温。

八　诊　2018 年 9 月 30 日。

病　史　偶感腰酸，纳眠可，小便调，大便黏腻。BBT＞36.5℃。

舌　脉　舌红、苔微黄，脉细滑、稍弦。

治　法　健脾补肾，固冲助孕。

处　方　（1）中药。

女贞子 15g	枸杞子 12g	菟丝子 15g	续断 10g
生地黄 20g	覆盆子 15g	淮山药 12g	黄芪 10g
当归 4g	山茱萸 10g	杜仲 15g	狗脊 15g

每日 1 剂，水煎 2 次，早晚饭后分服。连服 10 剂。
（2）西药：地屈孕酮 10mg，每日 2 次，连服 4 天。

九　诊　2018 年 10 月 8 日。

病　史　末次月经 9 月 4 日，停经 34 天，阴道出现少量咖啡色分泌物 1 天，10 月 3 日自测尿妊娠试验阳性，腰酸，无腹痛。于福建省妇幼保健院就诊，查 β-HCG 176.7mIU/mL，P 21.4ng/mL，口服 5 天地屈孕酮 10mg，每日 2 次，未见阴道出血。辰下睡眠差，腰及下肢酸痛，腹部烧灼感，食纳可，二便调。

辅助检查　血 β-HCG 1469.91mIU/mL，P 20.8ng/mL，E2 235pg/mL。

舌　脉　舌红、苔微黄稍厚，脉滑。

诊　断　早早孕；宫外孕待排。

治　法　滋补肝肾，固妊安胎。

处　方　
女贞子 15g	枸杞子 12g	山茱萸 10g	生地黄 15g
白术 10g	山药 15g	砂仁^{后入} 6g	黄芩 10g
桑寄生 10g	续断 15g	百合 15g	白芍 15g

每日 1 剂，水煎 2 次，早晚饭后分服。连服 7 剂。

十　诊　2018 年 10 月 15 日。

病　史　停经 41 天，排便之前腹痛、排便之后缓解已经 4 天。辰下无阴道出血，无腹痛，唯腰酸，纳眠可，恶心，厌油腻。

舌　脉　舌暗红、苔微黄稍厚，脉滑。

辅助检查　β-HCG 32891.04IU/L，P 20ng/mL，E2 382pg/mL。B 超检查：提示宫内厚壁无回声区 17.5mm×9.4mm，宫内早孕，双附件（-）。

治　法　补肾安胎，健脾和胃。

处　方　
山药 15g	砂仁^{后入} 6g	黄芩 6g	桑寄生 15g
续断 15g	杜仲 15g	陈皮 5g	白茯苓 15g
竹茹 15g	甘草 5g	党参 15g	菟丝子 15g

每日 1 剂，水煎 2 次，早晚饭后分服。连服 7 剂。

十一诊　2018 年 10 月 24 日。

病　史　停经 50 天，现腰酸，脐部临厕隐痛，少许恶心，无呕吐，纳眠可，二便调。

舌　脉　舌苔白，脉细弦滑。

辅助检查　（2018年10月23日）β-HCG 122243.61IU/L，P 21ng/mL。（2018年10月24日）B超检查：宫内早孕，孕囊30mm×13mm，胚芽长10mm，妊娠约7周。

治　法　守上法。连服10剂固冲任、安胎元以巩固疗效。

于11月14日查β-HCG 133864IU/L、P 23ng/mL；B超检查：胚芽3.04cm（10W），见胎心。（2018年11月28日）B超检查：宫内早孕，见胎心，孕囊大小7.0cm×6.6cm，头臀长5.3cm，双附件未见异常。符合正常妊娠。

病例七

黄某某，女，31岁。

初　诊　2020年1月2日。

主　诉　未避孕未再孕4年。

现病史　已育1女4岁，此后未避孕未孕，今就诊要求生育第二胎。辰下无明显不适，劳则神疲腰酸。

舌　脉　舌薄，脉细滑。

月经史　13岁月经初潮，经期5天，周期为28～35天，末次月经2019年12月26日。

婚育史　已婚，1-0-2-1，自然流产2次。

中医诊断　不孕症；滑胎。

西医诊断　继发性不孕症；复发流产。

治　法　补肾健脾，养血调经。

处　方　党参15g　　熟地黄15g　　白术9g　　山药15g
　　　　　川芎5g　　　枸杞子15g　　杜仲15g　黄芪15g
　　　　　白芍12g　　菟丝子15g　　当归6g　　锁阳6g

每日1剂，水煎2次，早晚饭后分服。连服10剂。

如是照上方频服3个月。

二　诊　2020年4月16日。

病　史　近3个月来月经周期较正常，但仍未受孕，偶感神疲腰酸。末次月经为 3 月 25 日。

舌　脉　舌淡，脉细滑。

治　法　健脾补肾，调理冲任。

处　方　女贞子 15g　　枸杞子 15g　　菟丝子 18g　　党参 15g
　　　　　　淮山药 15g　　黄芪 15g　　　淫羊藿 15g　　续断 15g
　　　　　　锁阳 6g　　　 白术 10g　　　覆盆子 15g　　甘草 5g

每日 1 剂，水煎 2 次，早晚饭后分服。连服 10 剂。

三　诊　2020 年 5 月 10 日。

病　史　末次月经为 5 月 1 日，现值经后，遇劳腰酸，神疲。前次月经为 3 月 25 日，4 月 18 日起 BBT 为 36.8℃，共 12 天，但未孕。

舌　脉　舌淡，脉细。

治　法　健脾补肾，养血调冲。

处　方　女贞子 15g　　枸杞子 15g　　覆盆子 15g　　当归 6g
　　　　　　山茱萸 15g　　川芎 5g　　　 路路通 10g　　茯苓 15g
　　　　　　白芍 15g　　　党参 15g　　　熟地黄 15g　　锁阳 6g

每日 1 剂，水煎 2 次，早晚饭后分服。连服 10 剂。

四　诊　2020 年 6 月 6 日。

病　史　5 月份卵泡发育正常，但仍未受孕。末次月经为 5 月 30 日，偶感腰膝酸楚，口微干。

舌　脉　舌质红，脉细。

辅助检查　（2020 年 5 月 13 日）妇科彩超：右侧卵泡为 1.8cm×1.4cm，子宫内膜厚 0.78cm。

（2020 年 5 月 15 日）妇科彩超：右侧已排，左侧卵泡为 1.6cm×1.4cm，子宫内膜厚 0.81cm。

治　法　健脾补肾，调理冲任。

处　方　党参 15g　　　桑寄生 15g　　狗脊 15g　　　杜仲 20g
　　　　　　菟丝子 18g　　熟地黄 15g　　生地黄 15g　　当归 6g
　　　　　　白芍 12g　　　鹿角霜 10g　　山茱萸 15g　　黄芪 15g

每日 1 剂，水煎 2 次，早晚饭后分服。连服 7 剂。

五　诊　2020 年 6 月 13 日。

病　史　末次月经 5 月 30 日，余恙同前。

辅助检查　妇科彩超：左侧卵泡为 2.3cm×2.2cm，子宫内膜厚 0.81cm。

舌　脉　舌薄，脉细。

治　法　健脾补肾，促排助孕。

处　方　党参 15g　　黄芪 15g　　山茱萸 25g　　菟丝子 25g
　　　　　当归 6g　　　路路通 10g　淫羊藿 15g　　丹参 10g
　　　　　枸杞子 15g　　熟地黄 15g　砂仁^{后入} 5g　　桑椹 10g

每日 1 剂，水煎 2 次，早晚饭后分服。连服 5 剂。

六　诊　2020 年 6 月 16 日。

病　史　末次月经 5 月 30 日，今已第 16 天。

辅助检查　妇科彩超：左侧卵泡已排，子宫内膜厚 0.91cm。

治　法　健脾补肾，调冲助孕。

处　方　党参 15g　　黄芪 15g　　山茱萸 25g　　菟丝子 25g
　　　　　续断 15g　　枸杞子 15g　白术 10g　　　杜仲 15g
　　　　　淮山药 15g　白芍 15g　　砂仁^{后入} 5g

每日 1 剂，水煎 2 次，早晚饭后分服。连服 10 剂。

七　诊　2020 年 7 月 4 日。

病　史　停经 36 天，偶感腰酸，嗜睡，神疲，泛恶。

舌　脉　舌薄，脉细、滑数。

辅助检查　β-HCG 3180.26IU/L，P 19ng/mL。

诊　断　早早孕；宫外孕待排。

治　法　健脾补肾，固妊安胎。

处　方　党参 15g　　黄芪 15g　　山茱萸 25g　　菟丝子 25g
　　　　　续断 15g　　枸杞子 15g　茯神 10g　　　杜仲 15g
　　　　　淮山药 15g　白芍 15g　　砂仁^{后入} 5g　　甘草梢 5g

每日 1 剂，水煎 2 次，早晚饭后分服。连服 10 剂。

因患者工作繁忙，嘱其口服地屈孕酮 10mg，每日 2 次，连服 10 天，10 天后彩超检查，见宫内孕并见胎心胎动。嘱守上法巩固调理至妊娠 3 个月。

按语 患者屡孕屡堕，综观脉症，当属脾肾亏虚，脾虚气血生化乏源，肾虚则冲任不足，不能摄精成孕。故治疗当以健脾补肾、调理冲任。菟丝子、枸杞子、女贞子、覆盆子、五味子乃五子衍宗丸化裁，合杜仲、山茱萸、续断、桑椹益肾补肾，调理冲；鹿角霜血肉有情之品增强补肾温肾、养血填精之功；参芪四物汤健脾益气，补血养血。上方使肾气旺盛，气血充盈，冲任得固；氤氲期佐以丹参、路路通疏通胞络促排则胎孕可成，俟受孕期以寿胎丸加芍药甘草汤和党参、黄芪健脾补肾安胎。

病例八

林某，女，24岁。

初　诊　2013年8月20日。

主　诉　同居未避孕未再孕1年，月经量少2月。

现病史　计划生育二孩1年，同居未避孕未孕，月经量少2月。平素月经后期，周期40多天，经期7天，经量少，无痛经。

既往史　无特殊。

月经史　15岁月经初潮，周期40多天，经期7天，经量少，无痛经，末次月经2013年8月1日。

婚育史　22岁结婚，1-0-0-1。

家族史　无特殊。

妇科检查　外阴：已婚式；阴道：通畅；宫颈：光滑；宫体：前位，常大，质中，无压痛；附件：未触及包块，无压痛。

中医诊断　不孕症；月经过少。

西医诊断　继发性不孕症；月经不规则。

治　法　健脾补肾，填精养血。

处　方　党参15g　　黄芪15g　　覆盆子15g　　女贞子15g
　　　　　枸杞子15g　熟地黄15g　鹿角霜15g　　菟丝子15g
　　　　　杜仲15g　　当归6g　　　紫河车4g　　　白芍15g

每日1剂，水煎2次，早晚饭后分服。连服7剂。

二　诊　2013年8月27日。

病　史　月经第27天，腰微酸，乳房微涨。彩超：子宫内膜厚1.4cm。

舌　脉　舌浊，脉滑。

治　法　健脾养血，补益肝肾。

处　方　党参 15g　　黄芪 15g　　覆盆子 15g　　女贞子 15g
　　　　枸杞子 15g　当归 6g　　　菟丝子 15g　　鹿角霜 15g
　　　　杜仲 15g　　茯苓 15g　　制香附 5g　　　夏枯草 9g

每日 1 剂，水煎 2 次，早晚饭后分服。连服 7 剂。

三　诊　2013 年 9 月 8 日。

病　史　末次月经为 2013 年 8 月 31 日，月经量增加，历 5 天。

舌　脉　舌浊，脉细。

治　法　补肾养血，调冲助孕。

处　方　党参 15g　　黄芪 15g　　覆盆子 15g　　女贞子 15g
　　　　枸杞子 15g　菟丝子 15g　鹿角霜 15g　　山茱萸 15g
　　　　茯苓 15g　　熟地黄 15g　淫羊藿 10g　　沙苑子 15g

每日 1 剂，水煎 2 次，早晚饭后分服。连服 7 剂。

四　诊　2013 年 9 月 22 日。

病　史　感冒头痛，咽痛。

舌　脉　舌薄，脉濡。

治　法　清热解表，利咽止痛。

处　方　金银花 15g　连翘 15g　　紫苏叶 9g　　　薄荷 9g
　　　　板蓝根 15g　白芷 9g　　　蔓荆子 15g　　桑叶 6g
　　　　桔梗 6g　　甘草 5g

每日 1 剂，水煎 2 次，早晚饭后分服。连服 3 剂。

五　诊　2013 年 9 月 27 日。

病　史　感冒已愈，已届经期。

舌　脉　舌浊，脉细。

治　法　健脾补肾，养血调经。

处　方　党参 15g　　黄芪 15g　　覆盆子 15g　　女贞子 15g
　　　　枸杞子 15g　当归 5g　　　鹿角霜 15g　　沙苑子 15g

　　　　　　茯苓 15g　　　　川芎 3g　　　　菟丝子 4g　　　　熟地黄 15g
每日 1 剂，水煎 2 次，早晚饭后分服。连服 7 剂。

六　诊　患者于 10 月 31 日月经来潮，月经量增加，历 5 天，无腰酸，无腹痛。
处　方　守上法，9 月 8 日方继续补肾养血，调冲助孕。

七　诊　2013 年 12 月 12 日。
病　史　停经 42 天，B 超检查见孕囊 1.4cm×1.3cm×1.4cm，见点状胚芽，见胎心。确诊妊娠，症见腰酸欲呕。
舌　脉　舌薄腻，脉细滑。
治　法　补肾固胎，和胃止呕善后。
处　方　党参 15g　　　黄芪 15g　　　菟丝子 15g　　　杜仲 15g
　　　　　　续断 15g　　　莲子 15g　　　稻香陈 6g　　　　炙甘草 5g
　　　　　　砂仁^{后入} 5g　　竹茹 15g　　　姜半夏 9g
每日 1 剂，水煎 2 次，早晚饭后分服。连服 7 剂。

按语　患者未避孕未再孕 1 年，月经常推后，量少 2 个月，四诊合参，考虑肾虚血亏证，故治疗当以补肾养血贯穿始终。方案中以菟丝子、覆盆子、女贞子、枸杞子、熟地黄、鹿角霜、淫羊藿、沙苑子等补肾填精，调补冲任；党参、黄芪、当归、川芎等健脾补血，温养冲任，诸药合用，既能温补先天肾气以生精，又能培补后天脾胃以生血，使精血充足，冲任得养，胎孕可成。经 3 个多月的调治，患者顺利受孕。

病例九

张某某，女，31 岁。

初　诊　2013 年 4 月 19 日。
主　诉　结婚 2 年，同居未避孕未孕。
病　史　月经周期尚正常，经前痤疮，烦躁易怒，性交痛，寐可纳可，大便正常。曾于 2 年前因胎停行清宫术。
舌　脉　舌淡红、苔薄，脉细。
辅助检查　（2012 年）子宫输卵管造影：子宫（-），左侧输卵管近端梗阻，右侧输卵管通畅。男方精液常规检查正常。

既往史 无特殊。

月经史 13岁，周期30天，经期5~7天，量中，痛经（-），末次月经为2013年3月16日，现值行经第4天，量中，无痛经。

婚育史 0-0-1-0。

家族史 无特殊。

中医诊断 不孕症。

西医诊断 继发性不孕症。

治　法 疏肝清热，行气活血。

处　方 （1）中药。

炒栀子12g	郁金10g	柴胡9g	生地黄15g
当归9g	川芎4g	牡丹皮6g	丹参10g
绿萼梅10g	赤芍10g	白芍10g	香附10g

每日1剂，水煎2次，早晚饭后分服。连服7剂。

（2）经净后保留灌肠：行气活血，化瘀通络。

香附10g	皂角刺15g	地龙15g	莪术15g
红花10g	丹参25g	三棱10g	路路通15g

每日1剂，水煎150mL，保留灌肠。共10剂。

二　诊 2013年4月26日。

病　史 同前，末次月经为2013年4月24日，量多，夹血块。

舌　脉 舌淡红、苔薄，脉滑。

治　法 益气活血，调理冲任。

处　方

党参15g	黄芪15g	香附10g	牡丹皮6g
生地黄15g	熟地黄15g	当归10g	茜草10g
白芍15g	丹参15g	川芎6g	海螵蛸15g

每日1剂，水煎2次，早晚饭后分服。连服7剂。

保留灌肠药同上。

三　诊 2013年5月6日。

病　史 末次月经为4月24日，量中，历7天，时值经间期，痤疮减少。

舌　脉 舌淡红、苔薄，脉滑。

治　法　补养肝肾，活血通络。

处　方　守上方去海螵蛸、茜草、牡丹皮加覆盆子15g、枸杞子15g、路路通15g，每日1剂，水煎2次，早晚饭后分服。连服7剂。

保留灌肠药同上。

四　诊　2013年5月20日。

病　史　末次月经为4月24日，现值经前，烦躁见瘥，乳房胀痛，痤疮明显减少。

舌　脉　同前。

治　法　清肝泄热，行气活血。

处　方　
牡丹皮 9g	栀子 9g	柴胡 10g	赤芍 15g
白芍 15g	夏枯草 15g	郁金 9g	香附 10g
茯苓 10g	当归 10g	橘核 15g	丹参 15g
牛膝 20g

每日1剂，水煎2次，早晚饭后分服。连服7剂。

五　诊　2013年6月3日。

病　史　此次月经5月23日来潮，量多，夹血块，但无痛经，时值氤氲期。

舌　脉　舌薄，脉滑。

治　法　滋补肝肾，养血调冲。

处　方　
女贞子 15g	枸杞子 15g	菟丝子 15g	沙苑子 15g
白芍 15g	墨旱莲 15g	生地黄 15g	熟地黄 15g
当归 9g	山茱萸 15g	杜仲 15g	续断 15g

每日1剂，水煎2次，早晚饭后分服。连服10剂。

月经干净后继续保留灌肠，方药同上。

按语　患者肝气郁滞，疏泄失常，郁而化火，故见经前烦躁，乳房胀痛，性交痛，面部痤疮；肝气郁甚，气滞血瘀，阻滞胞脉、胞络，则见月经量多，夹血块，冲任不能相资，不能摄精成孕。故经前予以疏肝清热，行气活血，方以柴胡疏肝散加减治疗。经后滋补肝肾、调冲助孕治疗，方以五子衍宗丸化裁合续断、杜仲、生地黄、熟地黄等。经前宜疏宜泻，经血净后宜养、宜滋、宜补冲任，一实一虚之法，相得益彰，辅以活血行气、化瘀通络药保留灌肠以通胞脉、胞络，内外合治3个月，方才受孕。

第六章 癥瘕积聚

病例一

张某某，46 岁，已婚。

初　　诊　2019 年 4 月 20 日。

主　　诉　发现卵巢囊肿 10 天。

病　　史　月经量多，周期提前，下腹闷痛，末次月经为 4 月 11 日。

舌　　脉　舌浊，脉细弦。

辅助检查　（2019 年 4 月 9 日）B 超检查：子宫 4.3cm×4.8cm×4.1cm；双侧卵巢见囊肿，左侧为 5.8mm×2.9mm×2.8mm，右侧为 5.6mm×5.7mm×6.6mm。

月 经 史　13 岁初潮，经期 7 天，周期约 28 天。

生 育 史　1-0-0-1。

中医诊断　癥瘕。

西医诊断　双侧卵巢囊肿。

治　　法　活血化瘀，散结消癥。

处　　方　
当归 10g	枳壳 9g	白花蛇舌草 25g	半边莲 15g
香附 10g	丹参 15g	皂角刺 15g	赤小豆 20g
桂枝 9g	莪术 10g	夏枯草 15g	茯苓 30g

每日 1 剂，水煎 2 次，早晚饭后分服。连服 7 剂。

二　　诊　2019 年 4 月 27 日。

病　　史　下腹闷痛、腹痛稍瘥。

舌　　脉　同前。

治　　法　仍守上法。

处　　方　（1）中药。

| 白花蛇舌草 25g | 半边莲 15g | 茯苓 30g | 桂枝 9g |
| 薏苡仁 30g | 鳖甲 10g | 土鳖虫 6g | 皂角刺 15g |

　　　　当归 9g　　　　夏枯草 20g　　大血藤 15g　　青皮 9g

每日 1 剂，水煎 2 次，早晚饭后分服。连服 10 剂。

（1）保留灌肠方。

　　　　红花 12g　　　　丹参 30g　　　薏苡仁 30g　　三棱 20g
　　　　虎杖 20g　　　　香附 10g　　　皂角刺 20g　　莪术 20g

水煎 150mL 保留灌肠，每日一次，同时配合微波理疗。

三　诊　2019 年 5 月 8 日。

病　史　已届经期，腰酸背痛，下腹坠痛。

舌　脉　舌浊，脉滑。

治　法　须防月经过多，予以行气活血，化瘀散结。

处　方　川芎 9g　　　　半边莲 15g　　蒲黄 6g　　　三七 4g
　　　　茯苓 30g　　　　薏苡仁 30g　　当归 10g　　　香附 6g
　　　　夏枯草 15g　　　桂枝 9g　　　皂角刺 15g　　鳖甲 10g

每日 1 剂，水煎 2 次，早晚饭后分服。连服 7 剂。

四　诊　2019 年 5 月 15 日。

病　史　末次月经为 5 月 9 日，经量多，今日已减，腰痛瘥，下腹闷痛已减。

舌　脉　同前。

治　法　化瘀消癥，固冲止血。

处　方　（1）中药。

　　　　蒲黄 15g　　　　墨旱莲 15g　　山茱萸 15g　　茯苓 30g
　　　　三七 4g　　　　鳖甲 10g　　　海螵蛸 15g　　藕节 15g
　　　　白花蛇舌草 15g　半边莲 15g　　皂角刺 15g　　续断 20g

每日 1 剂，水煎 2 次，早晚饭后分服。连服 7 剂。

（2）保留灌肠方同上，水煎 150mL 保留灌肠，每日一次，同时配合微波理疗。

五　诊　2019 年 5 月 21 日。

病　史　末次月经为 5 月 9 日，量已减少，色红，历时 6 天，下腹闷痛，腰酸见瘥。

舌　脉　同前。

辅助检查　B 超检查：右侧附件为 3.5mm×2.5mm×3.3mm，左侧附件为 1.2mm×1.1mm×1.0mm。较 4 月 9 日明显缩小。

治　法　活血消癥散结。

处　方

川芎 5g	当归 10g	夏枯草 15g	茯苓 30g
桂枝 9g	丹参 15g	红花 6g	香附 9g
半边莲 20g	甘草 5g	土鳖虫 6g	皂角刺 15g

继续保留灌肠。嘱频服上方一个月后复查。后患者未再就诊。

病例二

程某某，女，31 岁。

初　诊　2018 年 4 月 21 日。

主　诉　未避孕未孕 3 年，体检见多发性子宫肌瘤。

现病史　结婚 5 年，未避孕 3 年，至今未孕。平素月经规律，每次 5～7 天，周期 28 天，量中，经前下腹闷痛，乳房微胀。末次月经为 3 月 26 日至 3 月 30 日，量中。体检见多发性子宫肌瘤。

舌　脉　舌薄黄，脉细。

辅助检查　妇科彩超：多发性子宫肌瘤。

中医诊断　癥瘕；不孕症。

西医诊断　多发性子宫肌瘤；原发性不孕症。

治　法　行气养血，调理冲任，佐以消癥。

处　方　（1）中药。

毛柴胡 6g	赤芍 15g	白芍 15g	夏枯草 15g
枳壳 6g	丝瓜络 12g	当归 5g	半边莲 15g
香附 9g	川芎 5g	甘草 5g	白花蛇舌草 15g

每日 1 剂，水煎 2 次，早晚饭后分服。连服 7 剂。

（2）保留灌肠。

| 红花 12g | 丹参 30g | 莪术 20g | 三棱 20g |
| 夏枯草 15g | 香附 10g | 皂角刺 20g | |

水煎 150mL 保留灌肠，每日一次。同时配合微波理疗。

二　诊　2018 年 5 月 1 日。

病　史　末次月经为 4 月 27 至 4 月 30 日，量中，现值经后，无不适。

舌　脉　舌薄，脉滑。

治　法　行气活血，化瘀消癥。

处　方　（1）中药。

毛柴胡 6g	赤芍 15g	土鳖虫 6g	夏枯草 15g
水蛭 6g	皂角刺 15g	当归 5g	半边莲 15g
香附 9g	川芎 5g	甘草 5g	白花蛇舌草 15g

每日 1 剂，水煎 2 次，早晚饭后分服。连服 7 剂。

（2）继续保留灌肠，同时配合微波理疗。

三　诊　2018 年 5 月 8 日。

病　史　末次月经为 4 月 27 日，时值氤氲期。

辅助检查　妇科彩超：右侧附件为 2.5cm×2.0cm，左侧附件为 1.7cm×1.6cm，子宫内膜厚 0.9cm；多发性子宫肌瘤。

舌　脉　舌薄，脉滑。

治　法　养血调冲，补肾助孕。

处　方

川芎 5g	当归 6g	路路通 15g	锁阳 10g
女贞子 15g	党参 15g	覆盆子 15g	枸杞子 15g
淫羊藿 15g	黄芪 15g	菟丝子 15g	山茱萸 15g

每日 1 剂，水煎 2 次，早晚饭后分服。连服 4 剂。

四　诊　2018 年 5 月 12 日。

病　史　末次月经 4 月 27 日，BBT 为 36.7℃，上升 2 天。

舌　脉　舌薄，脉滑。

治　法　补养肝肾，益气助孕。

处　方

续断 15g	杜仲 20g	菟丝子 15g	砂仁^{后入} 5g
淮山药 15g	党参 15g	黄芩 9g	白术 10g
枸杞子 15g	白芍 15g	甘草 5g	

每日 1 剂，水煎 2 次，早晚饭后分服。连服 4 剂。

五　诊　2018 年 5 月 26 日。

病　史　末次月经为 4 月 27 日，BBT 上升 14 天，自测尿妊娠试验（+）。

诊　断　早早孕；宫外孕待排。

治　法　健脾补肾，固妊安胎。

处　方　守上方。

每日 1 剂，水煎 2 次，早晚饭后分服。连服 3 剂。

嘱 3 天后复查。

六　诊　2018 年 5 月 29 日。

病　史　末次月经为 4 月 27 日，停经 33 天，恶心，纳呆，大便溏薄。

辅助检查　血查 β-HCG 538.28IU/L；P 18.30ng/mL。

舌　脉　舌暗，脉滑。

治　法　健脾和胃，补肾安胎。

处　方	砂仁^{后入} 5g	白术 10g	半夏 9g	稻香陈 9g
	党参 15g	黄芪 15g	淮山药 15g	续断 15g
	杜仲 15g	菟丝子 15g	茯苓 10g	甘草 5g

每日 1 剂，水煎 2 次，早晚饭后分服。连服 7 剂。

七　诊　2018 年 6 月 5 日。

病　史　末次月经为 4 月 27 日，停经 40 天，恶心欲呕，纳呆，大便正常。

舌　脉　舌暗，脉细滑。

治　法　健脾和胃，补肾安胎。

处　方　守上方。

每日 1 剂，水煎 2 次，早晚饭后分服。连服 7 剂。

7 天后，B 超检查示宫内早孕合并子宫多发肌瘤，继续保胎至妊娠 3 个月以防流产。

病例三

翁某，31 岁，已婚。

初　诊　2013 年 6 月 20 日

主　诉　体检发现右下腹肿物已 1 年。

现病史 患者于 2012 年在我院 B 超检查发现右附件囊性占位,大小约 5.0cm×4.0cm。求诊于我科门诊,予中药口服治疗,并定期复查 B 超,肿物无明显改变。3 个月前于我院复查 B 超示:右附件囊性占位,大小约 5.6cm×4.0cm,建议手术治疗,患者拒绝。今要求我科予中药治疗。辰下下腹闷痛,无腰酸,口干不喜饮,带下量少,色白,无异味,无阴痒,无畏冷发热,无不规则阴道出血,纳寐可,二便调。

舌　脉 舌暗红、苔薄白,脉细弦。

既往史 素体健康,否认药物及食物过敏史。

月经史 12 岁初潮,经期 5～6 天,周期 30～40 天,量中等,色红,无痛经史,末次月经 6 月 10 日。

婚育史 27 岁结婚,于 2009 年 7 月足月顺产一男婴,配偶及儿子体健,工具避孕。

妇科检查 外阴发育正常,呈已婚已产式;阴道通畅,见少量白色分泌物,无异味,无阴痒,阴道壁无潮红,后穹不饱满,未扪及痛性结节;宫颈中度糜烂,无抬举痛;宫体呈后位,常大,形态规则,无压痛;右附件可扪及一约鸡蛋大小样肿物,边缘清楚,质中,活动度可,无压痛;左附件无压痛,未扪及包块及增粗。

辅助检查 B 超检查:右附件囊性占位,大小约 5.6cm×4.1cm,边界清楚,内透声好,陶氏窝积液范围约 4.3cm×1.9cm,子宫、左附件未见明显异常声像。尿妊娠试验阴性。CA125:10.00U/m。肿瘤标志物:正常。

中医诊断 肠覃。

西医诊断 右侧卵巢囊肿;慢性宫颈炎。

治　法 行气活血,化痰散结。

处　方 (1)中药。

虎杖 15g	桃仁 5g	夏枯草 20g	黄芪 15g
当归 10g	香附 10g	橘核 15g	赤小豆 30g
土鳖虫 6g	三棱 10g	连翘 20g	半边莲 12g

每日 1 剂,水煎 2 次,早晚饭后分服。连服 7 剂。

(2)保留灌肠。

红花 12g	丹参 30g	莪术 20g	三棱 20g
夏枯草 15g	香附 10g	皂角刺 20g	

水煎 150mL 保留灌肠，每日一次。同时配合微波理疗。

患者间断口服、保留灌肠约 2 个月，彩超复查囊肿明显缩小。再治疗 2 个月后，肿物消除。

按语 卵巢良性囊肿且肿瘤较小，多无临床症状，常在妇科检查时偶然发现，或在 B 超检查时发现，应注意与恶性肿瘤鉴别，必要时行手术治疗。该患者有手术指征，但拒绝手术治疗，而求诊于我科中药调理。妇人下腹结块，称为癥瘕。本病属中医妇科学"肠覃"范畴。病因患者平素情志抑郁、气机不畅，气滞血瘀，邪与气血相搏结，阻滞冲任，胞脉血行不畅，瘀久成癥。中药治以行气活血、化痰散结，方中桃仁、当归、三棱、莪术活血行气，消癥散结；虎杖、连翘、夏枯草、半边莲、山慈姑清热化痰散结。本病乃气滞血瘀兼痰湿瘀阻，故宜行气、化痰、散结，活血消癥，均属以通为治之法。

病例四

徐某，26 岁，已婚。

初　诊　2012 年 9 月 14 日。

主　诉　反复下腹痛半年。

现病史　平素月经规则，末次月经 8 月 24 日，半年来无明显诱因出现反复下腹闷痛，同房后尤甚，曾就诊福建省立医院，拟"盆腔炎"，予抗感染治疗，服中药或中成药，自觉症状有所好转。辰下右下腹疼痛，伴腰痛，无带下异常。

舌　脉　舌浊，脉细。

婚育史　未育。2011 年 6 月因"生化流产"行人流术；9 月因"右侧卵巢畸胎瘤"在福建省立医院行"右侧卵巢畸胎瘤剥离术"。5 月福建省立医院 B 超检查示双侧附件区管状无回声，考虑盆腔静脉淤血综合征。

中医诊断　积聚；盆腔疼痛症。

西医诊断　腹痛待查；盆腔淤血综合征。

治　法　活血化瘀，行气止痛。

处　方　（1）中药。

当归 10g	夏枯草 20g	丹参 30g	桂枝 6g
川芎 4.5g	莪术 6g	赤芍 6g	红花 5g
香附 10g	延胡索 15g	乌药 12g	

每日1剂，水煎2次，早晚饭后分服。连服10剂。

（2）保留灌肠。

红花 12g	丹参 30g	莪术 20g	三棱 20g
夏枯草 15g	香附 10g	皂角刺 20g	

上方水煎150mL保留灌肠，每日一次。同时配合微波理疗。

二 诊 2012年9月26日。

病 史 药后腹痛见瘥，今日月经来潮经，月经量少，腰痛。

治 法 行气活血，逐瘀调经。

处 方

红花 6g	川芎 5g	当归 10g	赤芍 12g
丹参 15g	延胡索 15g	泽兰 15g	香附 9g
桃仁 5g	王不留行 15g	夏枯草 15g	三棱 15g

每日1剂，水煎2次，早晚饭后分服。连服7剂。

三 诊 2012年10月25日。

病 史 末次月经为10月23日，量中等，色暗，今正值行经第3天，腹部隐痛。

舌 脉 舌浊，脉弦。

治 法 活血化瘀，温经止痛。

处 方

川芎 4.5g	当归 10g	赤芍 10g	红花 10g
香附 10g	桂枝 6g	莪术 6g	丹参 30g
延胡索 15g	三棱 10g	桃仁 6g	小茴香 6g

每日1剂，水煎2次，早晚饭后分服。连服10剂。

按语 该患者以"反复下腹闷痛半年"为主诉入院，B超检查考虑盆腔静脉淤血综合征，中药活血化瘀、行气止痛、温经通络内服兼中药保留灌肠，配合微波理疗，历3个月疗程，症状见瘥。

病例五

李某，女，已婚，26岁。

初 诊 2018年7月21日。

主 诉 未避孕未孕1年余，体检见子宫腺肌瘤。

现病史 2017年结婚,性生活正常,未避孕未孕,平素月经周期正常,经量中,于外院查妇科彩超示子宫内膜异位症、子宫腺肌瘤、子宫内膜息肉,予行子宫内膜息肉切除术。2018年6月行碘油造影示双侧输卵管通畅。辰下腰酸,口干,无头晕,无阴道出血,腹痛,纳寐可。

舌　脉 舌淡红、苔薄白,脉细。

个人史 无特殊。

过敏史 未发现。

月经史 月经14岁初潮,经期5～6天,周期28～30天,量中,痛经(+),末次月经为7月13日至7月18日。

婚育史 已婚,0-0-0-0。

家族史 无特殊。

辅助检查 (2018年7月21日)妇科彩超:子宫后壁腺肌瘤2.2cm×1.8cm×2.4cm,1.2cm×1.2cm×1.7cm,子宫内膜厚0.38cm。

中医诊断 不孕症;癥瘕。

西医诊断 原发性不孕症;子宫腺肌瘤。

舌　脉 舌淡红,脉弦。

治　法 益气调冲,活血消癥。

处　方

党参15g	黄芪15g	夏枯草5g	覆盆子15g
莪术12g	枸杞子15g	菟丝子15g	土鳖虫10g
锁阳10g	当归10g	淫羊藿15g	鹿角胶10g

每日1剂,水煎2次,早晚饭后分服。连服7剂。

二　诊 2018年7月28日。

病　史 末次月经为7月13日,痛经,腰酸,口干,下腹闷痛。

舌　脉 舌淡红,脉弦。

辅助检查 妇科彩超:子宫后位,大小5.4cm×4.4cm×5.5cm,子宫内膜厚0.62cm,子宫腺肌瘤2.5cm×1.9cm×3.0cm,子宫息肉0.5cm×0.2cm×0.5cm。

治　法 时值氤氲期,补益肝肾,理气止痛。

处　方

党参15g	生地黄15g	覆盆子15g	枸杞子15g
菟丝子15g	当归9g	鹿角胶10g	川芎5g
醋香附6g	白芍15g	杜仲15g	砂仁^{后入}5g

每日 1 剂，水煎 2 次，早晚饭后分服。连服 7 剂。

三　诊　2018 年 8 月 22 日。

病　史　末次月经为 7 月 13 日，停经 39 天，阴道出血量由少增多 8 天，查 β-HCG：169IU/L，妇科彩超示子宫内膜厚 1.0cm，右侧包块 1.62cm×1.56cm。联勤保障部队第九〇〇医院诊断为宫外孕，给予口服米非司酮 8 盒（16 天），求诊我科同时中药配合。

治　法　活血化瘀，杀胚消癥。

处　方
党参 15g	黄芪 15g	三七 6g	莪术 15g
蒲黄 15g	山楂炭 15g	紫草 15g	枳壳 10g
鳖甲 15g	全蝎 6g	三棱 15g	红花 6g

每日 1 剂，水煎频服，至包块消失。

此后半年嘱咐病人避孕，按月经周期进行辨证治疗，以司气血和调，月候如常。

四　诊　2019 年 4 月 16 日。

病　史　末次月经为 4 月 2 日，量少，5 天干净，腰酸，口干，头晕。

舌　脉　舌淡红、苔薄白，脉细。

治　法　健脾补肾，调理冲任。

处　方
女贞子 15g	枸杞子 15g	党参 15g	黄芪 15g
覆盆子 15g	山茱萸 15g	菟丝子 20g	淫羊藿 10g
巴戟天 10g	沙苑子 12g	鹿角霜 15g	茯苓 15g

每日 1 剂，水煎 2 次，早晚饭后分服。连服 7 剂。

五　诊　2019 年 4 月 28 日。

病　史　现值经前期，感腰酸，头晕，无腹痛。

治　法　健脾补肾，调理冲任。

舌　脉　舌淡、苔白，脉细。

处　方
女贞子 15g	枸杞子 15g	杜仲 15g	续断 15g
砂仁[后入] 5g	白芍 15g	生地黄 15g	熟地黄 15g
淮山药 15g	鹿角霜 15g	山茱萸 15g	党参 15g

每日 1 剂，水煎 2 次，早晚饭后分服。连服 10 剂。

六 诊 2019 年 5 月 15 日。

病 史 末次月经为 4 月 2 日，停经 43 天，腰酸，口干，下腹闷痛，纳呆泛恶。

舌 脉 舌薄黄，脉滑数。

辅助检查 β-HCG 64553.08IU/L，P 22.65ng/mL，E2 671pg/mL。妇科彩超：宫内见孕囊。

治 法 益气安胎，缓急止痛。

处 方
党参 15g	黄芪 10g	苎麻根 20g	砂仁^{后入}5g
杜仲 20g	续断 20g	桑寄生 20g	菟丝子 18g
山药 15g	甘草 9g	白术 10g	白芍 15g

每日 1 剂，水煎 2 次，早晚饭后分服。连服 10 剂。

七 诊 2019 年 6 月 26 日。

病 史 末次月经为 4 月 2 日，妊娠近 3 个月。

舌 脉 舌薄，脉细滑。

辅助检查 β-HCG 131918.46IU/L，P 25.94ng/mL，E2＞1000pg/mL。妇科彩超：胚胎头臀径 62mm，胎心 163 次/分，胎盘低置，羊水 37mm。

按语 《圣济总录》云："妇人所以无子者，冲任不足，肾气寒也。"肾主藏精而通于冲任，为先天之本，患者先天不足，肾精亏虚，冲任虚衰，胞脉失养，难以摄精，故婚久不孕；腰为肾之府，故见腰酸；肾精虚损，精血不足，经期血海更虚，胞宫、冲任失养，气血运行不畅而瘀阻冲任胞宫，故见痛经，甚至子宫内膜异位症、子宫腺肌瘤，以致病情虚实错杂。虽碘油造影提示双侧输卵管通畅，但因宫外孕经西医杀胚治疗。中医行气活血、通络消癥、散结化瘀治疗半年，《医部全录》载："今妇人少不足以摄精也，血之少也，固非一端，然欲得子者，必须补其精血，使无亏欠，乃可以成胎孕。"第二年四月，续以补肝肾调冲任之法，使气血和顺，肝肾充盈，冲任通盛，阴阳和合，自然受孕。

病例六

林某某，32岁，已婚。

初　诊　2013年8月29日。

主　诉　右下腹闷痛1年余，伴带下多色黄质稠。

病　史　右下腹闷痛一年余，伴带下多色黄质稠。结婚年余，未避孕未孕。12岁月经初潮，周期尚正常，30天左右。末次月经8月19日，历7天，痛经，夹血块。

舌　脉　舌薄黄，脉细滑。

辅助检查　B超检查：多囊卵巢。

妇科检查　右附件压痛。

中医诊断　盆腔疼痛症；不孕症。

西医诊断　慢性盆腔炎；原发性不孕症。

治　法　利湿清热，活血行气。

处　方
金银花15g	大血藤15g	败酱草15g	延胡索12g
黄柏6g	小茴香^{后入}5g	丹参15g	当归10g
石韦15g	胭脂根15g	甘草梢5g	红花6g

每日1剂，水煎2次，早晚饭后分服。连服10剂。

二　诊　2013年9月10日。

病　史　已届氤氲期，药后带下稍瘥，右下腹隐痛，腰背酸痛。

舌　脉　舌薄黄，脉滑。

治　法　补肾调冲，行气养血。

处　方
女贞子15g	枸杞子15g	狗脊15g	续断15g
黄柏15g	当归10g	香附4g	菟丝子15g
覆盆子15g	川芎5g	甘草3g	路路通15g

每日1剂，水煎2次，早晚饭后分服。连服7剂。

三　诊　2013年9月21日。

病　史　停经33天，乳房胀，腰酸，下腹坠闷如月经将潮感。

舌　脉　舌淡黄，脉细滑，两尺弱。

辅助检查　尿妊娠试验阳性。

治　法　固孕安胎。

处　方　党参15g　　　　黄芪15g　　　　菟丝子25g　　　续断15g
　　　　　苎麻根15g　　　杜仲15g　　　　白术9g　　　　　升麻4g
　　　　　白芍15g　　　　甘草5g　　　　　当归4g　　　　　砂仁^{后入}4g

每日1剂，水煎2次，早晚饭后分服。连服7剂。

四　诊　2013年9月29日。

病　史　停经50天，今感冒咽痛，鼻塞流涕，头痛轻咳。

辅助检查　B超检查：宫内早孕。

舌　脉　舌淡黄，脉浮。

诊　断　风热感冒。

治　法　疏解风热，宣肺止咳。

处　方　桑叶9g　　　　枇杷叶9g　　　紫苏叶9g　　　薄荷9g
　　　　　杏仁4g　　　　连钱草10g　　　牛蒡子12g　　　桔梗9g
　　　　　甘草5g　　　　板蓝根10g

每日1剂，水煎2次，早晚饭后分服。连服3剂。

五　诊　2013年10月19日。

病　史　妊娠2个月，偶感腰酸，纳谷不馨，偶有呕吐。

辅助检查　B超检查：宫内早孕8周。

治　法　健脾和胃、固孕安胎善后。

按语　患者下腹闷痛乃湿热之余邪与气血搏结于冲任、胞宫所致，湿热下注带脉则带下量多、色黄质稠，湿、热、瘀邪阻于胞宫、胞脉，气血运行不畅而致不孕，金银花、连翘、大血藤、败酱草等药重在清热解毒，黄柏、黄芩、石韦、胭脂根清热除湿止带，酌以延胡索、当归、红花、小茴香活血行气止痛；待湿热清，带下少，气血和畅，再予养气血，补肝肾，通胞络，则胎孕乃成。

病例七

林某某，40岁，已婚。

初　诊　2012年12月12日。

主　诉　结婚3年，未避孕未孕，体检见子宫肌瘤。

现病史　性生活正常，每周2～3次。偶有腹痛，易疲乏，食纳均可，二便如常。

舌　脉　舌质淡、苔薄白，脉细。

辅助检查　内分泌激素正常。输卵管碘油造影：双侧输卵管通畅。B超检查：子宫肌瘤，前壁5.5cm×4.4cm×4.9cm，1.7cm×1.4cm×1.5cm。丈夫精液常规检查正常。

既往史　无特殊。

月经史　15岁初潮，经期5～7天，周期30天，量中等，无痛经。末次月经12月3日。

婚育史　37岁结婚，0-0-0-0。

家族史　无特殊。

中医诊断　不孕症；癥瘕。

西医诊断　原发性不孕症；子宫肌瘤。

治　法　补肾养血，化瘀消癥。

处　方　
党参 15g	黄芪 15g	覆盆子 15g	女贞子 15g
夏枯草 15g	茯苓 15g	当归 10g	白芍 15g
鳖甲 10g	白花蛇舌草 15g	牡蛎 18g	桂枝 6g

每日1剂，水煎2次，早晚饭后分服。连服5剂。

二　诊　2012年12月18日。

病　史　已届氤氲期。

辅助检查　12月17日左侧卵泡监测：2.1cm×2.0cm×1.9cm；子宫肌瘤，前壁5.5cm×4.4cm×4.9cm，1.7cm×1.4cm×1.5cm。12月18日监测：优势卵泡已消失。

舌　脉　舌质淡、苔薄白，脉细。

治　法　健脾补肾，调冲助孕。

处　方　
女贞子 15g	枸杞子 15g	狗脊 15g	续断 15g
党参 15g	当归 6g	黄芪 15g	菟丝子 15g
覆盆子 15g	川芎 4g	甘草 3g	茯苓 15g

每日 1 剂，水煎 2 次，早晚饭后分服。连服 7 剂。

三　诊　2012 年 12 月 28 日。

病　史　末次月经为 12 月 3 日，现已届经期。BBT 在 36.8 ~ 36.9℃，辰下易疲乏腰酸。

舌　脉　舌淡、苔浊，脉细。

治　法　补益肝肾，益气养血。

处　方　党参 15g　　黄芪 15g　　山茱萸 15g　　白术 10g
女贞子 15g　　枸杞子 15g　　菟丝子 15g　　当归 4g
熟地黄 15g　　续断 15g　　杜仲 15g　　白芍 15g

每日 1 剂，水煎 2 次，早晚饭后分服。连服 7 剂。

四　诊　2013 年 1 月 4 日。

病　史　停经 31 天，易疲乏腰酸。BBT 在 36.8 ~ 36.9℃。尿妊娠试验阳性。

舌　脉　舌淡，脉细。

治　法　补益肝肾，安胎养血。

处　方　党参 15g　　黄芪 15g　　山茱萸 15g　　覆盆子 15g
枸杞子 15g　　续断 15g　　菟丝子 15g　　杜仲 15g
当归 4g　　白芍 12g　　淮山药 12g

每日 1 剂，水煎 2 次，早晚饭后分服。连服 10 剂。
于 2013 年 1 月 17 日 B 超检查示早孕合并子宫肌瘤。

按语　患者年届 40 岁，伴多发性子宫肌瘤，最大者达 5.5cm×4.4cm×4.9cm，且结婚 3 年未孕，证属癥瘕兼肝肾亏虚。患者高龄求孕，月经前宜拟调养气血、活血消癥为主；届氤氲期以补益肝肾、益气养血、调冲助孕为主，不可攻伐；经后期益气养血、调理冲任，少佐消癥散结。待妊娠后更应注重保胎，以利胚胎发育。

病例八

吴某某，29 岁，已婚。

初　诊　2012 年 10 月 6 日。

主　诉　结婚 3 年未孕，体检见多发性子宫肌瘤。

病　　史　婚后次年7月曾自然流产，此后未再孕，B超检查见多发性子宫肌瘤。月经30天一潮，历7天，量中等，行经前一天下腹闷痛，乳房胀痛。末次月经9月25日至10月2日。

舌　　脉　舌淡黄，脉弦细。

中医诊断　不孕症；癥瘕。

西医诊断　原发性不孕症；子宫肌瘤。

治　　法　补益肝肾，消癥散结。

处　　方　黄芪15g　　当归10g　　白花蛇舌草15g　紫草12g
　　　　　　女贞子15g　枸杞子15g　半边莲15g　　牡蛎15g
　　　　　　覆盆子15g　鹿角霜12g　夏枯草15g

每日1剂，水煎2次，早晚饭后分服。连服10剂。

二　　诊　2012年10月15日。

病　　史　现值氤氲期，无不适。

舌　　脉　同前。

治　　法　补肾养血，促排助孕。

处　　方　黄芪15g　　当归9g　　鹿角霜12g　白芍12g
　　　　　　赤芍12g　　女贞子15g　枸杞子15g　覆盆子15g
　　　　　　党参15g　　肉苁蓉15g　熟地黄15g　路通子10g

每日1剂，水煎2次，早晚饭后分服。连服7剂。

三　　诊　2012年10月22日。

病　　史　药后阴道出血点滴一天，伴腰酸口干。

舌　　脉　舌淡黄，脉细滑。

治　　法　滋肾益阴，固冲止血。

处　　方　女贞子15g　　墨旱莲15g　　山茱萸15g　艾叶5g
　　　　　　金樱子15g　　芡实15g　　　桑寄生5g　　桑椹10g
　　　　　　生地黄炭15g　白花蛇舌草15g

每日1剂，水煎2次，早晚饭后分服。连服5剂。

四　　诊　2012年10月30日。

病　　史　停经 35 天，阴道出血已止，乳房微胀，腰微酸。

辅助检查　尿妊娠试验弱阳性。

舌　　脉　舌淡黄，脉细滑、两尺弱。

治　　法　补肾安胎。

处　　方　党参 15g　　续断 15g　　山茱萸 15g　　杜仲 12g
　　　　　　女贞子 15g　枸杞子 15g　桑寄生 15g　　白术 10g
　　　　　　山药 15g　　白芍 12g　　黑豆 1 5g　　黄芩 9g

每日 1 剂，水煎 2 次，早晚饭后分服。连服 7 剂。

嘱 7 天后 B 超检查，排除宫外孕及检查子宫肌瘤大小。

第七章 妇科杂病

第一节 月经后期及面部痤疮伴经行头痛

林某某，已婚，36岁。

初　诊　2018年2月13日。

主　诉　月经后期伴经行头痛半年，面部及四肢粉刺、痤疮遍布。

现病史　停经半年，月经延期至2月6日来潮，历6天。辰下值月经后，面部痤疮，纳眠尚可，腰酸，小便调，大便干。

舌　脉　舌红、苔浊，脉滑。

辅助检查　B超检查：子宫大小为5.7cm×4.9cm×5.0cm，子宫内膜厚0.5cm。

个人史　无特殊。无过敏史。

月经史　14岁初潮，平素月经欠规则，40～50余天来潮，经期5～7天，量中等，经行头痛，但无痛经。

婚育史　已婚，1-0-2-1。

家族史　无特殊。

中医诊断　月经后期；经行头痛；面部痤疮。

西医诊断　月经不调；行经期综合征；面部痤疮。

治　法　清热凉血，滋肾调冲。

处　方　
山茱萸15g	女贞子15g	枸杞子15g	生地黄15g
熟地黄15g	牡丹皮10g	紫草10g	丹参15g
茯苓15g	金银花15g	连翘15g	甘草5g

每日1剂，水煎2次，早晚饭后分服。连服10剂。

二　诊　2018年3月10日。

病　史　停经34天，早孕拒查，面部痤疮，口干便秘。

舌　脉　舌薄，脉细弦。
治　法　清热凉血，调理月经。
处　方

牛膝 10g	牡丹皮 10g	生地黄 15g	熟地黄 15g
香附 10g	金银花 15g	泽兰 15g	甘草 5g
丹参 15g	川芎 6g	当归 10g	桃仁 9g

每日 1 剂，水煎 2 次，早晚饭后分服。连服 7 剂。

三　诊　2018 年 3 月 17 日。
病　史　停经 41 天，面部痤疮，头痛头胀，口干便秘。
辅助检查　今日自测尿妊娠试验阴性。
舌　脉　苔红、舌浊，脉弦数。
治　法　守上法。
处　方

生地黄 15g	茯苓 15g	金银花 15g	连翘 15g
甘草 5g	丹参 15g	川芎 10g	当归 10g
红花 5g	泽兰 15g	桃仁 6g	香附 10g

每日 1 剂，水煎 2 次，早晚饭后分服。连服 7 剂。

四　诊　2018 年 4 月 7 日。
病　史　末次月经为 3 月 28 日，推后 51 天，面部痤疮见瘥，现值经后，便秘。
舌　脉　舌质红、苔浊，脉弦。
辅助检查　（2018 年 3 月 31 日）性激素六项：正常值。AMH 4.68ng/mL。
治　法　清热凉血，调理冲任。
处　方

生地黄 15g	茯苓 15g	金银花 15g	连翘 15g
甘草 5g	牛膝 15g	覆盆子 15g	泽兰 15g
枸杞子 15g	熟地黄 15g	牡丹皮 9g	桃仁 5g

每日 1 剂，水煎 2 次，早晚饭后分服。连服 7 剂。

五　诊　2018 年 4 月 21 日。
病　史　感冒头痛，恶风咽痛，面部痤疮已瘥。
舌　脉　舌质红，脉细。

治　法　疏风清热，活血凉血。

处　方
生地黄 15g	茯苓 15g	金银花 15g	连翘 15g
甘草 5g	浮萍 15g	兰花参 10g	丹参 10g
白芷 9g	桃仁 5g	蔓荆子 10g	薄荷 6g

每日 1 剂，水煎 2 次，早晚饭后分服。连服 5 剂。

六　诊　2018 年 5 月 12 日。

病　史　月经 5 月 12 日来潮，逾期 44 天，面部痤疮，头痛头胀。

舌　脉　舌红、苔浊，脉弦滑。

治　法　凉血活血，调经止痛。

处　方
香附 10g	金银花 15g	连翘 15g	甘草 5g
丹参 15g	茺蔚子 12g	川芎 10g	当归 10g
桃仁 6g	牡丹皮 6g	红花 5g	僵蚕 6g

每日 1 剂，水煎 2 次，早晚饭后分服。连服 10 剂。

七　诊　2018 年 6 月 9 日。

病　史　已届经期，唇周长疹，头痛头胀。

舌　脉　舌尖红，脉弦滑。

治　法　守上法。

处　方
金银花 15g	甘草 5g	丹参 15g	川芎 6g
当归 10g	牛膝 30g	醋香附 10g	全蝎 3g
僵蚕 6g	桃仁 9g	红花 6g	赤芍 15g

每日 1 剂，水煎 2 次，早晚饭后分服。连服 7 剂。

八　诊　2018 年 6 月 23 日。

病　史　服药后月经 6 月 14 日已如期来潮，经行头痛已瘥，面部痤疮明显减少。

舌　脉　如常。

治　法　清热凉血，滋肾调冲。

处　方
生地黄 15g	茯苓 15g	金银花 15g	连翘 15g
甘草 5g	泽兰 15g	覆盆子 15g	枸杞子 15g

熟地黄 15g	白芍 15g	山茱萸 15g	女贞子 15g

每日 1 剂，水煎 2 次，早晚饭后分服。连服 10 剂。

九　诊　2018 年 7 月 14 日。
病　史　已届经期，面部痤疮明显减少，要求预防头痛。
舌　脉　如常。
治　法　活血养血，祛风止痛。
处　方

丹参 15g	川芎 10g	当归 10g	泽兰 15g
桃仁 10g	浮萍 15g	白芍 15g	红花 6g
香附 10g	全蝎 3g	僵蚕 6g	

每日 1 剂，水煎 2 次，早晚饭后分服。连服 10 剂。

十　诊　2018 年 8 月 4 日。
病　史　末次月经为 7 月 15 日正常来潮，历 4 天，面部痤疮、头痛均见瘥。
舌　脉　舌薄，脉细弦。
治　法　守上法。
处　方

丹参 15g	川芎 10g	当归 10g	泽兰 15g
桃仁 10g	赤芍 15g	醋香附 10g	红花 6g
白芷 9g	白芍 15g	牛膝 10g	全蝎 4g

每日 1 剂，水煎 2 次，早晚饭后分服。连服 10 剂。

十一诊　2018 年 8 月 25 日。
病　史　末次月经为 8 月 21 日至今，推后 6 天，头痛数小时。
舌　脉　舌浊，脉细。
治　法　滋肾调冲，凉血活血。
处　方

钩藤 15g	白芍 15g	金银花 15g	连翘 15g
甘草 5g	泽兰 15g	墨旱莲 15g	全蝎 4g
熟地黄 15g	僵蚕 6g	山茱萸 15g	女贞子 15g

每日 1 剂，水煎 2 次，早晚饭后分服。连服 7 剂。

十二诊　2018 年 9 月 8 日。

病　史　头痛、面部痤疮见瘥，大便稍好。
舌　脉　舌浊，脉细。
治　法　守上法。
处　方　生地黄 15g　　茯苓 30g　　金银花 15g　　甘草梢 5g
　　　　菊花 10g　　　牛膝 15g　　枸杞子 15g　　山茱萸 15g
　　　　女贞子 15g　　丹参 10g　　全瓜蒌 15g　　砂仁^{后入} 5g
每日 1 剂，水煎 2 次，早晚饭后分服。连服 10 剂。

十三诊　2018 年 9 月 29 日。
病　史　停经 38 天，头痛、面部痤疮均瘥。自测尿妊娠试验阴性。
舌　脉　舌尖红、苔黄，脉细滑。
治　法　凉血活血，调经止痛。
处　方　生地黄 15g　　茯苓 30g　　金银花 15g　　甘草 5g
　　　　泽兰 15g　　　香附 6g　　　白僵蚕 6g　　　牛膝 15g
　　　　丹参 10g　　　桃仁 6g　　　珍珠母 18g　　红花 6g
每日 1 剂，水煎 2 次，早晚饭后分服。连服 7 剂。

十四诊　2018 年 10 月 27 日。
病　史　末次月经为 10 月 5 日。经行头痛与面部痤疮均见瘥，大便 2～3 天一次。
舌　脉　舌浊，脉细弦。
治　法　守上法。
处　方　生地黄 12g　　茯苓 30g　　金银花 15g　　甘草 5g
　　　　泽兰 15g　　　丹参 10g　　全瓜蒌 15g　　桃仁 6g
　　　　川芎 5g　　　 牛膝 10g　　西红花 6g　　　当归 10g
每日 1 剂，水煎 2 次，早晚饭后分服。连服 10 剂。

十五诊　2018 年 11 月 14 日。
病　史　末次月经为 11 月 4 日如期来潮。经前头痛与面部痤疮均见瘥，月经夹血块。
舌　脉　舌浊，脉细。

治　法　滋肾调冲，凉血活血。

处　方

生地黄 15g	茯苓 30g	金银花 15g	甘草 5g
泽兰 15g	覆盆子 15g	山茱萸 15g	丹参 10g
女贞子 15g	枸杞子 15g	淮牛膝 15g	麦冬 15g

每日1剂，水煎2次，早晚饭后分服。连服10剂。

按语　该患者平素月经欠规律，40天至半年一潮，常需要西药催经，经行阵发头痛2～3天，影响生活及工作。病为肾虚血瘀之月经后期、经行头痛、面部痤疮，根据月经周期进行调理，患者素体血热，经期治以凉血活血、化瘀止痛；经后期滋肾调冲，养血清热。经过近8个月的治疗，患者月经周期正常，面部痤疮、经行头痛均见瘥，后未再就诊。

第二节　阴疮

病例一

林某，女，17岁，未婚。

初　诊　2013年1月29日。

主　诉　外阴肿痛3天。

现病史　末次月经为1月15日。3天前发现外阴处触及一约黄豆大肿物，触痛，无畏冷，但发热，体温38.8℃，无带下异常，未就诊。今患者因外阴肿物逐渐增大、疼痛明显加剧前来我科就诊。发病以来无畏冷但发热，无头痛，无瘙痒，无小便短赤，未见异常分泌物，无行走困难。辰下外阴肿痛，胃脘胀闷不适，无恶心、呕吐，无口干、口苦，纳寐可，二便调。3年来反复外阴肿痛3次，均自愈。

舌　脉　舌尖红，边有齿痕，苔浊、微黄，脉滑、略数。

既往史　慢性胃炎病史3年，未规律服药，余无特殊。否认药物及食物过敏史。

月经史　11岁初潮，经期5天，周期25～45天，量中等，色红，有血块，无痛经史。

婚育史　未婚，否认性生活史。

家族史 无特殊。

妇科检查 外阴发育正常，阴毛呈女性分布，未婚未产式。右侧大阴唇上 2/3 处见一约 2cm×3cm×1cm 肿物，皮肤表面紧张，有压痛红肿，肿物中央有波动感，上部见一约 0.5cm×0.5cm 的紫红色硬结，硬结边缘不清楚。阴道口未见脓性分泌物。

辅助检查 血常规：WBC $14.0×10^9$/L↑，NEUT% 79.3%↑，LYM 15.5%，NEUT $11.1×10^9$/L↑，HB 137g/L，PLT $304×10^9$/L↑。

中医诊断 阴疮。

西医诊断 非特异性外阴炎；外阴疖病。

治　法 清热利湿，解毒消痈，化瘀散结。

处　方 （1）中药。

金银花 15g	香连翘 20g	当归 6g	丹参 10g
蒲公英 15g	皂角刺 15g	甘草 10g	栀子 10g
野菊花 20g	紫背天葵 15g	白芷 10g	紫花地丁 15g

每日 1 剂，水煎 2 次，早晚饭后分服。连服 5 剂。

（2）熏洗坐浴。

金银花 15g	野菊花 30g	紫花地丁 30g	丹参 15g
天葵子 15g	蒲公英 30g	大黄 10g	赤芍 15g
老鼠乌 15g	苦参 20g		

水煎 2000mL 坐浴，每日 2 次，连续 5 天。

（3）消炎止痛膏合云南白药局部涂敷，以清热止痛、化瘀散结。

二　诊 2013 年 1 月 31 日。

病　史 体温正常，今日脓肿破溃，脓液溢出。

治　法 行扩创引流术，术后予 1∶5000 高锰酸钾溶液及中药早晚坐浴。上方继服。

三　诊 2013 年 2 月 2 日。

病　史 外阴红肿疼痛明显缓解，体温正常，纳寐可，小便调，大便干结。

妇科检查 外阴：发育正常，阴毛呈女性分布，未婚未产式。右侧大阴唇上 2/3 扪及一约 1cm×3cm×1cm 条索状物，轻微触痛，挤压创口可见少许血性渗液。

辅助检查 血常规：正常。

治　　法 清热解毒，消痈散结。

处　　方 （1）中药。

赤芍 15g	金银花 15g	连翘 20g	蒲公英 20g
牡丹皮 9g	薏苡仁 15g	白芷 9g	皂角刺 15g
大黄 6g	紫花地丁 15g	甘草 6g	野菊花 15g

每日 1 剂，水煎 2 次，早晚饭后分服。连服 5 剂。

（2）外用：改用金霉素软膏局部外敷；1：5000 高锰酸钾溶液及中药早晚坐浴。

四　　诊 2013 年 2 月 7 日。

病　　史 体温正常，无外阴红肿热痛，纳寐可，二便调。

舌　　脉 舌淡红、边有齿印，苔薄，脉滑。

妇科检查 外阴：发育正常，阴毛呈女性分布，未婚未产式，未触及硬结，挤压创口未见渗液。

治　　法 清热解毒，凉血消痈。

处　　方

金银花 15g	连翘 20g	蒲公英 20g	赤芍 15g
牡丹皮 9g	薏苡仁 15g	黄芪 12g	陈皮 5g
黄柏 9g	野菊花 15g	白芷 9g	甘草 6g

每日 1 剂，水煎 2 次，早晚饭后分服。连服 7 剂。

按语 本病属中医妇科"阴疮"范畴，乃素体脾虚，湿浊内生，蕴久化热，湿热循肝经下注、郁遏阴部所致。中药治以清热利湿，消痈解毒，活血祛瘀。后期改清热解毒，益气扶正。方中金银花、蒲公英、野菊花、紫花地丁、天葵子、老鼠乌清热解毒，赤芍、大黄、丹参活血化瘀，消痈散结；牡丹皮凉血清热；生栀子泻下焦泄热；当归、皂角刺、白芷活血散结；黄芪、薏苡仁健脾益气扶正；陈皮、甘草调和诸药。患者青春年少，外阴护理不当，邪毒侵袭，伏于肝脉，滞于冲任，发为本病。清热解毒，消痈散结，清泄肝经湿热内外合治，疗效颇佳，故收效甚捷。

病例二

许某，28岁，已婚。

初　诊　2013年5月29日。

主　诉　发现外阴肿物1年，肿物增大疼痛2天。

现病史　末次月经为5月10日，1年前无明显诱因洗澡时于左侧外阴触及一约樱桃大小肿物，质硬，无触痛，无行走困难。2天前因过食辛辣之品后外阴肿物增大、疼痛，伴行走困难，无阴道出血，带下偏多，纳寐可，二便调。

舌　脉　舌红、体胖大、苔黄浊，脉弦滑数。

既往史　素体健康，否认药物及食物过敏史。

月经史　13岁初潮，经期5~7，周期30天，量中等，色红，无痛经。

婚育史　24岁结婚，育有1女1子，末产于2年前足月剖宫产1子，曾在外院行"药物流产"。配偶及子女体健。工具避孕。

妇科检查　外阴发育正常；左侧大阴唇处见一约鹅蛋大小肿物，大小约4cm×4cm×3cm，皮肤表面稍紧张，发红，质软，有波动感，边界不清，触痛；阴道通畅，见少量白色分泌物，无异味；宫颈光滑，无抬举痛；宫体常大，质中，无压痛；双附件无压痛，未扪及包块及增粗。

辅助检查　阴道分泌物检查：霉菌（-），滴虫（-），清洁度Ⅱ度。

中医诊断　阴疮。

西医诊断　左侧前庭大腺脓肿。

治　法　清热解毒，化瘀散结，消肿止痛。

处　方　（1）中药。

金银花10g	蒲公英30g	野菊花30g	紫花地丁30g
天葵子15g	老鼠乌15g	赤芍15g	京丹参15g
皂角刺20g	生大黄6g	甘草梢6g	香连翘20g

每日1剂，水煎2次，早晚饭后分服。连服7剂。

（2）熏洗坐浴。

龙胆草15g	栀子15g	当归10g	野菊花20g
紫花地丁15g	丹参15g	苦参30g	川黄柏15g

水煎约2000mL，坐浴熏洗，连用7剂。

二　诊　2013 年 6 月 6 日。

病　史　红肿见瘥，触之质软。

舌　脉　同前。

治　法　益气托毒，清热解毒，化瘀散结。

处　方　（1）中药。

生黄芪 10g	漂白术 6g	金银花 10g	香连翘 20g
紫花地丁 15g	当归 6g	虎杖 15g	野菊花 25g
皂角刺 15g	老鼠乌 15g	乳香 6g	甘草 3g

每日 1 剂，水煎 2 次，早晚饭后分服。连服 7 剂。

（2）熏洗坐浴。

| 龙胆草 15g | 栀子 15g | 川芎 10g | 野菊花 20g |
| 紫花地丁 15g | 丹参 15g | 大血藤 30g | 川黄柏 15g |

水煎约 2000mL，坐浴熏洗。连用 7 剂。

日常用高锰酸钾 1∶5000 稀释坐浴。

三　诊　2013 年 6 月 13 日。

病　史　今日月经来潮。

治　法　嘱以高锰酸钾 1∶5000 稀释坐浴。

后患者自诉月经净后，阴疮消失。

按语　本病属中医妇科学"阴疮"范畴，四诊合参，病当属热毒型。阴部乃肝经所过，肝经湿热下注肝脉、滞于冲任，发为阴疮。患者脓肿未成熟，予中药内服及外用并行。内服以清热解毒、消痈散结，金银花、连翘、紫花地丁、老鼠乌、大血藤、虎杖清热解毒；赤芍、皂角刺、当归、丹参、乳香活血化瘀散结。外用以清热解毒、化瘀散结，方用五味消毒饮加减熏洗坐浴。待脓排出后，再以黄芪、白术益气托毒、清热解毒善后。

图书在版编目（CIP）数据

何桂英中医妇科学术经验集 / 何桂英主编. -- 福州：福建科学技术出版社, 2025.5. -- ISBN 978-7-5335-7337-9

Ⅰ.R271.1

中国国家版本馆CIP数据核字第20244PC439号

出 版 人	郭　武
责任编辑	李　英
编辑助理	梁　旭
装帧设计	吴　可
责任校对	林锦春

何桂英中医妇科学术经验集

主　　编	何桂英
出版发行	福建科学技术出版社
社　　址	福州市东水路76号（邮编350001）
网　　址	www.fjstp.com
经　　销	福建新华发行（集团）有限责任公司
印　　刷	福建新华联合印务集团有限公司
开　　本	700毫米×1000毫米　1/16
印　　张	27.5
字　　数	452千字
版　　次	2025年5月第1版
印　　次	2025年5月第1次印刷
书　　号	ISBN 978-7-5335-7337-9
定　　价	78.00元

书中如有印装质量问题，可直接向本社调换。

版权所有，翻印必究。